U0316248

护 理 专 业 系 列 创 新 教 材

总主编 沈小平

新编
急救护理学

主 编　许方蕾　陈淑英　吴　敏

副主编　张　颖　朱丽萍　张　静

编　委（以姓氏笔画为序）

王　骏　　上海医药高等专科学校

许方蕾　　上海同济大学附属同济医院

刘远慧　　上海思博职业技术学院

朱丽萍　　上海同济大学附属同济医院

吴　敏　　上海同济大学高等技术学院

陆　峰　　上海市医疗急救中心

陈淑英　　上海思博职业技术学院

张晓菊　　上海市医疗急救中心

张　颖　　复旦大学附属华东医院

张　静　　复旦大学附属华山医院

张　燕　　上海思博职业技术学院

顾　璇　　上海市医疗急救中心

穆传慧　　上海思博职业技术学院

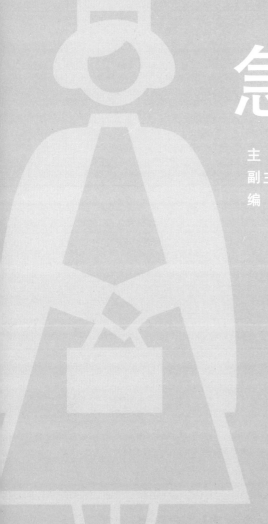

复旦大學 出版社

高等职业技术教育创新系列教材
编委会

总 序

·新编急救护理学·

　　本人在医学和教育领域内学习工作了 37 年，其中在长春白求恩医科大学 12 年，上海交通大学附属第六人民医院 3 年，美国俄亥俄州立大学医学院 15 年，直至回国创办上海思博职业技术学院卫生技术与护理学院已 7 年。从国内的北方到南方，从东方的中国又到西方的美国，多年来在医学院校的学习工作经历使我深深感到，相关医学类如护理专业的教材编写工作是如此重要，而真正适合国内医学护理高职高专院校学生的教材却并不多见，有些教学效果亦不尽如人意。因此，组织编写一套适合医学护理高职高专学生使用的应用性较强的系列丛书的想法逐渐浮出台面，并开始付诸行动，由本人担任该系列丛书的总主编。

　　2007 年以来，复旦大学出版社先后出版了上海思博职业技术学院卫生技术与护理学院临床护理教研室主任陈淑英教授等主编的《现代实用护理学》和《临床护理实践》，医学英语教研室主任罗世军和本人主编的《医护英语 ABC》，副院长、海归病理学博士张惠铭教授主编的《新编病理学实验教程》，以及陈光忠教授主编的《新编解剖组胚学实验教程》等，并列入复旦卓越·医学职业教育教材系列，成为我院高职高专护理专业教育系列的首批教材。随后，我们开始计划继续编写护理专业系列、基础医学系列、护理信息学系列和医护英语系列的高职高专创新教材。

　　《新编急救护理学》是一本具有创新意识的护理专业系列教材。这一新编系列还包括内科护理学、外科护理学、妇产科护理学、儿科护理学、健康评估、护理学基础、眼耳鼻喉科护理学、老年护理学、社区护理学、中医护理学、护理管理以及护理科研等其他教材。由于急救护理学是全国高等医学院校护理学专业的必修课，是临床专科护理的主干课程，因此其重要性不言而喻。本书具有紧跟国内外护理学科进展，突出护理专业技能的特色，使学生能在较短时间内了解原理和方法，培养学生综合分析、思考和判断的能力，掌握各种临床急救护理技能，为今后的各项专业课学习打下坚实的基础。

　　本书的编写得到了上海同济大学附属同济医院、复旦大学附属华山医院和华东医院、上海市急救医疗中心以及各教学实习医院有关专家学者的全力支持和帮助，在此表示衷心感谢！鉴于我院建院历史较短，教学经验水平有限，本书一定存在许多不足之处，恳请读者批评指正。

沈小平

2010 年 11 月　于上海

前 言

　　急救护理学是急诊医学的重要组成部分,是一门综合性和实践性很强的学科。护理工作也是医疗工作的重要组成部分,在维护患者身心健康、促进患者康复中起着很大的作用。随着医疗技术的飞速发展,我国护理工作模式随现代医学模式的发展而确立,"以病人为中心"整体护理模式的广泛开展,新的护理理念对护理人员的工作提出了更高要求。本书主要目的是:在新的护理模式要求下,护理人员怎样对急诊病人作出快速、准确的判断,予以有效的抢救,从而提高抢救成功率,改善预后,提高整体护理质量。面对急危重症患者,能否及时无误地作出诊断和救护,直接关系到患者的安危和抢救的成败。

　　本教材在编写过程中注重基本理论、基本知识、基本技能的阐述,并结合国内外最新的资料,以解决实际工作中最常见的问题为出发点,着重介绍了急诊科的设置,重症监护,常见急危重症的病情评估、处理原则和护理措施,对常用的急救技术也作了详细的介绍,在突出现场急救与护理方面更具特色。本书实用性强,条理清晰,逻辑严密,图文并茂,突出重点,化解难点,故既可以作为护生的教材,也可以作为护士临床护理工作的参考资料,还可以作为新护士岗前培训教材及护士继续教育的参考书。

　　本教材的总主编为上海思博职业技术学院副校长、卫生技术与护理学院院长沈小平教授,主编和编者来自上海各大医院和院校,是护理学专业和临床医学专业的教授和中青年骨干,有着丰富的教学经验和临床经验。相信读者能够从他们丰富的经验中获得所需的知识和启迪。另外,在本书的编写过程中,参考了有关急救护理方面的各种书籍,在此对被引用内容的相关书籍、教材的作者和主编谨表敬意。

　　由于作者编写水平有限,加上时间仓促,疏漏在所难免,在此敬请各位专家、同行和广大师生给予批评指正。

主 编

2010 年 11 月 8 日

目 录
· 新 编 急 救 护 理 学 ·

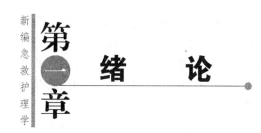

第一章 绪 论

第一节 | 急救医学概论

一、急救医学的定义

急救医学是研究和处理各类疾病急性发病阶段的病因、病理和抢救治疗的学科。现代急救医学主要由院前急救、院内急诊、危重病监护医学等学科的融合而成。近几十年来,急救医学逐步发展成为一门独立的新兴综合性边缘学科,其与临床各科间存在相互交叉、相互渗透、相互影响、相互促进的横向协作关系。随着急救医学的日趋完善,将在社会医学保健工作中发挥出越来越重要的作用。

急救医学是对危及生命的突发急症、创伤、中毒等的抢救治疗,包括现场急救、转送途中急救和各级医疗机构内的急救。它的任务主要是针对生命体征不稳定的患者进行救治,包括院前急救、急诊抢救、院内救治,救治措施则以生命体征支持为主;危重病医学的任务是救治危重病患者,其工作场所主要集中在重症监护病房(ICU),救治措施主要是对危重病患者进行连续监测和综合诊治;急诊医学主要研究急诊患者的诊断和治疗,主要在急诊部(室)对所有急诊患者进行急诊常规处理。以上三者从救治措施所涉及的内容及服务对象在病程的不同阶段而言各有侧重,但从整体而言,三者之间关系密切,不可分割,故常把危重病医学与急救医学统称为危重病急救医学。

二、急救医学的特点

急救工作主要着眼于处理疾病或创伤的最初、最重和最危的阶段,具有紧急性、综合性、协调性强的特点。

1. **工作的急迫性** 由于急救工作是对灾害、事故所致的创伤、中毒以及突发急症,并危及生命者的抢救治疗。因此,急救工作主要体现出"急"和"救"两大特征,即时间就是生命,应分秒必争,刻不容缓。

2. **伤病的突发性** 急危患者通常都是突然发病或发生伤害,特别是在一些自然灾害和重大事故时,可能会突然出现大批伤病者需要救护。

3. **救护的连续性** 急救工作具有较大的流动性,急救地点可发生在各种不同的场所,经过现场简单紧急处理后的伤病者往往还需要送医院进行进一步的救护。因此，无论是院前急救还是院内救治，都应该是一个连续的统一体，必须注意保持工作的连续性。

4. 学科的复杂性 由于急救对象的伤病涉及面广，且病情复杂多变，急救医疗的形式通常是由多名医务人员和医疗设备围绕一名患者进行的"向心式"抢救，故需要多专业、跨学科的合作团队。

5. 工作的社会性 急救活动可能会涉及社会各个方面，除了要与患者家属和有关部门打交道外，有时还会涉及一些法律纠纷，所以，常表现出明显的社会性特征。

三、急救医学的范畴及病种

(一) 急救医学的范畴

1. 院外急救(pre‐hospital emergency medical care) 即院前现场急救，包括工厂、农村、家庭和交通事故现场等所有出事地点对病员的初步急救。它涉及医疗救护的呼救、现场救护、途中监护和运送等多个环节。在现场的最初目击者(非医护人员或专业医护人员)首先给患者进行必要的初步急救，然后通过各种通讯工具向救护站或医院进行呼救，才能使患者得到及时的救护，通常院外急救对某些创伤和疾病是至关重要的。然而，目前在我国院外急救较为薄弱，因而需要大力普及急救知识和现场救护技术。

2. 危重病医学(critical care medicine) 无论是创伤、休克、严重感染、严重烧伤，还是心、肺、脑、腹等大手术后，以及病理产科等，都可能导致或继发各种急性危重病，它可以是某单一器官的损害，也可能是多个脏器同时受损，或是多个器官相继出现损害，从而引发心、肺、脑、肾、肝等多脏器、多系统相互关联的变化。因此，临床上要求抢救急性危重患者的医护人员，应该掌握跨学科、跨专业的知识和技能，才能满足救治这类患者的需要。从患者的实际需要出发，促使危重病医学这一新学科的建立和发展，并提高手术科室危重患者手术的成功率和非手术科室危重患者抢救的成活率。危重病医学主要研究范围包括：①危重患者的监护与治疗；②重症监护病房(ICU)人员、设备的配备与管理；③ICU技术。

3. 灾害医学(disaster medicine) 灾害医学是研究如何有效、迅速地组织抢险救灾，为受灾伤病员提供医疗服务的学科。由于灾害事故往往是突发的，可造成的伤、病人数较多，因此，必须事先有所准备，一旦发生灾害，就立即组织奔赴现场对伤、病者进行现场初步急救、分诊、安全转运，以及灾难后的卫生防疫和精神应激等。

4. 复苏学(resuscitology) 复苏学是20世纪50年代发展起来的针对心跳、呼吸骤停进行抢救的学科。通过普及应用的标准心肺复苏法(CPR)挽救了无数心脏骤停患者的生命，成为一种常规抢救措施。近30年来，复苏学发展很快，对于循环停止后，组织器官缺血无氧时的病理生理变化以及再灌注时的损伤均有较深入的研究和认识，尤其是随着心、肺、脑复苏技术的普及和规范化，抢救成功率也不断提高。然而，现代复苏学从理论到实践尚有许多未解的难题，故心、肺、脑复苏的研究仍是急诊医学的中心研究课题。

5. 急性中毒(acute entoxication) 虽然急性中毒患者多在急诊科诊治，但急性中毒问题牵涉多个学科，包括社会学和心理学。由于中毒的缘由不同、毒物的种类数量不一，使中毒的临床表现多样化，容易漏诊和误诊。因此，急诊科医生应比其他专科医生更熟悉毒物的作用过程、机制、临床表现和救治方法。随着新的化学物质的增加，环境污染的加剧，各种事故、职业危害、误服、自杀、恐怖活动等频繁出现，急性中毒已成为急诊科的常见病种和急诊医学研究的重要课题。

6. **创伤医学**(traumatic medicine)　传统的临床医学分类按部位和器官将创伤分到各专科中,如普通外科、胸外科、骨科等。随着现代社会交通事业的发展和暴力事件的不断增加,使创伤成了严峻的医学和社会问题。现代医学的发展要求创伤外科独立出来,在美国等发达国家和地区已有多家以创伤为主的急救中心或急诊医院。在今后一段时期内,创伤医学的研究也将成为我国急救医学的重点。

7. **急诊医疗体系**(emergency medical service system,EMSS)　无论是危重病或一般急症患者在其发病时,都迫切希望及时将医疗措施送到身边,立即开始有效的处理,然后安全护送到最近的医院急诊室做进一步诊断和处理,再根据病情,立即手术或送入监护病房(intensive care unit,ICU)或专科病室,这就需要有一个完善的组织体系,包括院前急救(由急救站或急救指挥中心负责)和医院组成一个适合地理环境与人口分布的急救网,以便缩短抢救半径。根据我国目前现状,城市以半径 5 km 设置一急救医院为妥,分区接收救护车送来的伤、病患者,先把部分急症或危重患者安置到适当的病室或 ICU,而大部分患者在急诊室接受妥善处理后,则可带药回家继续治疗或到门诊随诊。

(二) 急救医学的主要病种

1. **危重病**　随着近 10 年来国际急诊医学和危重病救护医学的飞速发展,我国急救医学也日益受到政府部门的重视并获得迅速发展,进入 21 世纪以来越来越与国际接轨。

(1) 心跳呼吸骤停:及时、正确和有效的现场心肺复苏是复苏成功的关键。它对提高进一步生命支持后续治疗的水平,对提高复苏的成功率、减少死亡率和致残率都具有十分重要的意义。

(2) 休克:休克患者早期诊断和恰当处理是降低其死亡率的关键。

(3) 多发创伤:如能在发生创伤后及早得到有效的处理,就可能防止发生休克、感染或严重并发症。

(4) 心血管病急症:如急性心肌梗死、急性心律失常、急性心功能不全、高血压危象等。

(5) 呼吸系统急症:如大咯血、哮喘持续状态、成人呼吸窘迫综合征等。

(6) 消化系统急症:如上、下消化道大出血(溃疡病、食管下端曲张静脉破裂等)、急腹痛(大多是消化系统病变引起的)、肝昏迷等。

(7) 神经系统急症:脑血管意外是急诊室死亡率最高的危重病之一。

(8) 内分泌急症:如糖尿病酮症酸中毒、各种内分泌代谢危象等。

(9) 多系统器官衰竭:可涉及多个学科,是危重病医学的重点研究课题。

(10) 其他:如昏迷、中毒等。

2. **其他**　一般急诊室平时接待的 95% 以上患者并非危重病例,如发热、心绞痛、眩晕、呕吐、腹泻、哮喘等。这些病例如能得到及时确诊和有效处理,大部分能带药回去继续治疗,仅少数可能需要留院观察或收入病房以进一步明确诊断和治疗。

四、急救医学的模式

目前,全球范围内存在着多种急救医护模式,主要有英美模式和法德模式。

1. **英美模式**　即把"患者送到医院",其观点是把患者送到急诊科或急救中心,从而得到更好的医护,在这种模式中急救医护开始于来医院之前,由急诊医生、急救士和护士或全科急救士进行救护,院前急救措施后,再到医院急诊科由急诊医生或相关专业医生进行急诊治疗。采取这种模式的国家和地区包括澳大利亚、加拿大、中国、爱尔兰、以色列、新西兰、日本、菲律宾、韩国、英国和美国等。

2. **法德模式** 即把"医院带到患者家中",其具体程序是急救士、全科医生、麻醉师、急诊急救护士及其他专业医生到某一地点(社区、家、公共场所)对患者实施急救治疗及护理,而多数患者要求的是止痛、救生与特殊医疗服务。采取这种急诊急救医护模式的国家和地区主要有奥地利、比利时、芬兰、法国、德国、挪威、波兰、葡萄牙、俄罗斯、瑞士、瑞典等。

以上两种模式各有优缺点,究竟采取哪种模式更好、更科学,目前仍无定论。经过 2000 年国际急诊医学学术会议大讨论,数百名急诊医学权威倾向于实行多元化立体网络宏观控制模式,因而,开创了一种适合于世界上任何一个国家的国际急诊医学多元化、网络化、科学规范化的急诊医护模式。

我国根据国际急救医学的发展趋势,不断探索适合国情的发展道路,结合各地的实际情况,创立适合于我国基本国情的急救医学模式是我国 21 世纪发展的方向,新的发展模式要求:①队伍专业化;②装备现代化;③技术规范标准化;④管理高度科学制度化;⑤信息高度网络化;⑥急诊急救治疗、监护与护理程序高度整体序贯化;⑦急救高度普及化;⑧城市、乡、村、社区高度协作网络化;⑨边缘学科科研高水平高含量化;⑩完全自主国际化。此外,在建设急救机构和网络的同时,法律、法规和制度的建设也是另一个不容忽视的方面,它们的制定和完善有利于急救医疗机构建设的规范化;有利于全国急救网络的形成和发展;有利于急救人员依法行医,并给予参与急救的各类人员(特别是经过培训的非医护人员)适当的法律保护;也有利于人民群众有效地利用急救医疗资源。

五、急救医护人员的素质要求

急救的成功除了取决于患者病情、伤情的严重程度和抢救及时与否外,还取决于急救人员之间的密切配合和相互尊重。由于急救工作的重要性、急救疾病谱的广泛性和急救学科的复杂性,故要求从事急救工作的医务人员不仅要具备广而深的相关业务知识、娴熟的技术操作能力,还应具备丰富的临床实践经验和较强的应激能力。具体包括以下几个方面。

1. **高度的责任心和同情心** 急救工作的特点决定了急救工作者必须具有高度的责任心和同情心,工作中的任何疏忽都可能带来生命的代价。因此,每个医护人员应充分认识到急救工作的重要性,保持高度的责任心,以挽救病人生命、提高抢救成功率、促进病人康复、减少伤残率、提高生命质量为目的。

2. **渊博的知识和精湛的技术** 急救工作涉及内、外、妇、儿等临床各科,且病情复杂多变。因此,要求急救人员必须具备渊博的知识和精湛的技术,以及敏捷的思维能力,能熟练地对伤病者进行救治。

3. **良好的心理素质和身体素质** 由于急救工作的紧急性和突发性,所以,要求急救工作者应有健康的体魄,才能适应长途跋涉、伤员搬运、连续工作等超负荷的工作强度。同时,充满风险与挑战的工作性质又要求急救工作者必须具备良好的心理素质,尤其是面对突发事件时,更要保持头脑清醒、思维敏捷、有条不紊地妥善处理各种问题,具有处变不惊、临危不乱的应激能力。

4. 较强的团队合作精神　通常在急救工作中,需要与科室人员或其他有关部门的团结协作。因此,抢救的过程也就是合作的过程,只有通过群体互相合作,才能取得良好的效果。

六、急救医学的形成与发展

急救医学的形成与发展大致可分为以下几个阶段。

1. 探索阶段(1960年以前)　急、危、重症自古以来就是威胁人类生命安全的严重问题,医学界对这一课题的思考与探索也从未停止。我国现存最早的药物学专著《神农本草经》集中了汉代之前所积累的药物学知识,奠定了毒物学的基础。宋朝《宋慈》是我国最系统的对各种急性中毒及急救方法都有较精辟论述的著作。我国伟大的医药学家李时珍的《本草纲目》是一部对了解有毒动植物、毒物的毒理和救治都极有价值的参考书。现代意义的急救医学最早可追溯到19世纪南丁格尔的年代。1854～1856年英、俄、土耳其在克里米亚交战时期,南丁格尔率领38名护士前往战地救护,使前线战伤的英国士兵死亡率从42%下降到2%,充分说明了急危重症护理工作在抢救危重伤病员中的重要作用。随着心电技术发展和循环压力技术的应用,促进了监护观念的形成。

2. 专业成熟阶段(1960～1990年)　20世纪60年代开始,现代监护仪器设备的集中使用,促进了重症监护病房(ICU)的建立。1968年美国麻省理工学院倡导建立"急救医疗服务体系"(EMSS),从医务人员在医院内等待患者和抢救患者,改变为到发病地或事故现场进行抢救处理的现场急救,这一变革显著降低了伤病员的病死率和致残率,极大地提高了患者的存活率。20世纪70年代末期,心脏手术的发展推动了心脏术后监护病房的建立,以后相继成立各专科或综合监护病房。80年代后,北京、上海等地正式成立了急救中心,各医院也先后建立了急诊科和ICU。此时,急救医学无论在组织形式方面还是在抢救技术方面都得到了长足发展。

3. 普及发展阶段(1990～　)　20世纪90年代以来,急救医学的发展受到了普遍重视,并朝着规范化和重视质量建设的方向发展。目前,我国三级医院和大部分的二级医院相继建立了ICU病房,急救医疗服务体系也不断完善。我国急救医学从原来的三个体系即急救医学体系、复苏体系学、急诊医疗管理体系发展到新的21世纪的多元化、网络化、多体系的国际急诊医学体系(international emergency medicine system, IEMS),并将现代急救医学由医院内延伸到现场、扩展到社会。

第二节　急救护理学的范畴

急救护理学是以挽救病人生命、提高抢救成功率、促进伤病者康复、减少伤残、提高生命质量为目的,以现代医学学科、护理学专业理论为基础,研究伤病者抢救、护理和科学管理的一门综合性应用学科。我国的急救护理事业经历了从简单到逐步完善形成新学科的发展过程。随着急救医学的建立和发展,急救护理学也得到了相应的发展。现代急救护理观和急救护理技术由医院延伸到现场、扩展到社会。急救护理学的范畴主要包括:院前急救、医院急诊救护、医院重症监护等。

一、院前急救

院前急救是急救医疗的首要环节和重要基础,也是我国目前极为薄弱的一个环节。院前急救是指对各种遭受危及生命的急症、创伤、中毒、灾难事故等在病人进入医院前的紧急救护。其包括多个环节,即呼救、现场救护、途中监护、运送等,故又称"院外急救"。急危重伤病者进入医院之前的医疗救护,包括工厂、农村、家庭和交通事故现场等所有出事地点对病人进行及时、正确的初步急救。因此,院前急救的主要任务是现场紧急处理与抢救,途中安全输送病人和组织、协调急救医疗网。院前急救是一项服务于广大人民群众的公益事业,它需要得到全社会的重视、支持、参与,尤其是大型灾害事故的医疗救护以及战地救护需要动员社会各界的力量,有领导、有组织的协调行动。

(一)院前急救的重要性

院前急救是急救医疗服务体系的首要环节,是社会保障体系的重要组成部分,也是城市经济发展、精神文明建设和综合服务能力的重要标志,对于发挥政府职能、树立政府形象、保证群众健康、促进社会发展都具有极为重要的意义。院前急救的目的在于保全病人生命、缓解疼痛、防止病情恶化。事实证明在急、危、重症的发病初期如能给予及时的救治,将有利于降低病死率和致残率。由于院前急救所抢救的对象、环境、条件等具有突发性、紧迫性、艰难性、复杂性,在紧急情况下,急救现场条件差,病史不详,缺乏客观资料,病变程度各异,环境较恶劣,抢救人员体力消耗大,设备条件差,抢救措施应以生命器官维持与对症治疗为主,故院前急救不同于医院急诊科(室)或病区抢救而具有一定的特殊性。实施院前急救的总原则:先排险后施救;先重伤后轻伤;先施救后运送;急救与呼救并重;转送与监护急救相结合;紧密衔接、前后一致。

(二)院前急救主要环节

及时有效的院前急救包括:出事地点的现场医疗救护的呼救、现场救护、途中监护和运送等多个环节,即从伤病员或目击者的呼救(伤员自救或第一目击者的救助)—急救中心接受呼救后调度出车—急救人员到达现场对伤病员进行现场救治,搬运—转送医院的途中监护到抵达接收医院对伤病员的交接—急救人员及救护车返回待命,为下一步的医院内救治争取宝贵的抢救时机。然而,院前急救的成功率与公民的自我保护意识、自救与互救能力密切相关。因此,全社会应大力普及救护知识,提高全民的急救意识,增强自我保护意识,减少一切可能发生的伤害,并掌握自救及互救技能。在突发现场成为能开展现场救护的"第一目击者",以赢得抢救时间,达到"挽救生命,减轻伤残"的目的。为了使急、危、重症病员得到更有效的救治,一个有效的院前急救组织必须:①用最短的反应时间快速到达病人身边,根据具体病情转送到合适的医院;②给病人最大可能的院外医疗救护,使伤亡减少到最低限度;③平时能满足该地区院前急救需求,具备灾害事件发生时的应急能力;④合理配备和有效使用急救资源,获取最佳的社会、经济效益。院前急救工作的成效是衡量一个地区急救工作水平和能力高低的标志,而且可反映一个国家的急救医疗反应能力和急救医学水准。尽管院前急救是暂时的、应急的,但对于一些急危重病者而言,如果没有院前急救过程中争取到的分分秒秒,院内的急救设备再好、医术再高也难以起死回生,因此院前救护对第一时间内挽救病人生命非常重要。

（三）院前急救任务

院前急救任务主要是维持病人的生命体征（体温、呼吸、脉搏、血压），减轻痛苦，防止再损伤，以及评估病情并快速安全地分流与转运。即包括平时呼救病人的院外急救，大型灾害或战争中的院外急救，特殊任务时的救护值班，通讯网络中的枢纽任务，急救知识的普及等。具体要求有如下几个方面。

1．实施急救技术　目的在于挽救和维持病人的基本生命，尽量减少途中痛苦和并发症，一般不给予确定性、病因性治疗，而以对症处理为主。

2．重视搬运技术　搬运时应随时观察病情，一旦发现病人呼吸、心跳停止应立即就地复苏。安全轻巧的搬运不仅可快速地将病人脱离险境或搬上救护车、船或直升机，还可以减轻病人因搬动造成的痛苦，避免并发症。

3．注意运输安全　急救和运输既要快速又要注意安全。运输时驾驶员和随车的医务人员应时刻想到病人的安全，避免突然刹车，防止车轮剧烈颠簸。病人的担架要加以固定，病人在车内的体位应根据病情或伤情采取不同的体位，避免并发症的发生。

4．通讯网络中的枢纽任务　院前急救的通讯网络在整个急救过程中不但承担着急救信息的接收，而且还承担着传递信息、指挥调度及与上级领导、救灾急救指挥中心、急救现场、急救车、医院急诊科的联络，起着承上启下、沟通信息的枢纽作用。

（四）院前急救模式

1．国外院前急救模式　当前国外院前急救模式主要有英美模式和法德模式两种类型（表1-1）。由于观点的不同，故院前急救人员的技能培训、职称、现场时间、病种选择、急救药品、器械配置等方法均有不同。

表 1-1　国外院前急救模式（英美与法德模式）比较

项目	英美模式	法德模式
急救理念	将患者带回医院	把医院带给患者
急救人员	一般为2人	至少3人
是否有医生参与	无	有
病种选择	所有伤病员	危重伤病员
现场时间	短，一般不超过半小时	大多超过半小时
药物数量	种类少	较多
器械配备	只达标准	规格较高
治疗原则	对症处理，仅限于急救处理	不限于对症，使伤病员病情得到初步稳定

2．我国院前急救模式　由于各地在经济实力、城市规模、急救意识、服务区域以及传统观念的影响等方面存在着较大差异，目前我国所采取的院前急救模式亦有很大不同。

（1）独立型

1）院外院内完善型（北京模式）：由院前急救科、急诊室、重症监护室组成的北京急救中心是北京市院前急救和重大急救医疗任务的统一指挥、调度和抢救中心。该中心拥有现代化的调度通讯设备，可以和市政府、卫生局以及北京各大医院直接进行通信联系。院前急救工作由医生、医士、护士协作承担，部分患者经院外抢救处理后转送中心监护室继续治疗，多数患者则被转运到其他医院。急救模式流程：患者及家属通过"120"电话向急救中心呼救，中心站调度室调度出车、出人到现场急救，然后监护运送患者回急救中心或附近医院。

2）单纯院外型（上海模式）：是由医疗救护中心站及其所属分站与该市若干医院紧密协作的急救模式，其设有一个急救中心站，各县、区建有分站，一般分站设在协作医院内或附近，协作医院大多是区、县中心医院。急救中心没有院内部分，但编制有专业院前急救医务人员和车管部门，院外救护系统和协作医院关系主要是业务协作，但是也有人才培养等关系。急救模式流程为：患者及家属通过"120"电话向急救中心呼救，中心站调度室调度指派就近分站出车、出人到现场急救，然后监护运送患者到协作医院，也可到患者的劳保医院继续院内救护。

（2）依附医院型（重庆模式）：以依托一个医院为主的急救模式。院前急救实质上是医院的一个部门，而市医疗急救中心实际上是同时担负急救任务的医院。其特点是各急救中心主要附属于一家综合医院，并拥有现代化的急救仪器设备和救护车，经院外处理后可送到附近医院或收入自己的附属医院。因其有一所具有接受各专科患者能力的医疗单位，扩大了院前急救和救治患者的范围。此种模式一般多见于中、小城市和县中心医院兼急救中心。急救模式流程为：患者及家属向市县急救中心呼救，急救中心的院前急救部派人、派车到现场，然后监护运送患者回急救中心，由院内急救部继续救治。

（3）单纯调度指挥型（广州模式）：由急救指挥中心负责全市急救工作的总调度，以若干医院急诊科为区域，按医院专科性质分科负责急救的模式。急救指挥中心负责与其他急救系统、单位（如公安）、消防、人防、血液中心和防疫站等联系协作，以应付突发灾害事故；急救情报的收集和研究；与红十字会合作培训全市的各级医务人员，并对群众进行现场急救知识普及教育。此急救模式流程为患者及家属通过"120"电话向市急救指挥中心呼救，当接到呼救后，指挥中心立即通知该区域承担院前急救任务的医院急诊科，急诊护士接到电话指令后，由值班护士按病情通知有关专科医生、护士及驾驶员赴现场抢救，然后监护运送患者回本院继续治疗。

（4）联合型（急救、公安、消防、交通厅）：如苏州、镇江、南宁等城市。院前急救是一项服务于广大人民群众的公益事业，需要得到政府以及社会各界的重视、支持和帮助，尤其是大型灾害事故的医疗救护，需要动员社会各界的力量，有领导、有组织地协调行动，以最小的人力、物力、财力，在最短的时间内争取最大的抢救效果。

我国院前急救形式的多样性也反映了我国在法律、法规建设方面的滞后，因组织形式各有不同特点，其工作效率也有一定差异。但各城市院前急救的共性是具有现代化灵敏的有线或无线通信设备，基本健全了急救网络，使抢救半径缩短在 5 000 m 左右，给患者以最快速度和高效的院前急救，从而减少了伤残率、病死率。

二、医院急诊救护

医院急诊救护是指医院急诊科的医务人员在接到急诊病人后，对其采取的抢救治疗和护理。急诊科是所有急诊病人入院救治的第一场所，也是医院急重症病人最集中、病种最多的科室。急诊人员通常来源于临床各科的组合，他们除了承担着繁重的院内紧急救护任务外，还要承担院前急救、意外灾害性事故的抢救工作。当病人被搬运到急诊科（室）后，一般由预检医生或护士进行分诊，随即通知有关专科医护人员进行救治。能否迅速有效地作出正确诊断和救护,直接关系到患者的生命安危及以后的康复。因此,加强急诊科管理是提高救护质量的关键。急诊救护过程中可直接反映医院医护人员的综合素质和医院的应急综合能力。

1. 急诊救护特点

(1) 发病急骤,时间性强:急救的对象多为意外伤害、突然发病或病情变化。发病急,来势凶,通常需要医护人员迅速作出判断。能否进行及时有效的诊治,往往是抢救成功的关键。因此,医护人员要以对伤病员高度负责的精神,争分夺秒地进行救治,确保抢救效果。

(2) 随机性大,可控性小:急诊病人来院的时间、人数、病种及危重程度均难以预料。遇有突发事件,如交通事故、急性中毒、传染病流行等,病人常集中就诊。医院自身很难马上确定其性质、规模和任务相适应的服务对象。因此,必须制订完善各种应急救治的预定方案,随时做好救治准备。

(3) 病种复杂,涉及面广:由于急诊科病种多而复杂,疾病谱较广,且具有多学科性的特点,常需要多个科室的医护人员参加,尤其是多发伤、复合伤伤员,疑难病症病员的抢救,故应选派责任心强、技术水平高、反应敏捷、身体健康的医护人员加入急诊第一线工作。

(4) 任务繁忙,责任重大:因急诊科病人多,病情变化快,工作压力较大,且急诊医务人员长期处在繁忙的工作环境中,劳动强度大,精神高度紧张,同时还要面临疾病传染的危险,因此,各级领导要关心急诊人员的疾苦,帮助他们解决实际困难。

2. 急诊科的设置与任务 急诊科是医院自身的缩影,规范的急诊科应在医院的某一独立单元内设置分诊室、诊察室、抢救室、危重病人监护室、治疗室、手术室(或缝合室)、观察室及急诊病房。同时,要设置如检验、放射线及影像学、药房、挂号及收费等必要的辅助科室窗口。当病人被送到急诊科后,首诊医生迅速检查和判断病情,医护人员积极予以抢救治疗,一旦病情稳定应及时分流,对病情较重者或诊断不清者应留诊观察,或转入专科病房,或转入 ICU 继续进行抢救。

急诊科的主要任务:①接受急诊病人,及时诊治、处置;②接收院外救护转送的伤病员,及时有效地进行后续救治;③及时有效的抢救(组织人力、物力)危重病人;④承担灾害、事故的急救工作,前往第一现场进行有组织的救护和转运;⑤开展急救护理的科研和培训,专业培训更新知识;⑥建立健全岗位职责、规章制度、技术操作规范。

三、医院重症监护

医院重症监护是以危重病患者为研究和处理对象,由受过专门培训的医护人员在备有各种先进的监护设备和救治设备的医院重症监护病房(ICU)内,对来自院内、外的各种危重病患者进行全面监护与治疗护理。

1. ICU 的组成 ICU 为独立的医疗区域,医护人员通过运用先进的诊断方法和监测技术,对危重病(伤)情进行连续的、细致的观察,以及时采取积极的治疗措施,从而有效地降低死亡率,提高抢救成功率,进一步保证生命质量。因此,ICU 在管理上应集中加强,监测上要严密仔细,救治上更应及时有效。ICU 的主体主要由以下三个部分组成。

(1) 训练有素的医生和护士:ICU 的医护人员必须有特殊的培养和严格的考核制度。在 ICU 病房工作的护士承担着繁重而复杂的临床业务,是危重病人的直接接触者,很多病人的信息来源于护士的监测观察。因此,ICU 护士不仅要具备多种专科的医疗、护理知识,而且还要掌握多种现代化监测、治疗仪器的使用,并有较强的分析解决问题的能力。

（2）先进监测设备和技术：标准的 ICU 应有高质量的监测系统，包括各种型号的多功能床边监测仪、中心监测站，可对病人心率和心律、有创或无创的血压、血氧饱和度、呼吸频率、体温等进行床边常规监测。有条件的或根据临床需要应配置有创监测系统。

（3）危重患者的监护与治疗：医护人员用高科技医疗手段和方法对生命器官功能进行紧急和延续性支持治疗，以及具备各种先进的对重要器官进行支持治疗的仪器和辅助设备，如人工智能呼吸器、血气分析仪、心脏除颤仪、静脉输液泵等。在监测观察中要灵敏、仔细；判断上要迅速、准确；治疗上要及时、有效；方法上要注意机体的完整性、各器官间的相关性、处理的综合性、工作的连续性、各学科间的协调性。

2. **ICU 救治的对象** ICU 的救治对象主要是那些有生命危险的并且需要严密观察和及时抢救的危重病人，即各种原因所导致的心脏骤停、严重休克、各系统急危重症和多器官功能障碍综合征等患者。危重病大多是由急性病变或慢性病急性恶化所造成的，一般由急诊科和院内有关科室转来的。无论是创伤、休克、严重感染、严重烧伤，还是心、肺、脑、腹等大手术后，以及病理产科等，都可能导致或继发各种急性危重病，其可能是某单一器官的损害，也可能是多个脏器同时受损，或是多个器官序贯性地出现损害。因此，抢救急性危重患者的医护人员应该掌握跨学科、跨专业的知识和技能，才能满足救治的需要。

3. **历史与现状** 早在 19 世纪 50 年代，南丁格尔在克里米亚战争期间就把可望救治的重伤员安置在靠近护士站的地方。1923 年 Dandy 率先在美国 Hopkins 医院为脑外科病人开辟三张病床的术后恢复室。第一次世界大战后，建立的麻醉后恢复室（PAR）是当今外科 ICU 的前驱。至二次大战时，由于战地外伤救治和民防需要大大地刺激了 ICU 在欧美发展。1954 年第一篇 ICU 文章中首次提出"加强监护医疗"概念而受到医学家的重视。1962 年美国 Bethany 医院最早创立冠心病 ICU（CICU），又称 CCU。1963 年美国 Safar 教授首次开设危重病医学培训课程。1970 年美国成立危重病医学会（SCCM）。20 世纪 80 年代是 ICU 和 CCU 飞跃发展时期，各专科相继建立 ICU 以适应该学科发展需要。从 ICU 的发展史来看，国外的 ICU 是由专科性 ICU 向综合性 ICU 过渡，而我国 ICU 的崛起是在 20 世纪 70 年代初，并在 90 年代初开始重视其发展与普及，且发展迅速。我国卫生部 1989 年对等级医院评定标准中明确将 ICU 列为评级内容。1991 年将 ICU 的装备和人员训练列为重点支持项目，为此全国各城市医院如雨后春笋般地建立 ICU。ICU 的发展是高科技发展和医学发展的结晶。近年来，我国各城市医院大多建立了初具规模的 ICU，而且专业技术队伍也趋向形成，从而更促进了该学科的发展。

第三节 急救医疗服务体系

急救医疗服务体系（emergency medical service system，EMSS）是整个医疗卫生事业的重要组成部分，也是体现一个国家、地区经济、文化和卫生综合水平的一个重要标志。EMSS 是将院前急救、院内急诊救护、重症监护病房（ICU）救治形成一个完整体系。这三部分既有各自独立的工作职责和任务，又相互密切关系，是一个有严密组织和统一指挥机构的急救网络。急救医疗服务体系不仅适合于平时的急救医疗工作，而且适合于大型自然灾害或意外事故的急救。在应对突发意外事故及灾难时，急诊医疗服务体系能够缩短反应时间,快速、有效地提供及时、便捷的服务,以降低各种急、慢性疾病以及意外伤害事故的病死率和伤残率。一个完整的急救医疗体系应包括完善的通讯指挥系统、现场救护、有监测和急救装置的运输工具以及高水平的医院急救服务和强化治疗。随着我国经济的发展,社会的进步,EMSS 在我国得到了迅速发展。目前,急救医疗服务体系已被实践证实是先进的、切实有效的急救医疗服务结构,在抢救伤病员的生命方面已发挥出越来越重要的作用。

对于急危重伤病员的急救"时间就是生命",而急救医疗服务体系有效的运行正是使伤病员在最短的时间内获得救治的保证。对急危重伤病员及时在现场得到正确、有效的初步急救极为重要。急救医疗服务体系组织的目的就是用最短的时间把最有效的医疗救护服务提供给急危重症病人,使急救医疗服务达到高质量、高效率。因此,建立一个组织结构严密、行动迅速,并能实施有效救治的医疗组织提供快速、合理、及时的处理,并将病人安全的转送到医院接受进一步救治已成为 EMSS 的主要目标。EMSS 的参与人员包括:①第一目击者:也就是应参与实施初步急救,并能正确进行呼救的人员;②急救医护人员:一般情况下,救护车上应配备 1～2 名合格的急救人员,参加随救护车在现场和运送途中的救护工作;③医院急诊科的医护人员:伤病员送到医院,由急诊科医护人员进行确定性治疗。

一、EMSS 的特点

EMSS 是近年来发展起来的一种急诊急救医学模式,是在急救医疗体系的基础上通过强化"服务"的理念而形成的。院前急救、院内急诊急救和重症监护治疗是生命支持治疗连续体中的三个重要环节,彼此密切相关,缺一不可。由此三者构成的急救医疗服务体系是生命救治的绿色通道,其服务质量已成为一所医院医疗能力与管理水平的综合体现。

(1) 院前急救是 EMSS 最前沿的部分,其主要任务是现场紧急处理与抢救,途中安全输送病人和组织协调急救医疗网络。由于院前急救的分分秒秒都关系到病人的生命安全。因此,院前急救必须:①具备良好的系统通讯网络,即灵敏可靠的通讯网络,以便及时调动和疏导;②布置合理的急救途径,以保证在接到呼救后救护人员能在最短时间内到达现场;③装备齐全和完好的运输工具,包括性能良好的急救运输工具、相关的急救设备、监测系统及必备的药物等;④配备较高技术水平的专业人员,他们具有良好职业道德与业务能力,并能熟悉掌握急救知识和操作,且具有较强的独立分析问题、解决问题能力的医护人员;⑤有效的管理组织或指挥中心为伤病员的院前急救提供可靠的组织保证。

(2) 急诊科是医院的窗口,其救治水平的高低直接关系到伤病员的安危。它的建制模式直接影响急救工作质量。现代急诊科(或急诊中心)的设置已远远不同于传统的方式,而全科医学模式是未来发展的方向,它是指由全科医生和护士在急诊区共同承担对急危重症患者进行紧急救治和分流过程。诊室设在一个较大的空间中,具有全科医学知识的急诊医生集中办公,病人来诊后即有专门医生负责救治,真正体现了首诊负责制的宗旨。目前,经济发达国家的急诊已基本采用上述模式,而我国一些医院正处于转制阶段。

(3) ICU 成为抢救危重病人最为有效与经济的一种医疗形式,重症监护病房(ICU)应体现三个"集中",即危重病人集中、现代化医疗设备集中,以及有救护经验的医护人员的集中。所谓重症监护病房中的"监护",一是"监测",二是"救护",即以一定的监测仪器对病情进行连续的床边监测,随时根据病情变化作出相应的处理决策,从而挽救濒死病人的生命,起到使重危病人转危为安的临床效果。ICU 的病房管理应包括质量控制管理、感染控制管理、仪器设备管理、病人出入院管理、探视管理、护理人员素质管理等。在 ICU 病区的管理中应更加重视监护设备的电脑化、物品放置合理化、病情监测的系统化、病区环境的无菌化、记录的表格化,以及质量和效益的最优化。ICU 内医护人员的素质更突出技术技能全面,尤其在急救与重症监护技术、急救仪器设备的使用上具有专长,并兼备反应快捷、吃苦耐劳的敬业精神。如在英国,要求工作满 5 年后考试合格才能从事 ICU 工作,即注册护士＋ICU 资格＋定期考试,才能获得 ICU 资格。

二、急救网的构成及主要任务

EMSS 是由院前急救、医院救护和 ICU 三个组成部分构成,它们之间紧密相连形成了关系密切的网络。城市医疗救护网是在城市各级卫生行政部门和所在单位直接统一领导下,实施急救的专业组织。医疗救护网承担现场急救和途中护送,以及包括医院急诊抢救的全过程的工作。建立、健全急救组织,实行三级急救医疗体制,组成本地区的急救医疗网,省(自治区、直辖市)必须建立急救中心,掌握急救信息,负责抢救、监护、外出急救、承担培训和科研等工作;根据当地急救医疗指挥部的决定,负责急救的组织调研工作。一般拥有 40 万以上人口的城市或区域应设置急救医疗机构。急救网的主要任务有如下几方面。

1. 街道卫生院、红十字卫生站等组织的主要任务

(1) 在急救专业机构的指导下,学习和掌握现场救护的基本知识及技术操作。

(2) 负责所在地段单位的战伤救护、防火、防毒等知识的宣传教育工作。

(3) 一旦出现急、危、重症患者或意外灾害事故时,在急救专业人员到达前,及时、正确地组织群众开展现场自救、互救工作。

2. 急救中心(站)的主要任务

(1) 急救中心(站)在市卫生行政部门直接领导下,统一指挥全市日常急救工作。急救分站在中心急救站的领导下,担负一定范围内的抢救任务。

(2) 以医疗急救为中心,负责对各科急、危、重症患者及意外灾害事故受伤人员的现场和转送途中的抢救治疗。

(3) 在基层卫生组织和群众中宣传、普及急救知识。有条件的急救站可承担一定的科研、教学任务。

(4) 接受上级领导指派的临时救护任务。

3. 医院急诊科(室)的任务

(1) 承担急救站转送的和来诊的急、危、重症患者的诊治、抢救和留院观察工作。

(2) 有些城市的医院急诊室同时承担急救站的任务。

三、EMSS 的运行与管理

EMSS 是在各级卫生行政部门及所在医疗单位的统一直接领导下,由综合性医院和各院前急救部门组成的上下相通、纵横相连、布局合理的急救网络体系。为保证急救医疗工作的顺利进行,应及时、准确地抢救急、危、重患者,必须建立有效的指挥系统和三级急救医疗体系,并加强协作、充实设备、完善制度、严格管理,防止延误抢救工作。

1. 普及急救知识与培训院前急救队伍

(1) 由红十字会或医疗卫生单位负责宣传、普及自救互救知识和技术,以扩大社会急救队伍,使伤病员能得到及时有效的院前救治。如在社会人群中(尤其消防人员、警察、司机和乘务员以及饮食行业服务人员)进行现场初级救护技术的培训。医学院校要开设急诊医学专业课,普通中学应开设卫生课,普及急救知识。如心肺复苏和创伤救治技术(止血、包扎、固定、搬运),此外,对院内急救的各层次医务人员应经过正规严格的训练,并积有一定的临床经验,能熟练准确地操作各种抢救技术及一些难度较高的专科技术,只有这样才能确保急救效果。

(2) 科学地管理急诊科工作,组织急救技术培训。急救机构必须配备经过急救医疗培训的技术骨干,从事急救工作的管理、通讯、调度、运送等人员也必须经过业务培训。

(3) 对突发性的重大事故,组织及时抢救。各种意外事故常常是突发、多发、伤员多、灾害重、威胁生命安全,如能及时组织现场抢救,就可能保全生命,减少并发症及后遗症,减轻伤情,减少痛苦。当意外事故发生时,卫生行政部门应快速反应,到达现场,建立临时指挥部,指挥医疗队伍急救,同时核实了解现场动态、伤情、受伤人数,提出具体抢救措施,并通知各医院做好收治伤员的准备工作,对不同伤情的患者及时组织转送或疏散。视灾情必要时调动第二梯队医疗队伍增援。此外,还应与公安、交通运输、武警等有关部门做好协同工作。

(4) 战地救护,包括气道有效通气,外伤止血、包扎、固定、转运等。

2. 急救药品及仪器设备的配置　无论是院前急救,还是院内急救,必备的抢救药品、器械是良好抢救效果的重要保证。基本抢救药品为心肺复苏药、升降血压药、强心药、利尿及脱水药、心律失常药、血管扩张药、镇静止痛退热药、止血剂、解毒药、止喘药、麻醉药、抗生素、激素,以及纠正水、电解质紊乱和酸碱平衡失调类药(包括各种输液)等。抢救仪器设备有心电图机、心脏起搏除颤器、心脏按压机、呼吸机、心电监护仪、吸引器、给氧设备、洗胃机、X线机、检验用品及各种无菌备用的基本手术器械等。

3. 急救医疗服务通讯网络的建立　现代化急救医疗服务的通讯联系,可以说是急救医疗服务体系的灵魂。为提高重大灾害事故发生时的应急救援和指挥能力,满足平时人民群众对急救医疗日益增长的需求,一个地区应建立急救网络系统。急救通讯系统把急救对象同急救体系中的各个环节联系起来,达到双向传呼作用。各级地方政府要设置全国统一的"120"急救电话,急救中心(站)、救护车与医院急诊科应配备无线通讯,有条件的城市应逐步建立救护车派遣中心和急救呼叫专线电话。急救医护人员在现场进行急救的同时,还可以用无线通讯工具和就近的医院急诊科取得联系,以便及时得到急诊科医生的指导,并通报患者即将到达,让急诊科做好必要的准备。此外,急救通讯应专线化、专用化,使急救体系中的通讯不受外界干扰,形成呼救、应答、运输、抢救最迅速地联络。在我国目前情况下,以一所现代化医院为依托的急救中心,将院前急救网络系统和院内急救系统有机地结合起来,同时依靠灵敏的通讯作为急救信息枢纽,使一个地区的急诊科(室)连成一体,一旦发生突发性、灾害性事件时,以形成的急救医疗体系作为救灾助难的一个分支,赶赴现场,与消防、公安、交通、武警等部门积极配合,完成病(伤)员的救护任务。

4. 改善城市救护站的条件,改进急救运输设备　反应时间(即接到呼叫至急救车到达现场所需的时间)是国际上用以衡量急救系统的重要标志。缩短反应时间,提高反应速度是进行急救的关键环节。随着国民经济的不断发展,急救车装备应具有综合急救能力和应变能力,尤其在交通不便地区利用直升机空运救护,形成水上、陆地、空中立体急救运输系统,及时将不同地点的病人迅速地送到医院进行抢救。随着急救运输设备的完善,运送病人的车、船、飞机可根据承担的任务不同,形成一个相当于小型流动急救监护室,且备有输血设施,并能开展应急手术,以满足急救的需要。同时还应有足够数量的急救医护人员编制,有随车急救医生和护士,以便进行及时有效的现场救护和运送途中的救护。

5. 加强医院急诊科的建设　城市医院急诊科应有独立的"小区",要有专门的医护人员编制和一定规模的装备,还要有对内对外的通讯联系设施。加强急诊科室的业务管理,应从以下几方面着手:①提高急诊科医务人员的急救意识和群体素质。通过有计划、有组织地业务目标训练,培养急诊专业护理队伍;组织考核、演练,使训练计划落到实处。②建立健全急诊科、抢救室的各项规章制度。③准确进行急诊工作标准化管理。

四、EMSS 的发展趋势

EMSS 将院前急救—急诊救护—ICU 三位一体有机的结合,为急危重症病人铺设了一条生命救治的绿色通道。此种形式既适合平时急诊急救的需要,也适合战争或突发事件的处理,其可以用最短的时间把最有效的医疗服务提供给病(伤)者。在法国最早组建 EMSS,之后美国、日本等许多国家也相继建立并完善了 EMSS 体系。目前世界上许多经济发达国家都十分重视 EMSS 的发展和完善。我国急诊急救工作始于 20 世纪 50 年代中期,参照前苏联的急救模式在一些城市建立了急救站,工作的重点是以救护车为轴心对病人进行转送。当时由于国家财力和对急诊急救认识水平的限制,这些组织结构简单、缺乏抢救设备和技术力量的形式根本谈不上有效实施院前急救。1986 年我国通过了《中华人民共和国急救医疗法(草案)》,直到 90 年代中期 EMSS 才有了较快的发展。许多大中城市都相继建立了急救中心,"120"急救电话网络得到了较快普及,大中型医院都有了初具规模 ICU 病房,我国急诊急救工作提高到了一个新的水平。然而,我国急救医疗发展不平衡,沿海发达地区和西部贫困地区差距仍然较大,进一步充实和完善急救医疗服务体系是我国急诊急救医学发展的重要方向。

虽然急救医学作为一个独立的学科体系仅数十年的历史,但自从 1979 年国际上正式承认其作为医学领域中的一门独立学科以来,它的发展呈现出快速、健康的良好态势,无论在临床研究、专业队伍建设、专业装备和教育培训等方面都取得了较大的进展。

急救医学总体发展趋势为:

1. 队伍专业化　1979 年美国医学会最早正式承认急救医学是医学领域中的一门独立学科并成立了国家急救医学。中华医学会于 1986 年成立了急救医学分会,标志着急救医学作为一门独立学科在我国的确立。20 世纪 90 年代急诊科被列为等级医院建设的重点科室,为急救学科的专业化建设注入了实质性内容。各大中城市急救中心的建立,促进了急诊急救队伍的专业化建设。

2. 工作社会化　急救工作是一项涉及全社会的工作,它的正常运转和发展有赖于全社会的关心,也会影响到社会的方方面面。因此,急救事业不仅需要政府部门和医疗卫生机构的重视,也需要全社会的共同参与。如对社会人群急救知识的宣传、教育和培训的普及。

3. 设备现代化　经济、科技的发展为急救事业提供了强有力的支持。各种现代化治疗、监护设备的应用、ICU 病房的建立等都将给伤病者的救护提供了有利的条件。许多国家已实现了陆、海、空立体化的运输方式,保证了以最快的速度将伤病者送往合适的医院或急救中心,使之能得到及时的救治。

4. 教育规范化 各国医学院校相继开设了急救医学专业课程,20世纪90年代以来,卫生部也将此列入医学专业的主干课程,还在上海设立了急救培训中心,各种急救医学、急救护理学等专业教材也相继出版,并更规范化。

5. 组织网络化 现代急救工作的一个很重要的特征就是急救组织的网络化,即急救医疗服务体系的建立。一个国家的急救组织网络应包括:①每个地区应设有一个急救中心(站)和急救指挥中心,以及分布合理的救护分站。② 大中城市应建立三级"接受医院"的急救网络,即一级救护网络由社区医院和乡镇卫生院组成;二级救护网络由区、县级医院组成;三级救护网络由市级以上综合性医院组成,收治病情危重、复杂的伤病者。目前,在我国大中城市急救网络发展较快,但在农村,急救医疗组织尚未健全,广大农民群众的急救问题还没有得到根本的解决。

思考题

1. 王某某,男,46岁,因骑摩托车逆向行驶与货车相撞,神志清楚,右侧大腿出血不止,伤势严重,此时作为第一目击者如何在现场对伤病员进行初步急救?院前急救主要包括哪几个环节?

2. 程某,男,78岁,因家中煤气泄漏被隔壁邻居张大伯发现,此时程某已不省人事,你认为张大伯有可能会作出怎样的反应?何谓EMSS?在急救医疗网络中街道卫生院、红十字卫生站等组织的主要任务是什么?

3. 某急诊科同时出现下列几种创伤病情(如窒息、骨折、伤口渗血、休克、内脏脱出),你首先抢救哪一种?为什么?医院急诊救护有何特点?

4. 一位伤者触高压电倒下,心跳、呼吸停止,作为第一目击者首先应采取什么措施?院前急救的主要任务包括哪些?

(吴 敏)

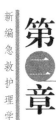

第一节 概 述

院外救护是指对各种危及生命的急症、创伤、中毒、灾难事故等伤病者入院前的医疗救护，也被称之为现场急救和途中急救。即在病人发病或受伤开始到病人入院之前这一阶段的救护，包括在发生伤病的现场对医疗救护的呼救、现场的急救、途中的监护及运送等环节。院外救护是急救医疗体系的首要环节和重要组成部分，能够体现一个地区急救工作水平和能力的高低。

一、院外救护的原则、特点与任务

（一）院外救护的原则

院外救护的主要目的就是最大限度地降低病死率，减少致残率，并减少病人的疾苦，为医院的抢救打好基础，故而应优先救治院外救护能救活的总原则，并遵守以下原则。

1. **先排险后救治** 在进行救护前，先保证病人脱离危险的环境，如触电者需要先切断电源等。

2. **先复苏再治伤** 遇有心跳骤停并有其他的损伤者，应先用口对口呼吸和胸外按压等技术使心肺复苏，直至心跳、呼吸恢复再进行其他伤口的救治。

3. **先重伤后轻伤** 大批伤员出现时，在有限的时间、人力、物力的状况下，应优先抢救危重者，后抢救较轻的伤病员。

4. **先止血后包扎** 有大出血、大创口者，先用指压、止血带等方法止血，然后再对创口进行消毒包扎等处理。

5. **先救治后运送** 对于重伤病员，先进行紧急的救治，最大可能的保证病人的生命体征在暂时稳定的前提下再进行转运。

6. **急救与呼救并重** 有大量伤病员时，要及时呼救，以便尽快得到外援。

（二）院外救护的特点

院外救护所抢救的对象、环境、条件与在医院内的情况大不相同，因此，应掌握它的具体特点，使急救者从思想上到工作上应有充分准备，有利于圆满完成任务。

1. **突发性**　院外急救往往是在人们预料之外的突然发生的灾害性事件中出现的伤员或病员,有时是少数的,有时是成批的,有时是分散的,有时是集中的。常见伤病员多为垂危者,不仅只需在场人员参加急救,往往需要呼救场外更多的人参加急救。1976 年 7 月 28 日凌晨 3 时多,唐山大地震,瞬间造成了 24 万多人震亡,有 70 余万人受伤,其中重伤员 16.4 万人,平均每 5 个幸存的唐山人中就有一个重伤员。要使这么多的重伤员得到及时急救,所需要的人力、物力相当惊人,而且当时灾害使建筑物都已经成了废墟、灾区所有机构瘫痪、卫生人员缺乏等,因此急救、转运伤员的任务之艰巨就可想而知了。类似这种情况必须有外援。

2. **紧迫性**　突发性灾害事故后,伤员的情况复杂得多,一人有两个以上器官同时受损的人多,病情垂危的人多,不论是伤员还是家属呼救心情都十分紧迫。心跳、呼吸骤停 6 分钟,出现大、小便失禁,昏迷,脑细胞发生不可逆转的损害。4 分钟内开始心肺复苏可能有 50% 被救活。10 分钟开始复苏者 100% 不能存活。因此,时间就是生命,必须分秒必争,对心跳、呼吸骤停者采用心肺复苏技术,从临危的边缘抢救回来;对大出血、骨折等病危者,用止血、固定抢救回来,否则,即会出现"失之毫厘,谬以千里"的严重错误。

3. **艰难性**　艰难性是指灾害发生的伤病员种类多、伤情重,一个人身上可能有多个系统、多个器官同时受累,需要具有丰富的医学知识、过硬的技术才能完成急救任务。实际上常常是伤病员多、要求急、要求高、与知识少的不适应局面。有的灾害虽然伤病员比较少,但常是突然紧急的情况下,甚至伤病员身边无人,更无专业卫生人员,只能依靠那些具有基础生命支持技术的过路人来提供帮助与急救。这种情况对学过医学的和受过训练或未受过训练的人们,都是一个难题。

4. **灵活性**　院外急救常是在缺医少药的情况下进行的,常无齐备的抢救器材、药品和转运工具。因此,要机动灵活地在伤病员周围寻找代用品,修旧利废,就地取材获得冲洗消毒液、绷带、夹板、担架等;否则,就会丢掉抢救时机,给伤病员造成更大灾难和不可挽救的恶果。

5. **关键性**　医学急救包括院外急救,客观要求其医疗技术培训、急救医药器材装备,特别是有关急救专业设备全面。医院急救专业化、群众急救普及化、社区急救组织网络化、急救指挥系统科学化等,这些都是完成急救达标的关键性问题。

(三) 院外救护的任务

1. **平时对呼救患者的院外救护**　这是主要和经常性的任务。呼救患者一般分两种类型:一类为短时间内有生命危险的患者,称为危重患者或急救患者;一类为病情紧急但短时间内尚无生命危险的患者。短时间内有生命危险的患者,称为危重患者或急救患者,如心肌梗死、窒息、休克等。此类患者占呼救患者的 10%～15%,其中进行就地心肺复苏抢救的特别危重患者<5%。对此类患者必须进行现场抢救,其目的:挽救患者生命或维持其生命体征。病情紧急但短时间内尚无生命危险的患者,如骨折、急腹症、重症哮喘等患者,称为急诊患者。此类患者占呼救患者的 85%～90%,现场处理的目的:稳定病情、减轻患者在运送过程中的痛苦和避免并发症的发生。

2. **灾害或战争时对遇难者的院外救护**　对遇难者做到平时急救要求,还要注意在现场与其他救灾专业队伍的密切配合。注意自身安全,"若遇特大灾害或因战争有大批伤员外,应结合实际情况执行有关抢救预案"。无预案时须加强现场指挥、现场伤员分类和现场救护,应区别不同情况,做到合理分流运送。

3. **特殊任务时救护值班** 指当地的大型集会、重要会议、国际比赛、外国元首来访等救护值班。执行此项任务要求加强责任心,严防擅离职守。

4. **通讯网络中心的枢纽任务** 通讯网络由三个方面构成:一是市民与急救中心(站)的联络;二是急救中心(站)与所属分中心(站)、救护车、急救医院的联络,即 EMSS 内部的联络;三是中心(站)与上级领导、卫生行政部门和其他救灾系统的联络。

5. **急救知识的普及教育** 该部门有红十字会、院前急救中心。普及公民急救知识、增强公民急救意识、增强应急能力是全社会共同的责任。急救知识普及教育可提高急救成功率。可通过广播、电视、报刊对公众普及急救知识,开展有关现场急救及心肺复苏的教育。

二、院外救护的组织形式

我国的院前急救机构有多种组织形式,既有独立的现代化的急救中心或院前医疗救护站,也有医院承担的急救中心。主要可分为以下五种模式。

1. **"北京市急救中心"模式** 有独立的急救中心。以具有现代化水平和专业配套设施的独立型的北京市急救中心为代表,实行院前—急诊科—ICU 急救一条龙的急诊医疗体系。急救反应时间是衡量急救医疗服务系统功效的重要指标。北京市急救中心在新建社区和近郊区扩建、兴建急救网点,努力达到急救半径 3.5 km,急救反应时间 5~10 分钟。从而接近发达国家的急救反应时间 4~7 分钟的水平。

2. **"上海医疗救护中心"模式** 不设床位,以院前急救为主要任务。以上海市的医疗救护中心为代表,其医疗救护中心在市区和郊县都设有救护分站,院前急救系统拥有救护车队,并组成急救运输网,市区急救半径为 3~5 km,平均反应时间为 10 分钟。

3. **"重庆急救中心"模式** 附属于一所综合性医院的院前急救,或由全市数所医院组成的急救医疗协助网。以重庆市为代表,该模式具有强大的急救中心,形成了院前急救、医疗监护运送、院内急救、ICU 等完整的急救医疗功能。其特点是院前、院内急救有机结合,有效地提高了伤病员的抢救成功率。但医院的医护人员随车出诊存在专业技术人员的浪费。

4. **"广州急救指挥中心"模式** 建立全市统一的急救通讯指挥中心,负责全市急救工作的总调度,其下有以若干医院的急诊科为相对独立的急救单位,按医院专科性质和区片划分,并分片出诊。以广州市的急救通讯指挥中心为代表。

5. **小城市的"三级急救网络"模式** 小城市的三级急救网络。Ⅰ级急救点设在乡、镇卫生所,Ⅱ级急救站设在区卫生院,Ⅲ级急救中心设在城市的综合性医院。但是,我国地域广阔,在偏远地区、农村尚无院前急救组织。

第二节 现场救护的"生存链"

在实践中人们发现,危急重病突发的现场,从第一目击者开始至专业急救人员到达现场进行抢救整个过程中,存在着一条排列有序的链条。近年来,美国院外急救引入一个新的概念——生存链,在急救方面,尤其是在心脏性猝死的抢救上显示很大的效用,越来越引起人们的重视。

"生存链"由四个"早期"组成,即早期通路、早期心肺复苏、早期心脏除颤和早期高级心肺复苏。这四个环节组合成的"生存链",必须每一环都得到及时、正确、行之有效的实施。其中,迅速进行早期心脏除颤是决定生存的最重要因素。

第一环——早期通路。早期通路是"生存链"的第一环。也就是说,当患者发病时,根据第一现场发出的呼救信号,能及时、迅速和畅通地到达当地接受呼救信号应答系统,如美国的"911"急救系统、我国的"120"急救系统等。

第二环——早期心肺复苏。在心跳骤停后,立即进行心肺复苏,通常最为有效。也就是说,"第一目击者"——家属、同事或过路人,应该立即对发生在身边的患者实施心肺复苏。这对患者的存活非常重要。

第三环——早期心脏除颤。导致心脏性猝死的主要原因是心室颤动,失去泵的作用,很快就会停止心跳。此时,若能及时有效地除颤,可使血液循环再续。因而医疗救援必须备有心脏除颤器。

第四环——早期高级心肺复苏。高级心肺复苏的具体内容,主要是经由气管插管的加压人工呼吸,用"心脏泵"进行胸外心脏按压,以及适量使用心脏兴奋剂等药物。救护者一般要受专业培训,才能保证发挥有效的救助效果。

急救社会化、结构网络化、抢救现场化、知识普及化,必将成为急救医学的发展趋势。

第三节　现场救护程序

一、现场评估与呼救

(一) 环境评估

医护人员抵达现场后,应首先进行现场宏观检查,快速评估造成事故、伤害及发病的原因,是否存在对救护者、病人或旁观者造成伤害的危险环境。如对触电者现场救护,必须先切断电源;如伤员围困在险区,应先消除险境;如为有毒环境,应做好防毒防护措施,以确保安全。

(二) 快速病情评估

应立即对伤病员进行伤情评估。目前常采用 ABCBS 快速评估法进行评估,值得注意的是这些评估几乎同时进行。在评估的过程中,医护人员必须树立生命第一的观念,强调边评估边救护、边救治边进一步评估的措施。

1. A(airway)气道　保持气道通畅是维持有效通气的必要条件。检查气道是否通畅,有无舌后坠、分泌物、血块、异物等阻塞,发现以上危险因素立即予以清除。

2. B(breath)呼吸　在开放气道的情况下,检查者将自己的面颊部靠近病人的口鼻处,头部侧向患者的胸部,通过一看(看胸廓有无起伏动作)、二听(听有无气流呼出的声音)、三感觉(感觉有无气体呼出)来判断病人自主呼吸是否存在,一般时间不超过 5 秒钟。对呼吸存在的病人评估呼吸活动情况,即呼吸的频率、节律、深浅度,有无呼吸困难、被动呼吸体位、发绀及三凹征等改变。如出现呼吸变快、变慢、变浅乃至不规则或呈叹息样呼吸,提示病情危重;如病人呼吸停止,应立即进行人工呼吸。

3. C（circulation）循环　测量病人脉率及脉律。常规触摸桡动脉,如未触及,则应触摸颈动脉或股动脉,婴儿可触摸肱动脉。缺氧、失血、疼痛、心力衰竭、休克时脉率加快、变弱;心律失常出现脉搏不规则;桡动脉触摸不清,提示收缩压<80 mmHg;也可通过触摸病人肢体皮肤,了解皮肤温度有无发热、湿冷以及观察有无发绀、花纹出现,了解末梢循环来判断血液循环情况;还可进行毛细血管再充盈试验,用手轻压伤员指甲甲床末端,如果由红转白的时间在2秒内为正常,>2秒为毛细血管再充盈速度迟缓,是组织灌注不足的早期指征之一。

4. B（bleeding）出血　检查伤病员头、胸腹、四肢有无活动性大出血,观察伤员有无面色苍白、脉搏细速、四肢冰凉等大失血的征象,警惕内脏出血。

5. S（sense）感知觉　检查伤病员的反应情况。判断伤病员神志是否清楚,如,对病人呼唤、轻拍面颊、推动其肩部,病人会睁眼或有指令性活动表示神志清醒;10秒钟内无任何反应可视为昏迷。如表情淡漠、反应迟钝、不合情理的烦躁都提示伤情严重。

评估时动作要迅速、轻柔,要求在1～2分钟内完成,不同病因的伤病员评估的侧重点不同,还取决于评估者的经验和选择,但决不可因为评估而延误抢救及后送时机。

（三）紧急呼救

经过现场快速评估和病情判断后,立即对危重病人进行现场救护,同时及时向专业急救机构、医疗部门或社区卫生单位报告求救。由于现场条件所限,最方便有效的求救手段就是电话求救。"120"是我国统一实施的医疗急救电话号码,应广泛宣传教育广大民众记住呼救电话号码。如果现场目击者只有一人,病人呼吸、心跳骤停,此时应先进行心肺复苏并同时呼叫其他人员来帮忙,由其他人来电话呼救。切不可放下病人不管直接电话呼救,以免耽误患者最佳抢救时机。如果现场有多人,呼救和抢救可同时进行。电话呼救应重点说明以下情况:

（1）伤员人数、大概病情及呼救人的电话号码和姓名,患者的姓名、性别、年龄和联系电话,如伤病员是儿童,还应将家长的姓名告诉对方。

（2）病员所在的确切地点,尽可能指出附近街道的显著标志。

（3）病人目前最危重的情况,如昏迷、呼吸困难、大出血等。

（4）灾害事故、突发事件,要说明伤害性质、严重程度、发生原因、受伤人数等,以及现场所采取的救护措施。

注意:不要先放下话筒,一定要等救援医疗服务系统调度人员先挂断电话。

二、现场救护

（一）现场救护要点

在急救现场,护士应配合医生共同完成救护任务。首先应保证患者维持有效的循环和呼吸功能,视患者病情和条件采取合适的体位,给予适当的暴露,保持呼吸道通畅,建立静脉通道,配合医生进行止血、包扎、固定、搬运,初步处理后积极后送,在转运途中连续监护并采取必要的护理治疗措施,为后续的院内进一步救治争取机会。

1. 取合理体位　在处理成批伤病员,尤其是不能照顾周全时,在不影响急救处理的情况下,护士要协助患者,给予患者最大的安全性的体位。对需行心肺复苏者,让患者仰卧于硬质的平面上,去枕平卧位,头向后仰,上提下颌,以利人工呼吸;对意识丧失者,应头偏向一侧,防止舌根后坠或呕吐物等阻塞呼吸道引起窒息;对一般危重患者视病情取舒适体位,如半卧位、平卧位、半坐卧位;对疑有颈椎或脊柱、骨盆骨折者则宜平卧于硬担架床上。放置好患者体位后,要注意保暖。如无必要,不要对清醒患者反复提问,要尽量使患者安静休息并减轻心理压力。

2. 维持呼吸功能　保持呼吸道通畅是急救过程中最基础、最重要的措施。严重创伤患者,常因舌后坠,血液、呕吐物及其他污物阻塞气道而导致呼吸困难,甚至窒息,如不及时处理,可使患者迅速死亡。因此护士应在短时间内完成呼吸道清理,同时将患者头侧向一侧,保持呼吸道通畅,依据病情准备吸氧,吸氧方式可采用鼻导管或面罩加压给氧。对无呼吸者采用仰额抬头法以开放气道(疑有颈椎损伤者禁用),必要时配合医生进行紧急气管插管或气管切开,准备人工辅助呼吸器辅助呼吸。

3. 维持有效循环　重度创伤病人常伴有失血性休克或较重的出血,尽快恢复有效循环血量是抢救成功的关键。可选用套管针迅速建立2~3条大静脉通道,保证扩容和给药。在穿刺时尽量选择上肢静脉、颈外静脉等较粗大血管,避开骨折等损伤严重肢体部位的穿刺。对于活动性大出血循环不稳定的伤者,由于现场没有血液制品,可给予一些胶体来补充血容量,如高渗氯化钠羟乙基淀粉注射液 250 ml 静脉滴注,30 分钟内滴完,短时间内使血压维持在 80/50 mmHg,既保证心、脑、肾等重要脏器的基本血供,又不加重出血。同时应积极后送,遵循就近转送的原则,将患者迅速转运到可提供最好治疗的医疗中心进行手术或进一步救治,以挽救生命争取时间。

4. 充分暴露患者身体,减少再损伤　严重创伤患者,在急救现场,为便于检伤和抢救治疗所需,经常要脱去患者的衣服、裤子、鞋子等,为防止操作不当加重损伤,护理人员应掌握松解或去除病人衣、裤、鞋的技巧。脱上衣时应先脱健侧后脱患侧。情况紧急时,可直接使用剪刀剪开衣袖,为急救争取时间。脱长裤法:如患者有一侧下肢受伤,脱长裤时,应先脱健侧后脱患侧。患者尽量取平卧位(无禁忌证时),解开腰带及裤扣,从腰部将长裤推至髋下,保持双下肢平直,不可随意抬高或屈曲,将长裤平拉下脱出。如确知患者无下肢骨折,可以屈曲,使小腿抬高,拉下长裤。如患者生命垂危、情况紧急,或患者长裤难脱时,可直接使用剪刀剪开长裤。

5. 妥善固定,控制活动性外出血　配合医生对骨折病人进行初步固定。对于开放性骨折,不可把刺出的骨端送回伤口,应先止血、包扎,然后再固定骨折。固定时松紧适宜,以免影响血液循环,同时加强对肢体远端血运观察。如发现指(趾)端苍白、发冷、麻木、疼痛、水肿或发绀,说明血运不良,应松开重新固定。如加压包扎止血无效,可加用止血带,上止血带期间,要注意以下问题:①上止血带前必须用纱布、毛巾等软垫保护受伤皮肤,切忌用绳索或铁丝直接扎在皮肤上;②压力以刚好使远端动脉搏动消失为度;③标明上止血带时间;④每隔 1 小时放松一次,每次 2~3 分钟。

6. 维持中枢神经系统功能　及早头部降温,可提高脑细胞对缺氧的耐受性,保护血-脑屏障,减轻脑水肿,降低颅内压,减少脑细胞的损害。在现场急救实施基础生命支持时,就应该开始进行脑复苏,视条件可采用冷敷、冰帽、乙醇(酒精)擦浴、冰袋等降温措施,还可应用脱水剂降低颅内压。

7. 心理支持　由于突遇意外伤害或急症,患者往往没有足够的心理准备,会出现紧张、恐惧、焦虑、抑郁等各种心理反应,护理人员要保持沉着镇静,做到有条不紊,以高超娴熟的操作技能赢得患者的信任,让患者意识到生命是有救的,同时要以和蔼的态度关心、安慰患者,减轻患者的恐惧焦虑,从而增强战胜疾病的信心。对于患者家属,应客观地介绍病情,取得其合作和理解,使抢救工作得以顺利进行。

(二) 现场分类

在灾害事故现场,往往会出现伤员多、伤情复杂,而人力、物力、时间有限的局面。如何使不同程度伤情的病员都能得到尽快的救治是现场救治的中心工作。而做好快速正确的检伤和分类工作显得尤其重要。对于成批伤病员的院前急救,护理人员在进行病情评估的同时,还应对伤病员进行快速、准确的现场分类,以便掌握救治重点,确定救治和运送的次序。

1. 现场伤病员分类的要求

(1) 边抢救边分类。

(2) 分类应派经过训练、经验丰富、有组织能力的专业人员来承担。

(3) 分类应按照先危后重、先轻后小(伤势小)的原则进行。

(4) 分类应做到快速、准确、无误。

2. 现场伤员分类的判断　判断的方法可参照病情评估的方法及程序进行。现场判断一个伤员应在1~2分钟内完成。方法可采用一听二看三触摸。

3. 现场伤病员急救的标准及标记

(1) 急救区标记:①第一急救区——红色区域:病情严重,随时有生命危险,需立即进行抢救。②第二急救区——黄色区域:病情严重,为各种危重症,可以在短时间内等待治疗,不会导致生命危险或永久性损伤与致残者。③第三急救区——绿色区域:受伤较轻,为一般慢性急症或轻度不适者,但可行走者。④第四急救区——黑色区域:已死亡的伤病员。

(2) 病情分类卡:在检伤分类的同时,要给伤病员挂上相应的病情分类卡,以便参加抢救的医护人员按分类卡进行相应的处理。分类卡由急救系统统一印制,包括颜色、简要病情记录。此卡随伤病员携带,常被挂在伤病员左胸的衣服上。如没有现成的分类卡,可临时用硬纸片自制。

4. 现场急救区的划分　现场有大批伤病员时,最简单、最有效的急救区域应设有以下四个,以便有条不紊地进行急救。

(1) 收容区:伤病员集中区,在此区内的伤员左胸上挂有分类标签,为急救人员的抢救工作提供方便。

(2) 急救区:用以接受红色和黄色标记的危重病人,使急救人员在此做紧急的复苏和进一步的抢救等工作,如对休克,心跳、呼吸骤停者进行生命复苏。

(3) 后送区:接受能自己行走或较轻的伤病员。

(4) 太平区:停放已死亡的伤病员。

三、转运与途中监护

转运包括搬运和运输。快速安全的转运,使伤病员尽快得到进一步的救治,这对提高抢救成功率起着重要的作用。

1. 常用的转运工具与特点

(1) 担架转运:较舒适平稳,一般不受道路、地形限制,工具不足时可以用木板、树枝、竹竿等代替。但由于非机械化、速度慢、人力消耗大,而且受气候条件影响较多。

（2）汽车转运：速度快，易受气候影响，容易因颠簸使途中的救护受到影响，而且部分伤病员容易发生晕车，出现恶心、呕吐等，加重病情。

（3）轮船、汽艇转运：运送平稳，但速度慢，遇风浪颠簸厉害，极易引起晕船。

（4）飞机转运：速度快、效率高、平稳，不受道路、地形的影响。但随着飞行高度的上升，空气中的含氧量会下降，会对肺部及肺功能不全的病人不利。同时对于开放性气胸、腹部术后、脑脊液漏、气管切开等病人都有不利的影响。

2. 正确搬运，防止转运时再损伤　对疑有脊柱骨折时，转送时要用铲式担架、木板等，不能用帆布等软担架搬运，搬运伤员时应保持脊柱的水平轴线及稳定性，防止脊髓损伤；颈椎骨折搬动时要保持头部与身体轴线一致；昏迷病人搬运时，将头偏向一侧，便于分泌物流出；对于腹腔脏器外露者，先无菌敷料覆盖，再用盆扣上，外用绷带固定后再转运。

3. 重视转运途中的监护，做好转运途中监测

（1）严密观察病情：密切注意病人的血压、脉搏、呼吸、肢体温度、面色和伤口出血等情况，中重度伤员应充分利用车上设施行心电监护，发现异常情况及时配合医生紧急处理。

（2）根据不同的伤情采取合适的卧位：一般创伤病人取仰卧位。颅脑伤者应取侧卧位或头偏向一侧，以防舌后坠或分泌物阻塞呼吸道；胸部伤者取半卧位或伤侧卧位以减轻呼吸困难；休克者取中凹位（头和下肢各抬高标准20°）。对脊柱损伤和骨盆骨折的病人给予平卧硬板上。

（3）保持各管道通畅：护送带有输液管、气管插管及鼻导管的伤员，必须保证这些管道的通畅，防止坠入、脱出、移位、扭曲、受压和阻塞，并及时添加静脉输入液体，严防空气栓塞；对使用氧气枕给氧的病人应注意在氧气袋上施加一定的压力，以达到最佳的氧气吸入效果。

（4）对伤口疼痛和头痛病人，应嘱司机注意车速，保持平稳行驶，尽量避免过度震动，必要时按医嘱给予镇痛剂，用过的安瓿应暂时保留，以便核查。

（5）给予患者心理支持：面对突如其来的意外创伤，患者缺乏一定的思想准备，往往表现为恐惧、紧张、焦虑、缺乏安全感，迫切希望得到救治，护士在救治过程中应因人而异地做好解释和疏导工作，使其消除紧张和恐惧心理，并充分应用非语言性交流、熟练的抢救技术，给病人以信任感，增强其战胜疾病的信心，使其能积极配合抢救及治疗。

（6）通过通讯设施向医院急诊科报告车上伤员的情况和回院的估计时间，为院内急救提供可靠信息。在运送途中，作好各种记录，保证用药及时、准确，预防医疗纠纷。

4. 认真交接伤病员　当病人护送到相关医院急诊科后，护理人员均应将伤情、急救处理情况包括给氧、输液量、输入药物、伤口包扎、出血量、神志等向该科护理人员做详细交班。

第四节　院外救护技术

一、止血

急性出血是外伤后早期致死的主要原因，因此血液是维持生命的重要物质保障。成人的血液约占自身体重的8%，一个体重50 kg的人，血液约有4 000 ml。外伤出血时，当失血量达到总血量的20%以上时，出现明显的休克症状；当失血量达到总血量的40%时，就有生

命危险。现场抢救时,首要的是采取紧急止血措施,防止因大出血引起休克甚至死亡。因而判断出血的性质对抢救具有一定的指导意义。

(一) 出血的种类

1. 根据出血部位的不同分类

(1) 外出血:由皮肤损伤向体外流出血液,能够看见出血情况。

(2) 内出血:深部组织和内脏损伤,血液由破裂的血管流入组织或脏器、体腔内,从体表看不见血。

2. 根据出血的血管分类

(1) 动脉出血:血液因血压较高,会从伤处喷出。由于动脉血含氧量高,所以颜色鲜红。在闭合性损伤时,血液不能流出体外会使伤处很快肿胀。

(2) 静脉出血:血液因含氧量低而呈暗红色。血液会因压力较低,而由伤口慢慢流出。

(3) 毛细血管出血:一般创伤都会有毛细血管出血。血液缓慢渗出,呈鲜红色。

(二) 止血方法

1. 指压止血(压迫止血)法 用手指在伤口上方(近心端)的动脉压迫点上,用力将动脉血管压在骨骼上,中断血液流通而达到止血的目的。指压止血法是较迅速有效的一种临时止血方法,止住出血后,需立即换用其他止血方法。

(1) 颞动脉指压止血法:用拇指或示指在耳屏前稍上方正对下颌关节处用力压。用于头顶颞部的出血(图 2-1)。

(2) 面动脉指压止血法:用拇指或示指在下颌角前约半寸处,将颌外动脉压在下颌骨上。用于腮部及颜面部的出血(图 2-2)。

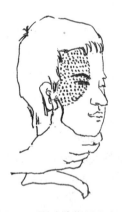 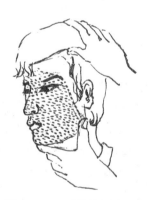 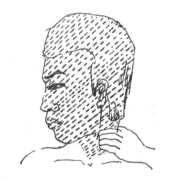

图 2-1 颞动脉指压止血法　　图 2-2 面动脉指压止血法　　图 2-3 颈总动脉指压止血法

(3) 颈总动脉指压止血法:用于颈部、深面部、头皮部出血,可用拇指或其他四指压迫同侧气管外侧与胸锁乳突肌前缘中点之间的强搏点,用力向后压(图 2-3)。

(4) 肱动脉指压止血法:将上肢外展外旋,屈肘抬高上肢,用拇指或四指在上臂肱二头肌内侧沟处,施以压力将肱动脉压于肱骨上即可止血。用于手、前臂及上臂下部的出血(图 2-4)。

(5) 指动脉指压止血法:将伤指抬高,可自行用健侧的拇指、示指分别压迫伤指指根的两侧。适用于手指出血的自救。

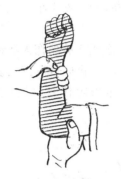

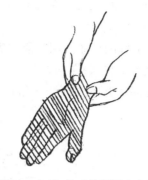

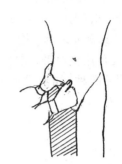

图2-4　肱动脉指压止血法　　图2-5　尺、桡动脉指压止血法　　图2-6　股动脉指压止血法

（6）耳后动脉压迫止血法：于耳后方压迫耳后动脉，用于后侧头部的止血。

（7）尺、桡动脉指压止血法：将伤者手臂抬高，用双手拇指分别压迫于手腕横纹上方内、外侧搏动点（尺、桡动脉）止血。用于手部出血（图2-5）。

（8）股动脉指压止血法：大腿及其以下动脉出血，双手拇指重叠用力压迫大腿根部腹股沟中点稍下的强搏动点止血（图2-6）。

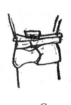

图2-7　足部动脉指压
　　　　止血法

（9）足部动脉指压止血法：压迫足背中部近脚踝处的搏动点和足跟内侧与内踝之间的搏动点（图2-7）。

2. 加压包扎止血　先用消毒纱布垫覆盖伤口后，再用棉花团、纱布卷或毛巾、帽子等折成垫子，放在伤口敷料上面，然后用三角巾或绷带紧紧包扎，以达到止血目的为度。伤口有碎骨存在时，禁用此法。用于小动脉、静脉及毛细血管失血（图2-8）。

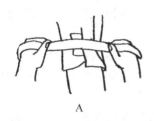

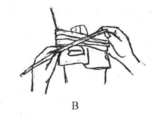

A　　　　　　　　　　B　　　　　　　　　　C

图2-8　加压包扎止血

3. 加垫屈肢止血

（1）前臂或小腿出血，可在肘窝或腘窝放纱布垫、棉花团、毛巾或衣服等物，屈曲关节，用三角巾或绷带将屈曲的肢体紧紧缠绑起来。

（2）上臂出血，在腋窝加垫，使前臂屈曲于胸前，用三角巾或绷带把上臂紧紧固定在胸前。

（3）大腿出血，在大腿根部加垫，屈曲髋关节和膝关节，用三角巾或长带子将腿紧紧固定在躯干上。

注意事项：

有骨折和怀疑骨折或关节损伤的肢体不能用加垫屈肢止血，以免引起骨折端错位和剧痛。使用时要经常注意肢体远端的血液循环,如血液循环完全被阻断,要每隔1小时左右慢慢松开一次,观察3～5分钟,防止肢体坏死。

4. 止血带止血　用于四肢较大动脉的出血。用其他方法不能止血或伤肢损伤无法再复原时,才可用止血带。因止血带易造成肢体残疾,故使用时要特别小心。止血带有橡皮制的和布制的两种,如果没有止血带时亦可用宽绷带、三角巾或其他布条等代替,以备急需(图2-9)。

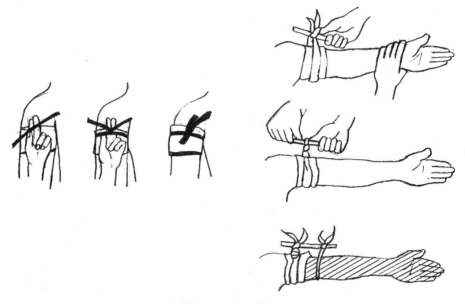

图2-9　止血带止血

(1)橡皮止血带止血:先在缠止血带的部位(伤口的上部)用纱布、毛巾或受伤者的衣服垫好,然后以左手拇、示、中指拿止血带头端,另一手拉紧止血带绕肢体缠两圈,并将止血带末端放入左手示指、中指之间拉回固定。

(2)就便材料绞紧止血:在没有止血带的情况下,可用手边现成的材料,如三角巾、绷带、手绢、布条等,折叠成条带状缠绕在伤口的上方(近心端),缠绕部位用衬垫垫好,用力勒紧然后打结。

(3)用止血带止血注意事项:止血带止血法是大血管损伤时救命的重要手段,但用得不当,也可出现严重的并发症,如肢体缺血坏死、急性肾衰竭等,因此,必须注意以下几点:

1)止血带不能直接缠在皮肤上,必须用三角巾、毛巾、衣服等做成平整的垫子垫上。

2)上臂避免绑扎在中1/3处,因此处易伤及神经而引起肢体麻痹。上肢应扎在上1/3处,下肢应扎在大腿中部。

3)为防止远端肢体缺血坏死,在一般情况下,上止血带的时间不超过2～3小时,每隔40～50分钟松解一次,以暂时恢复血液循环。松开止血带之前应用手指压迫止血,将止血带松开1～3分钟之后再于另一稍高平面绑扎,松解时,仍有大出血者,不再在运送途中松放止血带,以免加重休克。

4)如肢体伤重已不能保留,应在伤口上方(近心端)绑止血带,不必放松,直到手术截肢。

5）上好止血带后,在伤者明显部位加上标记,注明上止血带的时间,尽快送医院处理。

6）严禁用电线、铁丝、绳索代替止血带。

5. **填塞止血**　用急救包、棉垫或消毒的纱布填塞在伤口内,再用加压包扎法包扎。用于大腿根、腋窝、肩部、口、鼻、宫腔等部位的出血。

二、包扎

包扎伤口是各种外伤中最常用、最重要、最基本的急救技术之一。包扎得法有压迫止血、保护伤口、防止感染、固定骨折和减少疼痛等效果。在紧急情况下,往往手下无消毒药和无菌纱布,绷带等,只好用比较干净的衣服、毛巾、包袱皮、被单等。包扎的几种方法中常见有绷带包扎法。

1. **绷带包扎法**　是外科临床工作和急救外科中常用的一项技术。其目的是固定敷料或夹板,以防止脱落或移位;临时或急救时固定骨折或受伤的关节;支持或悬吊肢体;对创伤性出血,可加压包扎止血。

绷带应该柔软、轻便,并有良好的吸水性。纱布具备这些要求,是最好的绷带材料,白细布也可用来制作绷带,

常用的绷带有以下四种:

（1）卷轴带:一般长 3～5 m,可分宽窄两种。5.5～7.5 cm 宽的卷轴带,多用于包扎四肢和头颈部伤;12 cm 宽的卷轴带,用于包扎大腿、腹股沟和胸、腹部伤。

（2）丁字带:可分单丁字带和双丁字带两种。单丁字带多用于女伤员;双丁字带多用于男伤员。主要起扶托会阴部及外生殖器敷料的作用。

（3）四头带:将长方形的细布两端剪开即成。四头带是用来固定头、下颌、鼻、眼或膝关节等部位的敷料。其大小可根据应用部位的不同而制作。

（4）多头带:主要用于包扎胸、腹部。

主要的包扎方法如下:

（1）环形包扎法:用卷轴绷带在身体某一部位环绕数周,每周盖住前一周,最后用胶布将带尾固定。常用于四肢、颈部、额部、胸腹部等粗细相等部位的小伤口(图 2-10A)。

（2）螺旋包扎法:包扎时斜旋移动,每周压前周的 1/2 或 1/3,常用于四肢、躯干(图 2-10C)。

（3）蛇形包扎法:基本同螺旋包扎法,但每周不压前周绷带,各周互不遮掩。多用于固定敷料及夹板(图 2-10B)。

（4）"8"字形包扎:一周向上,一周向下,重复做"8"字形缠绕,并压盖前周,多用于肘、膝关节处。此种包扎法,关节处可稍活动(图 2-10E)。

（5）螺旋反折包扎法:每周均把绷带向下反折,遮盖上周的 1/2 或 1/3,反折部分相同,使之成直线,常用于直径大小不等的部位,如前臂和小腿(图 2-10D)。

（6）回返包扎法:在包扎部先做环形固定,然后从中线开始,做一系列的前后、左右来回反折包扎,每次回到出发点,直至伤口全部被包没为止。多用于包扎没有顶端的部位如指端、头部或截肢残端(图 2-10F)。

绷带包扎的注意事项:包扎时,每圈的压力须均匀,不能包得太紧(如出现指(趾)发麻、发凉或发紫,即为太紧),不能有皱折,但也不可太松,以免脱落。包扎应从远端缠向近端,开

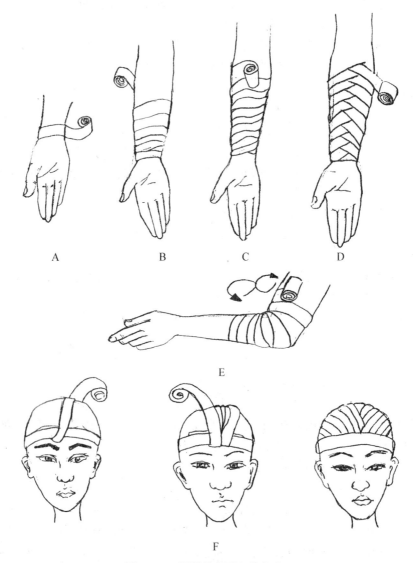

图 2-10　绷带的主要包扎方法

始和终了必须环形固定两圈。绷带圈与圈重叠的宽度以 1/2 或 1/3 为宜。四肢小伤口出血,须用绷带加压包扎时,必须将远端肢体都用绷带缠起以免血液回流不畅而发生肿胀,但须露出指(趾)端,便于观察肢体血运情况。固定绷带的方法,可用缚结、安全别针、胶布或用针线缝住,但不可将缚结或安全别针固定在伤口处、发炎部位、骨隆凸上、四肢的内侧面或伤员坐卧时容易受压及摩擦的部位。

2. 三角巾包扎法　三角巾制作简单,应用范围最广,且简便迅速,易于掌握,包扎面大,效果确实,尤其适用于大面积烧伤与软组织创面的包扎。使用三角巾时,先撕开胶合一侧的剪口,取出三角巾后再将敷料放于伤口上,然后用三角巾包扎。也可以折成条带、燕尾巾或连成双燕尾巾使用。常见部位的三角巾包扎法有以下几种。

(1) 下颌带式包扎法:多用于下颌、耳部、前额或颞部伤口。将带巾经双耳或颞部向上,长端绕顶后在颞部与短端交叉,将两端环绕头部,在对侧颞部打结(图 2-11)。

(2) 头顶部包扎法:将三角巾底边向上反折 3 cm,其正中部放于伤员的前额,顶角经头顶拉向头后,三角巾的两底角经两耳上方,向后交叉,再经耳上绕到前额打结固定(图 2-12A)。

(3) 风帽式包扎法:在顶角、底边的中央各打一个结,成风帽装,把顶角结放在额前,底边结放在后脑勺下面,包裹头部,两角往面部拉紧,向外包绕下颌,拉至枕后打结(图 2-12B)。

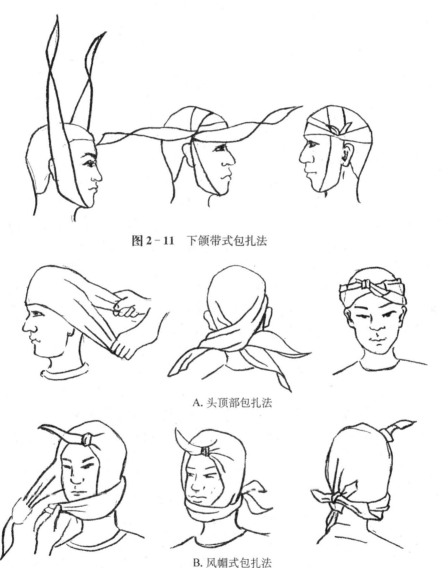

图 2-11 下颌带式包扎法

A. 头顶部包扎法

B. 风帽式包扎法

图 2-12 头顶部与风帽式三角巾包扎法

(4) 面具式包扎法:用于广泛的面部损伤或烧伤。方法是将三角巾的顶部打结后套在下颌部,罩住面部及头部拉到枕后,将底边两端交叉拉紧后到颈部打结,然后在口、鼻、眼部剪孔、开窗(图 2-13)。

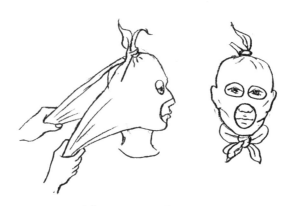

图 2‑13   面具式包扎法

(5) 单眼包扎法:将三角巾折成四指宽的带状巾,以 2/3 向下斜放在伤眼上,将下侧较长的一端经枕后绕到额前压住上侧较短的一端后,长端继续沿着额部向后绕至健侧颞部,短端反折环绕枕部至健侧颞部与长端打结。

(6) 双眼包扎法:将三角巾折成四指宽的带状巾,将中央部盖在一侧伤眼上,下端从耳下绕到枕后,再经对侧耳上至眉间上方压住上端,继续绕过头部到对侧耳前,将上端反折斜向下,盖住另一伤眼,再绕耳下与另一端在对侧耳上或枕后打结,也可用带状巾做交叉法包扎。双眼包扎法还可用三角巾折叠成四指宽的带状巾横向绕头两周,于一侧打结。

(7) 肩背部包扎法

1) 单肩燕尾包扎:将三角巾折叠成燕尾式(夹角成 80°左右),向后的角要稍大于前角,后角压在前角上面,放于伤侧角对准颈侧面,燕尾底边两角包绕上臂上 1/3,在腋前(后)打结,然后拉紧燕尾两角,分别包绕胸、背部,在对侧腋下打结。也可采用衣袖包扎,即沿腋下衣缝剪开伤侧长袖至肩峰下约 8 cm 处,用一小带束臂打结,然后将衣袖向肩背部反折,袖口结带,经对侧腋下绕至胸前打结(图 2‑14A)。

2) 双肩燕尾包扎:将三角巾折成燕尾式,夹角成 130°,放于颈后部。两燕尾角分别包绕肩部,以腋下和两底边角打结。同样也可用毛巾包扎,将毛巾横披肩上,两头向下垂至上臂,每一头的前角经腋下向后拉紧,后角系带,经腋下向前拉紧,压住前角,缠绕上臂打结固定;再在胸前用短带将毛巾拉紧结扎。

(8) 胸(背)部包扎法

1) 胸(背)部一般包扎法:三角巾底边横放在胸部,顶角从伤侧越过肩上折向背部;三角巾的中部盖在胸部的伤处,两底角拉向背部打结。顶角结带也和这两底角结打在一起。背部包扎则和胸部相反,即两底角于胸部打结固定(图 2‑14B)。

2) 胸(背)部燕尾式包扎法:先将三角巾折成燕尾式,置于胸前,两燕尾底角分别结上系带于背后打结,然后将两燕尾角分别放于两肩上,并拉向背后,与前结余头打结固定。背部包扎与胸部相反,即两底边角在胸部打结(图 2‑14C)。

3) 侧胸燕尾式包扎法:将三角巾折成燕尾式放于伤侧,两底边角带在季肋部打结;然后拉紧两燕尾角,于对侧肩部打结。

4) 单侧胸部衣袖包扎法:提起伤侧衣袖,对准肩缝将衣袖上下剪开,上面剪至距肩峰约 7 cm 处,下面剪至腋下,在手臂上 1/3 处加带系住,然后于衣袖上结带反折,分别经胸前、背

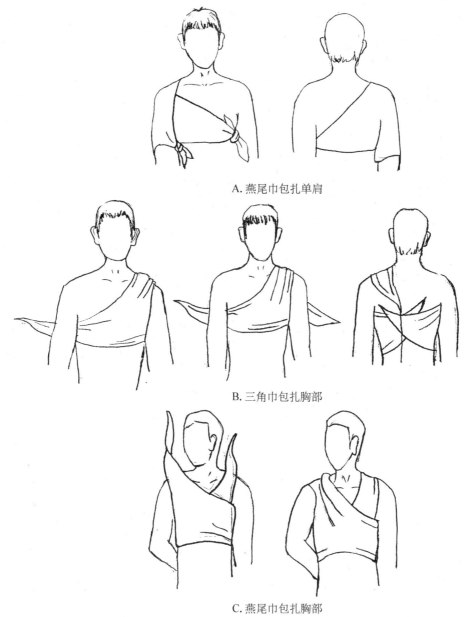

A. 燕尾巾包扎单肩

B. 三角巾包扎胸部

C. 燕尾巾包扎胸部

图 2-14 肩背和胸(背)部包扎法

部至对侧腋下打结固定。

5) 腋窝包扎法:将三角巾一个腰边距顶角 1/3 处放在腋下,一底角绕胸前与顶角在腋下打结,然后把另一腰边和底边拉向锁骨上窝,再取另一底角绕肩及上臂上 1/3 处,经腋窝拉向锁骨上窝打纽扣结。

(9) 腹部包扎法

1) 腹部兜式包扎法:将三角巾顶角朝下,底边横放于上腹部,两底角拉紧于腰部打结;顶角系一小带子,经会阴拉至后面,同两底角系的余头打结。

2) 腹部燕尾式包扎法:先从燕尾底边的一角系带,夹角对准大腿外侧正中线,底边两角绕腹于腰背打结;然后两燕尾角包绕大腿,并相遇打结。包扎时应注意:燕尾夹角为90°左右,向前的燕尾角要大,并压住向后的燕尾角。

3) 腹股沟与臀部包扎:把三角巾顶角放在腹股沟下方,取一底角绕大腿一周,与顶角打结;然后把另一底角围腰,与底边打纽扣结。

(10) 臀部包扎法

1) 单侧臀部三角巾包扎法:将三角巾斜放在伤侧臀部,顶角接近臀裂下方,一底角向上放在对侧髂嵴处,一底角朝下并偏向两腿之间,用顶角的带子在大腿根部绕一圈结扎好,然后把朝下的底角反折向上,从后面拉至对侧髂嵴上方,与另一底角打结。

2) 双侧臀部蝴蝶式包扎法:把两条三角巾的顶角连接处置于腰部正中,然后将两三角巾的一底角围腰打结。再取另两底角分别绕过大腿内侧,与相对的边打纽扣结。

(11) 四肢包扎法

1) 手足三角巾包扎法:将三角巾底边向上横置于腕部或踝部,手掌(足跖)向下,放于三角巾的中央,再将顶角折回盖在手背(足背)上;然后将两底角交叉压住顶角,再于腕部(踝部)缠绕一周打结。打结后,应将顶角再折回打在结内(图2-15)。

2) 膝(肘)部三角巾包扎法:根据伤情,将三角巾折成适当宽度的条带头,将带的中段斜放于膝(肘)部,取带两端分别压住上、下两边,包绕肢体一周打结。此法也适用于四肢各部位包扎。

3) 残肢风帽式包扎法:分别将三角巾底边中央和顶角打结使成风帽状,然后将残肢伤端套入风帽内,再拉紧两底角,于近心端互相反折打结固定。

4) 小腿和足部的三角巾包扎法:将脚放在三角巾近一底边的一侧,提起较长一侧的巾腰部位包裹小腿打结,再用另一边底角包绕脚腕打结于踝关节处(图2-16)。

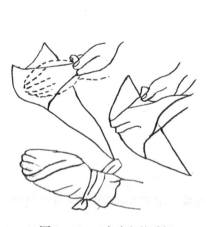

图2-15 三角巾包扎手部

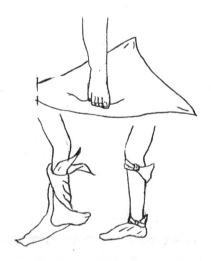

图2-16 三角巾包扎小腿和足

三、固定

(一) 固定的材料

1. 夹板 用于扶托固定伤肢,其长度、宽度要与伤肢相适应,长度一般要跨伤处上下两个关节。没有夹板时可用健侧肢体、树枝、竹片、厚纸板、报纸卷等代替。

2. 敷料 用于垫衬的如棉花、布块、衣服等;用于包扎捆绑夹板的可用三角巾、绷带、腰带、头巾、绳子等,但不能用铁丝、电线。

(二) 固定的方法

1. 前臂骨折的固定方法 患者屈肘90°,拇指向上,可把两块夹板分别置放在前臂的掌侧和背侧,可在伤员患侧掌心放一团棉花,让伤员握住掌侧夹板的一端,使腕关节稍向背屈,然后固定,再用三角巾将前臂悬挂于胸前。无夹板时,可将伤侧前臂屈曲,手端略高,用三角巾悬挂于胸前,再用一条三角巾将伤臂固定于胸前,呈功能位。

2. 上臂骨折的固定方法 将伤肢屈曲90°贴在胸前,呈中立位,在伤臂外侧放一块长夹板,前内侧放一块短夹板,垫好后用两条布带将骨折上下两端固定并吊于胸前,然后用三角巾(或布带)将上臂固定在胸部。无夹板时,可将上臂自然下垂用三角巾固定在胸侧,用另一条三角巾将前臂挂在胸前;亦可先将前臂吊挂在胸前,用另一三角巾将上臂固定在胸部。

3. 锁骨骨折的固定方法 让病人坐直挺胸,包扎固定人员用一膝顶在病人背部两肩胛骨之间,两手把病人的肩逐渐往后拉,使胸尽量前挺,然后做固定。方法是在伤者两腋下垫棉垫,用两条三角巾分别在两肩关节紧绕两周在肩部中央打结,打结时应将三角巾用力拉紧,使两肩稍后张,打结后将患者两肘关节屈曲,两腕在胸前交叉,用另一条三角巾在平肘处绕过胸廓,在胸前打结固定上肢。亦可用绷带在挺胸、两肩后张下做"8"字形固定(图2-17)。

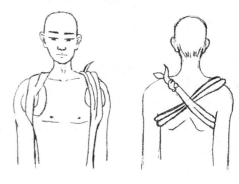

图 2-17 锁骨骨折固定

4. 小腿骨折的固定方法 有夹板时,将夹板置于小腿外侧,其长度应从大腿中段到脚跟,在膝、踝关节垫好后用绷带分段固定,再将两下肢并拢上下固定,并在脚部用"8"字形绷带固定,使脚掌与小腿成直角。无夹板时,可将两下肢并列对齐,在膝、踝部垫好后用绷带分段将两腿固定,再用"8"字形绷带固定脚部,使脚掌与小腿成直角。

5. 大腿骨折的固定方法 可用一块长夹板从伤侧腋窝下到脚后跟,一块短夹板从大腿根内侧到脚后跟,同时将另一条腿与伤肢并拢,再用七条宽带固定,固定时在膝关节、踝关节骨突出部位放上棉垫保护,空隙的地方要用柔软物品填充。固定时先从骨折上下两端开始,然后固定膝、踝、腋下和腰部。足尖保持垂直位置固定。如果没有夹板也可用三角巾、腰带、布带等将双腿固定在一起,注意两膝、两踝及两腿间隙之间垫好衬垫(图2-18A)。

6. 脊椎骨折的固定方法 脊椎骨折抢救过程中,最重要的是防止脊椎弯曲和扭转,不得用软担架和徒手搬运。如有脑脊液流出的开放性骨折,应先加压

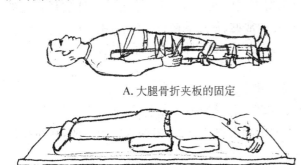

A. 大腿骨折夹板的固定

B. 脊椎骨折的卧位

图 2-18 大腿与脊椎骨折的固定方法

包扎。固定时,由4～6人用手分别扶托伤员的头、肩、背、臀、下肢,动作一致地将伤员抬到硬木板上。颈椎骨折时,伤员应仰卧,尽快给伤员上颈托,无颈托时可用沙袋或衣服填塞头、颈部两侧,防止头左右摇晃,然后再用布条固定。胸椎骨折时应平卧,腰椎骨折时应俯卧于硬木板上,用衣服等垫塞颈、腰部,用布条将伤员固定在木板上(图2-18B)。

固定的注意事项:

(1)要注意伤口和全身状况。如伤口出血,应先止血,包扎固定;如出现休克或呼吸、心跳骤停时,应立即进行抢救。

(2)在处理开放性骨折时,局部要做清洁消毒处理,用纱布将伤口扎好,严禁把暴露在伤口外的骨折端送回伤口内,以免造成伤口污染和再度刺伤血管与神经。

(3)对于大腿、小腿、脊椎骨折的伤者,一般应就地固定,不要随便移动伤者,不要盲目复位,以免加重损伤程度。如上肢受伤,可将伤肢固定于躯干;如下肢受伤,可将伤肢固定于另一健肢。

(4)骨折固定所用的夹板长度与宽度要与骨折肢体相称,其长度一般以超过骨折上下两个关节为宜。

(5)固定用的夹板不应直接接触皮肤。在固定时可将纱布、角巾、毛巾、衣物等软材料垫在夹板和肢体之间,特别是夹板两端、关节骨头突起部位和间隙部位,可适当加厚垫,以免引起皮肤磨损或局部组织压迫坏死。

(6)固定、捆绑的松紧度要适宜,过松达不到固定的目的,过紧影响血液循环,导致肢体坏死。固定四肢时,要将指(趾)端露出,以便随时观察肢体血液循环情况。如出现指(趾)苍白、发冷、麻木、疼痛、肿胀、甲床发绀等症状时,说明固定、捆绑过紧,血液循环不畅,应立即松开,重新包扎固定。

(7)对四肢骨折固定时,应先捆绑骨折端处的上端,后捆绑骨折端处的下端。如捆绑次序颠倒,则会导致再度错位。上肢固定时,肢体要屈着绑(屈肘状),下肢固定时,肢体要伸直绑。

四、搬运

搬运是指用人工或简单的工具将伤病员从发病现场移动到能够治疗的场所,或经过现场救治的伤员移动到运输工具上。搬运时,如方法和工具选择不当,轻者加重病人痛苦,重者造成二次损害,甚至是终身瘫痪。搬运要根据不同的伤员和病情,因地制宜地选择合适的搬运方法和工具,而且动作要轻、快。下面将几种常见、常用的搬运方法介绍如下。

1. 担架搬运法 担架搬运是最常用的方法,适用于路程长、病情重的情况。担架的种类很多。

(1)帆布担架:用帆布一幅固定在两根长木棒上。

(2)绳索担架:用一根长的结实的绳子绕在两根长竹竿或木棒上。

(3)被服担架:用两件衣服或长大衣,将袖子翻向里侧,袖管内插入两根木棒,将纽扣仔细扣牢。

(4)板式担架:由木板或塑料板、铝合金板组成,硬度大,适用于骨折的伤员。

在运送过程中,3～4人合成一组,将病人移上担架,病人头部向后,足部在前,便于后面抬担架的人随时观察病情。如病人呼吸困难,不能平卧,可将病人背部垫高,让病人处于半卧位,有利于缓解呼吸困难。如是腹部受伤,要叫病人双下肢屈曲,脚底踩在担架上,以松弛肌肤,减轻疼痛。背部受伤则采取俯卧位。脑出血的病人,头部稍垫高。

2. 徒手搬运法　在现场找不到任何搬运工具,而伤情又不太重时,可用此法搬运。此法又分单人和双人搬运。

(1)单人徒手搬运法

1)扶持法:此法适用于病情较轻、不能行走的伤员,如头部外伤、锁骨骨折、上肢骨折、胸部骨折、头昏等伤病员。扶持时救护者站在伤病员一侧,将其臂放在自己肩、颈部。救护者一手拉其手腕,另一手扶住病人腰部行走。

2)抱持法:适用于不能行走的伤病员,如较重的头、胸、腹及下肢伤,或昏迷的病员。抱时救护者蹲于一侧,一手托伤者背部,一手托大腿,轻轻抱起病人,病人可用手扶住救护者的颈部(神志清者)。

3)背负法:抢救者蹲在病员前面,呈同一方向,微弯背部,将病人背起,胸、腹受伤的病人不宜采用此法。如病人卧于地上,不能站立,则救护者和伤者同方向侧躺,一手反向紧握伤员肩部,另一手抱腿用力翻身,慢慢站起来(图2-19)。

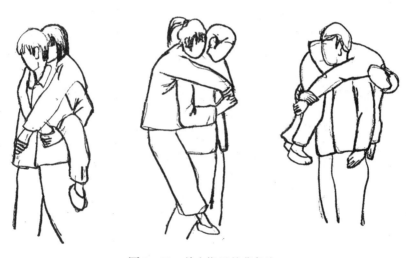

图 2-19　单人搬运的背负法

4)拖拉法:用于一人在房屋垮塌、火灾现场或其他不便于直接抱、扶、背的急救现场,不论神志清醒与否均可使用。救护者站在伤员背后,两手从其腋下伸到胸前,先将其双手交叉,再握紧其双手,使伤病员背部紧靠在救护者的胸前,慢慢向后退,走到安全的地方。

(2)双人搬运法

1)椅托式:两个救护者在伤员两侧对立,各以右和左膝跪地,并以一手伸入伤者大腿之下互相握紧,另一手交替扶住病员背部,抬起伤员(图2-20A)。

2)拉车式:两个救护者一个站在伤病员身后,两手从腋下将其抱在胸前,随后另一个人先跨在伤者两腿中间,用双手抓住其两膝关节,慢慢地将伤者抬起(图2-20B)。

3)平托式:两个救护者站在伤病员同侧,一人用手臂抱住病人肩部、腰部,另一个人用手抱住病员臀部,齐步平行走。

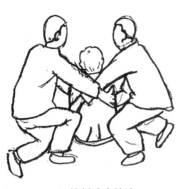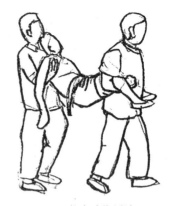

A. 椅托式坐抬法 　　　　　　　　B. 拉车式搬运法

图 2-20 双人搬运的椅托式和拉车式方法

3. 脊柱损伤病人的搬运方法

(1) 颈椎损伤的搬运:先将一块硬板(木板、铁板均可)放在伤员一侧,在颈部处放一软垫子,再由 3～4 人分别用手托住伤员的肩、背、腰臀、大腿,另一个人双手固定伤者头部,身体各部保持在同一条直线上,将伤员平放于硬板上。为防止头部来回晃动,头的两侧要用沙袋或垫子塞住。

(2) 胸、腰、脊柱损伤的搬运:平托的部位与颈椎骨折一样,只是不需要专人保护头部。如背部有伤口,则取俯卧位,在两肩及腹部加软垫,再将伤者固定于硬板上(图 2-21)。

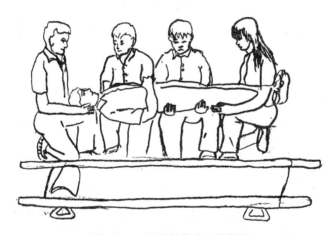

图 2-21 颈椎损伤病人的搬运

4. 带有刺入物伤员的搬运　先包扎好伤口,固定好刺入物,方可搬运。应避免挤压、碰撞。避免震动,以防刺入物脱出或深入。

五、呼吸道异物梗阻救护法

呼吸道异物的阻塞,可以说是日常生活中最为直接而多见的。气道是外界气体进出体内的必经之道,由于异物进入气道使得呼吸通道发生梗塞,氧气不能吸入,二氧化碳不能排出,气体交换障碍,面色发绀,失去知觉,如超过 4 分钟就会危及生命,而且即使抢救成功,也常因脑部缺氧过久而致失语、智力障碍、瘫痪等后遗症。如果超过 10 分钟,其损伤几乎不可恢复。异物进入呼吸道后,大的异物多停留在气道,小的异物易嵌于支气管。对较大的、表面不光滑的或植物性异物(如豆类、花生米)对气管黏膜刺激强,黏液分泌增加,植物性异物易被黏液浸泡而膨胀,加剧病情。因此,气道异物的梗塞急救应引起我们重视。

(一) 发病原因

1. **饮食不慎**　成年人大多发生在进餐时,因进食急促、过快,尤其是在摄入大块的、咀嚼不全的食物时,若同时大笑或说话,很易使一些肉块、鱼团、菜梗等滑入呼吸道。

2. **酗酒**　大量饮酒时,由于血液中乙醇(酒精)浓度升高,使咽喉部肌肉松弛而吞咽失灵,食物团块极易滑入呼吸道。

3. **个别老年人**　因咳嗽,吞咽功能差,或不慎将假牙或牙托误送入呼吸道。

4. **婴幼儿和儿童**　有嬉笑和口含异物的习惯,且因防御咳嗽力弱,反射功能差,一旦嬉笑或啼哭时,可因误吸气而将口腔中的物品吸入呼吸道。如异物不能咳出,则病情严重,预后也较差。

5. **昏迷病人**　因舌根后坠,胃内容物和血液等反流入咽部,也可阻塞呼吸道入口处。

6. **企图自杀或精神病患者**　故意将异物送入口腔并插进呼吸道。常见的呼吸道异物有糖果、话梅、花生米、药片、西瓜子以及纽扣等。值得注意的是,因为这类意外事故常发生在餐馆进餐时,尤其是原来患有冠心病者,易误诊为冠心病发作,所谓"餐馆冠心病"的名称就由此而来。

(二) 临床表现

1. **特殊体征**　当异物吸入气管时,伤病人呈突然的刺激性咳嗽、反射性呕吐、声音嘶哑、呼吸困难。由于异物吸入气道时感到极度的不适,伤病人常常不由自主地以一手呈"V"状紧贴于颈部,以示痛苦和求救。这成为一个特殊典型的体征。

2. **呼吸道部分阻塞**　伤病人有咳嗽、喘气或咳嗽弱而无力,呼吸困难,吸气时带有高声,患者手呈"V"状体征,面色出现苍白、发绀。

3. **呼吸道完全阻塞**　不能说话,不能咳嗽,不能呼吸,面色灰暗,发绀,失去知觉,昏倒在地,严重者,丧失生命。

4. **昏迷**　昏迷患者在呼吸道被打开后,仍无法将空气吸入肺内。

(三) 现场急救与海默立克手法

气道异物梗塞,伤病人发病突然,病情严重,短时间危及生命,急救的措施应是现场使用简单易行、实用性强的、不借助医疗设备的手法立即将异物排出气道,畅通气道,使呼吸气体得以进出。对于气道异物的处理,在现场主要采用"腹部冲击法"。这种抢救方法是美国著名医学家亨利·海默立克教授(Henry J Heimlich)发明的。该法利用冲击腹部—膈肌软组织,被突然的冲击,产生向上的压力,压迫两肺下部,从而驱使肺部残留空气形成一股气流,长驱直入气管,将堵塞气管、喉部的食物块等异物驱除。具体救治方法有以下几种。

1. **腹部手拳冲击法**　又称 Heimlich 急救法。它是通过手拳冲击腹部时,使腹压升高、膈肌抬高、胸腔压力瞬间增高后,迫使肺内空气排出,形成人工咳嗽,使呼吸道内的异物上移或驱出。

2. **立位腹部冲击法**　适用于意识清楚的患者。取立位,急救者站在患者背后,给患者弯腰头部前倾,以双臂环绕其腰,一手握拳,使拇指倒顶住其腹部正中线肚脐略向上方,远离剑突尖。另一手紧握此拳以快速向内、向上冲击,将拳头压向患者腹部,连续 6～10 次,以造成人工咳嗽,驱出异物,每次冲击应是独立、有力的动作,注意施力方向,防止胸部和腹内脏器损伤。

3. 卧位腹部冲击法 适用于意识不清的患者。另外,此法也可用于抢救者身体矮小、不能环抱住患者的腰部时。将患者置于仰卧位,使头后仰,开放气道。急救者跪其大腿旁或骑跨在两大腿上,以一手的掌根平放在其腹部正中线肚脐的略上方,不能触及剑突,另一手直接放在第一只手背上,两手重叠,一起快速向内、向上冲击伤病者的腹部,连续 6～10 次,检查异物是否排出在口腔内,若在口腔内,用手取异物法取出;若无,可再冲击腹部 6～10 次进行检查。对于引起心跳呼吸骤停的严重伤病者,异物排出后,要立刻进行心肺复苏(CPR)救治。特别强调的是,此法还适用于溺水患者的救治。

(四) 婴幼儿呼吸道异物的救护

1. 意识清楚的患儿

(1)背部拍击法:将患儿骑跨并俯卧于急救者的胳臂上,头低于躯干,手握住其下颌,固定头部,并将其胳臂放在急救者的大腿上,然后用另一手的掌部用力排击患儿两肩胛骨之间的背部 4～6 次。使呼吸道内压骤然升高,有助于松动其异物和排出体外。

(2)胸部手指猛击法:患儿取仰卧位,抱持于急救者手臂弯中,头略低于躯干,急救者用两手指按压两乳头连线与胸骨中线交界点一横指处 4～6 次。必要时可与以上方法交替使用,直到异物排出或患儿失去知觉。

2. 意识不清的患儿 先进行 2 次口对口、口对鼻人工呼吸,若胸廓上抬,说明呼吸道畅通;相反,则呼吸道阻塞。后者应注意开放气道,再施以人工呼吸。轮换拍击背部和胸部,连续数次无效,可试用手指清除异物,如此反复进行,直至救护人员来接替。

思 考 题

1. 简述院外救护的原则、特点与任务。
2. 你认为如何将护理程序应用于急诊护理工作中?
3. 简述固定的注意事项。

(张 燕)

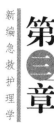

第三章　心脏骤停与心肺脑复苏

第一节　心脏骤停

心脏骤停(cardiac arrest)是指各种原因(如急性心肌缺血、电击、急性中毒等)引起的心脏突然停止跳动,有效泵血功能消失,引起全身严重的缺血缺氧。心脏骤停是临床最危险的紧急情况,如果及时采取有效的复苏措施,则有可能挽救病人的生命,否则就可能导致病人死亡。

一般心脏骤停5～10秒,病人可因脑缺氧而昏厥,骤停15秒以上可导致病人发生抽搐(俗称阿一斯综合征)。如果心脏骤停超过4～6分钟,往往造成病人中枢神经系统不可逆的损害,最终导致死亡,因此应尽早对病人进行心肺复苏。

一、心脏骤停的原因

引起心脏骤停的原因很多,根据原因大致可将心脏骤停分为心源性和非心源性两大类。

(一) 心源性心脏骤停

约80%心脏骤停患者患病前均有心脏疾病,尤其是冠心病。

1. 冠状动脉病变　在心脏骤停各种病因中,冠状动脉粥样硬化性心脏病是导致成人猝死的最主要原因。其他冠状动脉病变如先天性冠状动脉异常、冠状动脉栓塞等也是常导致病人心脏骤停的原因。

2. 心肌病　心肌病引起猝死占10%～15%,特别是病毒性心肌炎患者,常发生完全性房室传导阻滞或室性心动过速,从而引发心脏骤停,因此心肌疾病在心脏骤停发病原因中占有相当重要的位置。

3. 其他　一些瓣膜性心脏病,如二尖瓣脱垂、主动脉瓣狭窄以及主动脉破裂、夹层动脉瘤、高血压心脏病等也是引起心脏骤停重要的心源性因素。

(二) 非心源性心脏骤停

1. 意外事件　如溺水、电击、雷击、严重创伤、窒息等。溺水时病人因氧气不能进行正常交换而发生窒息;电击或雷击发生时,强电流穿过人体经由心脏而引起心脏骤停。另外有学说表明强电流也可通过头部使生命中枢功能障碍而导致呼吸和心搏停止。

2. 药物中毒或过敏　洋地黄类、奎尼丁等药物的毒性反应可导致严重心律失常而引起心脏骤停;静脉内快速注射苯妥英钠、氨茶碱、氯化钙等或一些青霉素类或血清制剂等如发生严重变态(过敏)反应时,也会导致心脏骤停的发生。

3. 麻醉或手术意外 在麻醉或手术过程中,如呼吸道管理不当、麻醉药物剂量过大、麻醉方式不当导致麻醉药物误入蛛网膜下隙等,都可引起心脏骤停。此类病因的发生率与术前病人主要脏器的功能状态和疾病状况有一定相关。往往病人年纪越大,发生率越高。

4. 严重的酸碱失衡或电解质紊乱 病人体内如严重缺钾和严重高血钾可导致心脏骤停的发生;血钠和血钙可通过影响血钾的情况亦可引发心脏骤停,如血钠过高会加重缺钾,血钠或血钙过低可加重高血钾,血钙过高还可导致心脏传导阻滞或室性心律失常甚至发生心室颤动等;严重的高血镁也可能引发心脏停搏。另外酸中毒时,细胞内钾离子外移,从而使得心肌的收缩力减弱,同时因血钾的增高,心脏骤停也可发生。

5. 其他 一些诊断性操作如血管造影、心导管检查等可刺激迷走神经反射而引发心脏骤停;另外有机磷中毒、一氧化碳中毒等也可能会引起呼吸和心脏活动停止。

二、心脏骤停的类型

根据心脏的活动情况和心电图表现可将心脏骤停分为以下三种类型。

(一) 心室颤动

心室颤动(ventricular fibrillation,VF)是心脏骤停时最常见的心律失常,占心脏骤停的65%～80%。当心室颤动时,心肌纤维失去了协调一致的收缩,而呈现极不规则、不协调的快速颤动。心电图表现为 QRS 波群消失,代之以大小不等、形态各异的室颤波,频率为每分钟 200～400 次(图 3-1)。根据心室颤动的波幅高低与频率快慢可将其分为:①粗颤波,波幅高且频率快,复苏容易;②细颤波,波幅低且频率慢,复苏困难。

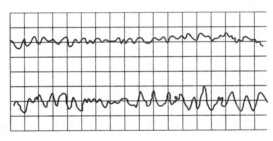

图 3-1 心室颤动

(二) 心脏停搏

又称心电静止。当心脏停搏时,心肌完全丧失电活动能力,心电图呈一直线,或偶见心房波(P 波)(图 3-2)。多在心搏骤停发生 3～5 分钟时出现,复苏成功率较室颤低。

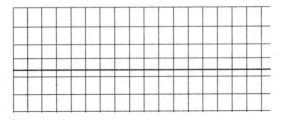

图 3-2 心脏停搏

（三）心电-机械分离

心电-机械分离现在又称为无脉心电活动,约占心脏骤停的 20%。它的特征是病人心肌仍有心电活动,但无相应的机械收缩。此种情况下听不到心音、触不到脉搏,心电图显示有间断出现的宽大而畸形、振幅较低的 QRS 波群,频率多在每分钟 20～30 次以下,间断出现宽大畸形、振幅较低的 QRS 波群(图 3－3),此类型较少见,多为严重心肌损伤的后果,最后以心室静止告终,复苏较困难。

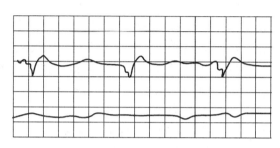

图 3－3　心电-机械分离

以上三种类型,虽在心电图和心脏活动方面各有其特点,但其共同的结果都是心脏丧失了有效的收缩和泵血功能。

三、心脏骤停的临床表现

心脏骤停时血液循环暂停或停止,另外在机体所有组织和器官中,脑组织对缺血、缺氧最为敏感,因此当心脏骤停发生时,临床上立即表现出循环系统和神经系统症状。

1. 意识丧失、四肢抽搐　心脏骤停发生 3 秒,即可引起病人头晕;超过 4 秒病人出现黑矇;骤停 5～10 秒,病人可发生昏厥;骤停 15～20 秒,可发生昏厥和抽搐,俗称阿—斯综合征,这种抽搐常为全身性,持续时间长短不定。

2. 心音、脉搏、血压消失　病人心音消失,大动脉搏动消失,血压消失。

3. 呼吸停止、面色苍白或有发绀　病人呼吸呈叹息样或停止,皮肤黏膜出现苍白或发绀。

4. 瞳孔散大、反射消失　心脏骤停 35～45 秒时出现瞳孔散大,1～2 分钟后瞳孔固定。瞳孔散大固定是心脏骤停的主要表现,随之出现大小便失禁、深浅反射消失。

四、心脏骤停的诊断标准

（1）意识突然丧失。

（2）颈动脉搏动消失、心音消失。

（3）呼吸停止或叹息样呼吸。

（4）瞳孔散大、固定。

以上诊断标准尤其以意识丧失和颈动脉搏动消失最为重要,紧急状况下常依据这两项标准考虑心脏骤停,一旦发现这些情况立即开始心肺复苏。应当注意的是,对心脏骤停的诊断必须迅速、果断,不能等到以上所有诊断依据出现或反复测量脉搏、听心音后才开始抢救,否则会延误抢救病人的时机。

第二节 心肺脑复苏

心肺复苏(cardio pulmonary resuscitation，CPR)是针对心跳呼吸骤停所采取的一系列救治措施，以重建和促进病人的自主呼吸和循环功能，最终促进病人脑功能的完全恢复，并能存活出院。

在古代，人们很早就认识到了心跳呼吸骤停，并开始产生了复苏方法，如加温法、刺激法、呼唤法等。我国很早就有对促进心脏功能恢复的介绍。东汉末年的医圣张仲景曾在其著作《金匮要略》中提到过有关胸外心脏按压和人工呼吸的描述。1956 年，美国 Zoll 首次报道应用电击除颤成功抢救 1 例心室颤动病人。1958 年，Peter Safer 发明了口对口人工呼吸。1960 年，William Kouwenhoven 报道了胸外心脏按压，首先创立并倡导"不开胸心脏按压术"，开创了以心脏按压为基础的心肺复苏术，被称为心肺复苏的里程碑。至此之后，口对口人工呼吸、胸外心脏按压和体外电击除颤构成了现代复苏的三大要素。

心肺复苏技术从它的应用开始至今，挽救了许多病人的生命。人们也发现许多病人经过心肺复苏后，尽管恢复了呼吸、循环功能，但却在神经系统即脑功能方面留下了严重的后遗症。因此，脑保护和脑复苏在心肺复苏过程中的地位越来越受到广大医学专家和医务人员的重视。20 世纪 80 年代，心肺复苏术(CPR)扩展为心肺脑复苏(cardio pulmonary cerebral resuscitation，CPCR)，包括心、肺、脑复苏三个主要环节。现在，一般将 CPCR 分为三个阶段，即基础生命支持(basic life support，BLS)、进一步生命支持(advanced life support，ALS)；或(advanced cardiac life support，ACLS)和延(持)续生命支持(prolonged life support，PLS)。

心肺脑复苏的成功与抢救是否及时、有效有关。有关研究表明若能在心脏骤停 4 分钟内进行复苏者，可有一半人存活；4～6 分钟开始复苏者，10% 可存活；超过 6 分钟才开始复苏者，只有 4% 能存活；而 10 分钟开始复苏者，存活者几乎为零。因此发生心脏骤停时，应及早抢救，发病后的前 4 分钟也被称为"最宝贵的抢救时间"。

多年来，美国心脏协会(AHA)一直采用和支持心血管急救系统概念(ECG)，用来总结当前对心脏骤停患者治疗的最佳方法。现在 ECG 也为国际所通用。心血管系统概念的要素常被形象地喻为"生存链"或"急救链"(图 3-4)。成人生存链的四个环节是：早期启动(识别发病警告和启动紧急反应系统)，早期心肺复苏，早期除颤和早期高级生命支持。

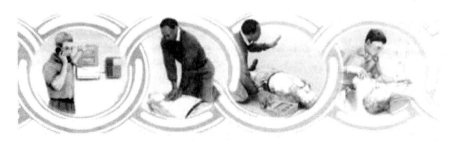

图 3-4 生存链(chain of survival)

一、基础生命支持

基础生命支持(BLS)又称现场急救或初步急救,指在病人发生心脏骤停的现场由最初目击者或急救人员为病人实施的心肺复苏技术。这段时间很短,其复苏成功与否、病人预后生存质量往往取决于这一阶段的复苏是否及时,操作是否正确。BLS 由一系列连续实施的技术组成,包括开放呼吸道(airway,A)、人工呼吸(breathing,B)、人工循环(circulation,C)和除颤(defibrillation,D),即 BLS 的 ABCD 步骤。

(一) A (assessment and airway) 评估病人,开放呼吸道

1. 评估病人,判断意识　见图 3－5。

方法:轻摇或轻拍病人肩部并大声呼唤:"喂! 你怎么啦?"、"发生什么事啦?"。如认识病人或通过他人知道病人名字,最好直接呼叫病人名字,因为病人对自己的姓名反应最敏感。若病人无反应即判断为意识丧失,立即掐人中、合谷穴(拇指、示指两指张开,以另一手拇指关节横纹放在虎口边缘上,拇指尖到达处;亦即第一、二掌骨结合部与虎口边缘连线的中点,稍偏示指处)或压眼眶约 6 秒钟。倘若怀疑病人有头颈部损伤,不宜用力摇动病人的肩部或搬动病人,以免加重伤情或引起脊柱损伤而导致截瘫。

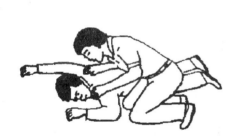

图 3－5　评估病人,判断意识

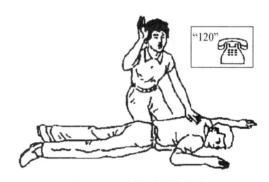

图 3－6　呼救,请他人协助

2. 呼救,请他人前来协助抢救　见图 3－6。

方法:在心脏骤停现场应立即拨打"120"急救电话或呼叫他人,以尽早取得专业人员的帮助或取得急救仪器如除颤器、AED 等,而且单人做心肺复苏术容易疲劳而导致动作不准确等,因此在急救现场应尽早拨打"120"或叫来他人以协助做心肺复苏术。拨打"120"电话时应保持平静,尽可能向救护站人员讲清以下情况:①病人所处的位置;②事故的性质(如心脏病发作、中毒、车祸、溺水等);③遇难人数;④病人一般情况;⑤已做急救措施或需要哪些特殊帮助等。

3. 将病人放置于合适体位　见图 3－7。

方法:进行 CPR 时,正确的抢救体位是仰卧位,这样有利于血液回流到大脑。让病人仰卧在坚实的平面上,若病人在软床上,应在其身下垫硬木板或特制的心脏按压板。如果病人原不是仰卧位,则要将病人翻转为仰卧位。转动时应一手托住病人颈部,另一手扶着病人的肩部或髂前上棘,使病人沿其躯体纵轴整体平

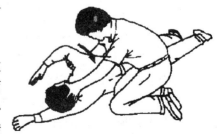

图 3－7　放置仰卧体位

稳地翻转到仰卧位。注意保持病人头、颈、身体平直,无扭曲,双手放在躯干两侧。翻动时头部不可高于胸部,应与躯干呈水平位。病人仰卧位后,解开其衣领及腰带,利于呼吸。另外可根据病人情况适当将两下肢抬高 20°～30°角。

4. 开放气道,保持呼吸道通畅 心脏骤停时,病人意识往往丧失,头颈部肌肉松弛,对舌和会厌的支撑作用减弱,导致舌根后坠,使气道受阻;另外病人若口腔内有呕吐物或其他异物等都会造成呼吸道的阻塞。因此心肺复苏要注意对病人呼吸道的支持与保护。开放气道的常用手法有以下三种。

(1) 仰面(头)抬颏法(图 3-8):对于意识丧失或无自主呼吸的病人,确定无颈椎损伤,可用此手法。方法是将一手置于病人前额,以手掌向后用力,使头后仰;另一手的第二、三手指置于病人的下颌角处,向上抬起下颌。使用此法时应注意:①避免用力压迫颈前部及颏下软组织,否则可能会加重呼吸道阻塞;②避免用拇指抬下颌;③倘若病人假牙松动应取下,以防脱落阻塞呼吸道。

(2) 仰面(头)抬颈法(图 3-9):病人平卧,急救者一手从颈下托住抬起病人颈部,另一手以小鱼际侧下按病人前额,使病人头后仰,颈部抬起。注意怀疑病人头颈部有外伤者禁用此法。

(3) 托下颌法(图 3-10):此手法适用于昏迷或无自主呼吸且怀疑有头颈部损伤的病人。具体方法是急救者将两手分别置于病人头两侧,肘部支撑在病人所躺的地(平)面上将拇指置于病人颧骨上作为支点,用同一手的示指或中指放在病人耳垂下方的下颌角处着力点,将下颌向前、向上托起,同时两拇指可将下唇下拉,使口腔通畅。

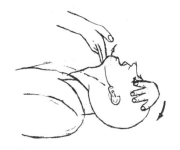 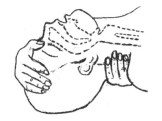 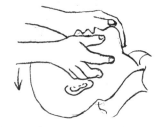

图 3-8 仰面(头)抬颏法　　　图 3-9 仰面(头)抬颈法　　　图 3-10 托下颌法

以上三种开放呼吸道的方法应根据病人的具体情况进行操作。操作前将枕头抽出,及时清除病人口鼻腔内的呕吐物、分泌物、黏液、血液和其他异物等,以利于呼吸道通畅。

5. 判断呼吸情况

方法:保持气道开放的位置,采用一看二听三感觉方法评估判断病人呼吸情况:

一看:头部侧向病人胸部,观察病人胸部有无呼吸起伏;

二听:耳朵贴近病人口鼻附近,听病人呼吸道有无气流通过的声音;

三感觉:面部感觉病人口鼻有无气体排出。

观察病人 5～10 秒,一般不得超过 10 秒。因为时间过短可能判断的效果不准确,时间过长则影响抢救的时机。判断中若无上述表现可确定无呼吸,立即实施人工呼吸。

(二) B (breathing) 人工呼吸

人工呼吸是利用人工手法或机械方法借助外力推动病人肺、膈肌或胸廓的活动,使气体被动进入或排出病人肺脏,以保证机体的氧供和二氧化碳的排出。心脏骤停时,一旦确定病人呼吸停止,应立即进行人工呼吸。若急救者对其吹气,只要正确实施人工通气(人工呼吸吹气时内含大约17%的氧和4%的二氧化碳),就可使病人已塌陷的肺脏扩张,并获得足够的氧气。常用的人工呼吸方法有:口对口人工呼吸、口对鼻人工呼吸和口对口鼻人工呼吸。

1. **口对口人工呼吸**(图3-11) 是人工呼吸中最简便、及时、有效的方法。

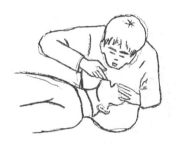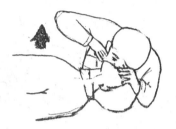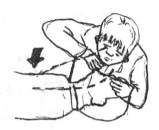

图3-11 口对口人工呼吸

常用的有以下几种方法:

(1) 使病人仰卧,解开其衣扣和裤带,以免阻碍呼吸动作。

(2) 先开放病人呼吸道,使病人口部微张,急救者一手置于病人前额并紧捏病人鼻孔;另一手托住病人下颌部使病人头部后仰,正常吸一口气(不必深呼吸)后,急救者张开口包住病人的嘴,使之完全不漏气。每次吹气时间应持续1～1.5秒,以确保胸廓抬起。

(3) 向病人口内吹气的同时,观察病人胸部是否上抬,如未抬起,则重复开放气道后,再给予1次人工呼吸,再观察病人胸部是否抬起。若病人牙关紧闭,可施行口对鼻吹气。

(4) 吹气毕,急救者头稍抬起侧转换气,以便作下一次人工呼吸,同时侧转头部还可以观察病人胸部上抬情况,以判断病人被动呼气效果,同时抬头换气时松开捏住病人鼻孔的手,使病人被动呼气,此时可观察到病人胸部向下塌陷。

(5) 每次吹气量为500～600 ml,吹气频率在一般情况下,有脉搏的心脏骤停病人不需胸外按压,给予10～12次/分的人工呼吸;需胸外按压的病人根据按压和呼吸比进行人工呼吸,单人操作时按压和呼吸比为30:2,双人操作时按压和呼吸比为15:2;若患者已建立人工高级气道,则采用8～10次/分进行机械通气。

2. **口对鼻人工呼吸**(图3-12) 此法适用于不能经口进行人工呼吸的病人,如口部外伤或牙关紧闭者(如破伤风),禁用于鼻出血或鼻阻塞病人。

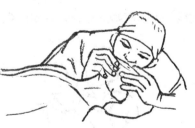

图3-12 口对鼻人工呼吸

方法:在保持气道开放的同时,急救者一手将病人前额向后推,另一手将颌部上抬,使上下唇闭拢,急救者深吸一口气用口唇包住病人鼻孔吹气,吹气后放开病人口唇使气呼出。其余操作与口对口人工呼吸相同。

3. **口对口鼻人工呼吸**(图3-13) 此法适用于婴幼儿。

方法:急救者用嘴将患儿的口鼻同时包住盖严后

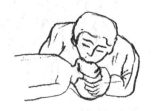

图3-13 口对口鼻人工呼吸

吹气,吹气量以胸廓抬起为宜。其余操作与口对口人工呼吸相同,频率:30～40 次/分。

人工呼吸注意事项:

(1) 人工呼吸前必须清除口咽部分泌物及异物,去除义齿,以免影响人工呼吸效果或将分泌物吹入呼吸道深处。为防止交叉感染,有条件者可在病人的口鼻处盖层纱布;或者用面罩或"S"形通气管进行人工呼吸,效果更佳(图 3-14)。

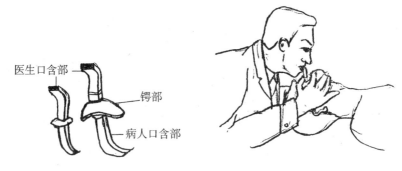

医生口含部
锷部
病人口含部

图 3 - 14 "S"形通气管进行人工呼吸

(2) 口对口人工呼吸持续时间不宜过长(1～1.5 秒),每次吹气量不宜超过 500～600 ml,否则吹气过大或速度过快可造成咽部压超过食管开放压,从而使气体吹入胃内引起胃胀气。过度的急性胃扩张容易使有效肺活量减少,并且刺激迷走神经,加重诱发心脏骤停。

(3) 成人单人或双人心肺复苏时,胸外心脏按压和人工呼吸之比为 30∶2。儿童、婴儿单人胸外心脏按压和人工呼吸之比为 30∶2,双人胸外心脏按压和人工呼吸之比为 15∶2。

(4) 如遇牙关紧闭者,行口对鼻人工呼吸时为克服鼻腔阻力,吹气时用劲要大,时间要长。

(5) 若病人尚有微弱呼吸,人工呼吸应与病人的自主呼吸同步进行,即病人吸气时,急救者适当用力吹气以辅助进气;病人呼气时,松开口鼻,便于排出气体。

(6) 若发现吹气无效,则重新开放气道。如气道仍不通畅,应考虑气道异物,需立即清除异物。若一般方法无法清除异物,则可以考虑改用 Heimlich 手法清除异物。

说明:关于海姆立克(Heimlich)手法(图 3 - 15、图 3 - 16)

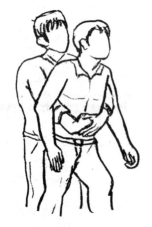

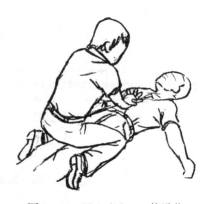

图 3 - 15 Heimlich——直立位   **图 3 - 16** Heimlich——仰卧位

海姆立克手法又称海利希急救法,由美国 H. J. Heimlich 医生首先于 1983 年报道该急救法,并用该法成功地急救了数千例病人。

操作方法可根据发病时病人神志是否清楚而采取不同的体位:①神志清楚的病人取立位或座位。急救者站在病人身后,两手臂环绕病人的腰部,一手握拳,将拳头的拇指一侧放在病人剑突下端与脐的中间腹部,另一手抓住拳头,快速有节律地向内、向上按压 5 次,以此造成人工咳嗽,重复直至驱出异物或病人意识丧失(注:此时病人意识丧失采用卧位法)。②病人神志不清时,将病人放置于仰卧位时,急救者面对病人,骑跨在病人的髋部,将一手置于另一手上,下面手的掌跟放在剑突下端与脐的中间腹部,然后急救者用自身的身体重量快速有节律地向下、向前按击 5 次。按压后尝试通气,空气不能进入者重复动作直至异物排出或急救人员接管。

人工呼吸有效指征:

(1) 吹气时可看见胸廓升高,呼气时复原;

(2) 急救者吹气时可感到病人气道阻力规律性升高;

(3) 听到或感到有呼出气流。

倘若现场急救人员较多时,除了采用小潮气量外,还可采用环状软骨压迫的方法来减少胃扩张的发生。

说明:关于环状软骨压迫法

在人工呼吸时,采用环状软骨压迫法,将食管压向颈椎,可有效地防止胃扩张以及由此引发的胃反流、误吸等。方法:①用示指找到甲状软骨,然后滑向甲状软骨的下缘,触摸位于其下方呈水平位置的环状软骨;②用拇指和示指的指腹以适当的力度压向病人颈椎。注意此法仅用于无意识病人。

(三) C (circulation)人工循环

人工循环是指利用人工的方法促使血液在人体血管内流动,并最终使人工呼吸后带有新鲜空气的血液从肺流向心脏,再经由全身循环系统供给各组织脏器,以维持生命功能。

1. 触摸颈动脉,判断有无脉搏(图 3-17)

方法:颈动脉位于颈中线环状软骨外侧、胸锁乳突肌中点处。因颈动脉靠近心脏且相对暴露,所以临床上常采取触摸颈动脉评估病人心脏搏动情况。触摸颈动脉搏动方法为:急救者用示指及中指指尖触及病人气管正中部位,然后向旁侧滑动 2～3 cm 至气管旁软组织处,轻轻触摸颈动脉有无搏动。注意:①触摸颈动脉时不可用力过大,以免过度压迫颈动脉影响头部血液供应;②不要压迫气管,以免造成呼吸道阻塞;③检查时间 5～10 秒。

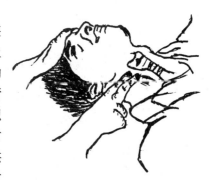

图 3-17　触摸颈动脉搏动

2. 心前区捶(叩)击　在心脏骤停后的 1 分 30 秒内,心脏应激性最高,此时拳击心前区能产生 10～15 Ws 的电能,可使心肌兴奋并产生心电综合波,促使心脏复跳。

方法:在心脏骤停开始后立即用右手松握成空心拳,小鱼肌侧朝向病人胸壁,以距胸壁 20～25 cm 高度,垂直向下捶击心前区,即胸骨下段。捶击 1～2 次,每次时间 1～2 秒,力量中等。叩击后立即观察心电图变化,如无变化,应改做胸外心脏按压和人工呼吸。注意:①心前区叩击应在心脏骤停1分钟内进行;②叩击次数最多不宜超过两下;③叩击时用力不宜过猛;④婴幼儿禁用,以防肋骨骨折。

3. **胸外心脏按压** 又称人工循环、心脏按摩。胸外心脏按压是利用胸廓具有一定弹性,在胸骨和肋骨交界处按压时有一定程度地促进血液循环作用。其产生机制有心泵机制与胸泵机制。

(1) 心泵机制:胸外按压时,将心脏向后压在脊柱上,二尖瓣、三尖瓣关闭,主动脉瓣、肺动脉瓣开放,从而产生一个前向血流;放松时心脏恢复原状,静脉血被动吸回心脏。如此循环,从而促进血液流向肺动脉和主动脉。

(2) 胸泵机制:胸外按压时,胸内压增高,胸腔内的心腔和血管床的压力也随之增高。由于静脉管壁薄且有静脉瓣存在,而动脉管壁较厚、管腔较小,等量血液在动脉中可产生较大抗力。因而在按压时,胸腔内静脉关闭,动脉保持开放,产生一个前向血流,推动血液前进;按压解除时,胸内压降低,静脉系统的血液回流入心脏,心室得到充盈;如此反复就可建立有效的人工循环。

有研究认为,胸外心脏按压所产生的人工循环动力80%来自胸泵机制,20%来自心泵机制。

胸外心脏按压方法如下:

(1) 将患者平放于地面或使之仰卧硬板上。

(2) 确定按压部位(图3-18)。首先触及病人上腹部,以一手示指、中指沿病人肋弓向中间滑移,在两侧肋弓交界处寻找胸骨下切迹,以切迹作为定位标志,将示指和中指两指横放在胸骨下切迹上方,此示指按压的胸骨正中部即胸骨中、下1/3交界处为按压区。以另一手的掌根部紧贴紧靠在前一手的示指置于胸骨上。

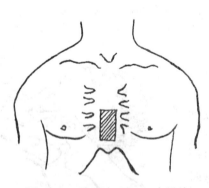

图3-18 胸骨中、下1/3交界处

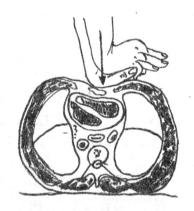

图3-19 胸外按压手势

(3) 将定位之手取下,然后将定位之手手掌重叠放在下面一手手背上,使手指脱离胸壁。此姿势称为两手手指交叉指压法(图3-19)。

(4) 急救者身体前倾,双肘伸直,双肩在病人胸骨正上方,借身体和上臂的力量,垂直向下用力,快速按压,使胸廓下陷4～5 cm,按压后迅即放松,解除压力,让胸廓完全回弹自行复位,使心脏舒张,从而让更多的血液流向心脏,如此有节奏地反复进行(图3-20)。按压频率:成人100次/分,婴幼儿>100次/分。按压深度:成人胸骨下陷4～5 cm,1岁至青春期儿童按压深度为其胸部厚度的 1/3～1/2,通常 1～8 岁儿童为 2.5～3 cm,婴幼儿为 1.5～2.5 cm。

注意事项:

(1) 按压时急救者应在胸部用力深度按压。因为按压浅可能不会产生足够的血液流动;每次胸外按压后应使病人胸部完全回弹,以利于心脏最大限度的重新充血和血液有效流动。同时注意按压时勿过猛、过重,按压部位要准确,否则易引起肋骨骨折或肋软骨骨折而发生血气胸或肝、脾破裂。

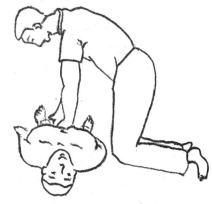

图 3-20　胸外按压姿势

(2) 成人按压频率在 100 次/分。这种频率就足以产生足够的血液流动并可提高存活率;同时注意按压与放松的时间要大致相等,放松时掌根部不得离开按压部位,以防位置移动,但放松应充分,以利于胸部完全回弹。如果位置有移动必须重新定位。

(3) 按压必须与人工呼吸同时进行,成人单人或双人胸外心脏按压与人工呼吸吹气之比为 30∶2,即按压 30 次,连续吹气 2 次。注意检查颈动脉有无搏动,以判断按压效果。

(4) 按压时肘部必须伸直,双肩位于双手的正上方,手指不应加压于病人的胸部。如果手臂弯曲或用力不垂直,就易使按压错位或按压力量减弱。

(5) 如两人实施急救操作时,先由一人按程序完成触摸颈动脉以前的步骤,另一人进行胸外心脏按压。操作过程中,可以每 5 个周期心肺复苏后约 2 分钟两名急救者互换按压和吹气。互换时,应在完成一组 30∶2 的按压与吹气后间隙中进行,尽量在 5 秒内完成互换。

(6) 按压中,不应经常或长时间中断胸外按压。即使两人互换动作,也不应使按压中断 10 秒以上。如两人先后到达现场,由原来的单人操作改为双人操作,适当的时间是在做完胸外心脏按压 30 次和口对口吹气 2 次后再改换。

(7) 病人头部要适当放低,一方面避免按压时呕吐物反流至气管引起窒息,另一方面也有利于头部的血液回流。

4. 儿童或婴幼儿心肺复苏　与成年人基本相同,但有以下几点不同。

(1) 婴幼儿可能对言语不能正常反应,急救者可手拍其足跟或按压其合谷穴,如能哭泣则认为有意识。

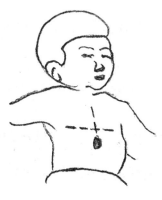

图 3-21　婴幼儿按压部位

(2) 婴幼儿或儿童颈部肥胖短粗,颈动脉不易触及,为判断脉搏可触摸其肱动脉来判断心跳情况。肱动脉位于上臂内侧,肘和肩之间。急救者大拇指放在上臂外侧,示指与中指轻轻压在内侧,即可感觉到脉搏。

(3) 对婴幼儿实施口对口鼻人工呼吸时,将其头部轻轻后仰以利呼吸道畅通。但注意不能使婴幼儿头部过度后仰超过中立(嗅气)位置,以免气管阻塞。因婴幼儿韧带、肌肉松弛,可一手托颈,一手操作以保持气道平直。

(4) 婴幼儿胸外按压部位及方法:婴幼儿按压部位通常在两乳头连线与胸骨正中线交界点下一横指处(图 3-21)。按压常采用两指按压技术和两拇指环抱技术(图 3-22)。

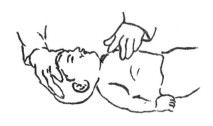
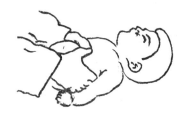

图 3 - 22　两指按压技术和两拇指环抱技术

方法：①对 1 岁以下婴儿可采用两指按压技术：将一手的两手指置于胸骨的下段，大约两乳头连线下一指的位置，另一手放在婴儿的背部提供一个支撑平面，轻轻抬起幼儿胸部，向下按压胸骨，幅度为胸廓前后径的 1/3～1/2(1.5～2.5 cm)，频率＞100 次/分，儿童按压时频率为 100 次/分。30 次按压后 2 次人工呼吸。② 两拇指环抱技术适于两个急救人员复苏：一急救者进行人工呼吸，另一急救者将两个拇指相对置于患儿胸骨下段，其余手指环抱婴儿的胸部并支撑婴幼儿背部，按压方法同前所述，首次按压后 2 次人工呼吸。临床一般多采用两拇指环抱技术进行幼儿心脏按压。

(四) D (defibrillation) 除颤

心室颤动是心脏骤停时最常见的心律失常，而终止心室颤动最有效的方法就是电(击)除颤。电除颤的原理是当心室颤动时，用一定量的电流(交流电或直流电)通过心脏，使全部或绝大部分的心肌细胞在瞬时间内同时除极化，继而使其均匀一致地复极，然后由窦房结或房室结发放冲动，从而恢复有规律的、协调一致的收缩。

室颤发生的早期一般为粗颤，此时除颤易于成功，因此急救者应争取在 2 分钟内进行除颤。否则，心肌由于缺氧而转为细颤时，除颤不易成功。在此时应加强心脏按压和用药，使细颤转为粗颤后再电击。一般心脏骤停 1 分钟内电击除颤，心搏恢复率可达 90%；4～6 分钟内除颤，心搏恢复率达 50%。现在，在临床心脏骤停抢救过程中，为争取时间及早复苏，目击下多采取盲目电击除颤的方法，即心脏骤停后尚不知属于哪一种类型而进行电击除颤。这种盲目电击法尤其适合于急性心肌梗死和急性心肌缺血所致的心脏骤停，但是低血钾或洋地黄中毒的心室颤动则不宜电击。但在非目击下，一般先做 2 分钟心肺复苏(CPR)再除颤。

近几十年来，除颤技术有了很大发展，特别是 20 世纪 80 年代中期出现的自动体外除颤器(automated external defibrillator, AED)，使得院前除颤和非专业人员除颤成为可能。

1. 自动体外除颤(AED)　常用于院外紧急抢救，在欧美社会普及率很高。欧美很多人群出入众多的场所(如机场、购物中心等)都在醒目处悬挂 AED，美国还在每一辆警车上都配备 AED，要求 911 警察和消防员熟练掌握。

AED 简便轻巧，操作极其简单，并有文字显示和语音提示，仪器面板仅有三个按钮：电源开关(ON/OFF)、分析(analysis)和除颤(shock)。

使用前病人仰卧，仪器置于病人耳旁，操作者在病人左侧进行除颤操作，以方便安放电极和不影响其他人员在病人右侧进行 CPR。其四步操作法是：

(1) 接通电源开启除颤仪：仪器发出语音提示，指导操作者进行操作。

（2）安放电极位置,同前述。若病人出汗较多或胸毛较多,应事先擦干皮肤,剪除胸毛,连接导线。

（3）按分析按钮,仪器提示"正在分析":急救者和旁观者应与病人保持距离,以免影响仪器分析心律。此阶段需5～15秒钟。若分析为心室颤动,仪器会以声音或图形报警提示。

（4）仪器告知分析结果,如显示"建议除颤"则开始电击除颤,确保无人接触病人或提醒众人"离开!"。第一次电击后立即开始CPR;2分钟后复查呼吸与脉搏;接着操作AED进行分析,如病人恢复正常脉搏则保持呼吸即可;如病人仍为室颤则再次除颤,同时进行CPR,并给予血管加压药;2分钟后再次复查呼吸与脉搏,如仍为室颤,则再次除颤,同时进行CPR、给予抗心律失常药。以此动作重复进行,直至病人恢复正常脉搏或由专业人员接管。

2. 手动除颤或院内除颤

操作方法:

（1）用物:手动除颤器、导电膏。

（2）除颤步骤

1）病人仰卧位,连接心电监护仪,确诊室颤。

2）打开除颤器电源,按下胸外除颤按钮和非同步按钮,并选择合适能量。

以往单相波除颤机常用除颤电流为360 J;现使用较广泛的双相波除颤机给予120～200 J电流。除颤要求有足量的电流通过心脏,电流的大小取决于经胸电阻抗,所以应根据经胸电阻抗选择能量。现在临床上强调"一次除颤"概念,使用AED或人工除颤器都应分析病人的呼吸与脉搏,根据病人呼吸与脉搏情况采取电击或给药。具体方法参见上述AED的除颤步骤。应当注意的是临床上不能因为首次除颤失败,就马上提高除颤能量。相同能量水平的重复除颤,可能增加除颤成功的机会。因为在重复除颤中经胸电阻抗下降,应用相同能量,在随后的除颤过程中将会形成更强的电流,从而增加除颤成功的机会。因此第一次、第二次除颤可采用相同能量。倘若未成功,可给予较高能量除颤。

3）把电极涂导电膏,将电极用力压向病人胸壁,体外电极有两种常用放置方法(图3-23):①标准方法(前侧位):一个电极置于胸骨右缘锁骨下方约在胸骨右缘第2肋间,另一个电极置于左乳头左侧或左侧第5肋间与腋中线交界处;②前后安放法(前后位):一个电极置于心前区左侧胸骨右缘第2肋间,另一个电极置于心脏后面,左肩胛下角区。

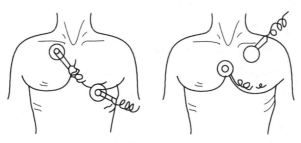

图3-23　除颤电极板放置位置

4）确保所有急救人员和其他旁观者不与病人或床沿接触,大声宣布"注意离开!"。

5）操作者同时按压两个除颤电极的放电按钮进行电击。

6）除颤后继续完成5个周期约2分钟的CPR后再检测颈动脉搏动。

注意事项：

（1）除颤前应仔细检查器械和设备，做好一切抢救准备。

（2）电极板的安放位置必须准确，并与病人皮肤紧密接触，保证导电良好。若病人胸毛浓密，则应剃除胸毛或采用粘贴去除胸毛；病人出汗过多或身上有水渍、血渍等，应将其擦干。皮肤表面有药贴者，去除药贴。

（3）匀开导电膏时，应将涂有导电膏的电极板放在病人的胸壁上匀开，不能将电极板表面互相摩擦来匀开，以免发生偶然触电的危险。

（4）电击前除去病人身上携带的金属物；电击时任何人不得接触病人及病床，以免触电。另外，装起搏器者或植入式除颤器（ICD），应在远离起搏器或 ICD 2.5 cm 外皮肤进行电击。

（5）对细颤型室颤者，应先进行心脏按压、氧疗及静脉注射 1～2 mg 肾上腺素等处理，使之变为粗颤，再进行电击除颤。

（6）除颤器使用完后应将控制器转到"停"（OFF），将仪器放回原处。清洁电极板、控制器与电缆，并检查记录纸、导电膏等是否足够，同时要给蓄电池充电，以便下次使用。

（7）电击部位皮肤可有轻度疼痛、红斑，或出现肌肉疼痛，一般不需要处理，3～5 天就可自行缓解。

在临床上，若行胸内心脏按压或剖胸手术病人术中发生心脏骤停，可以采用胸内电除颤。操作方法为将电极分别放在心尖和右心房外侧，成人选择 40～70 J 的能量，其他步骤与以上体外除颤方法相同。首次电击无效者应立即进行心脏按压。

心肺复苏（CPR）成功指标和终止抢救指征：

（1）CPR 成功指标

1）病人神志渐清，能摸到规律颈动脉和股动脉搏动；

2）出现自主呼吸或呼吸改善；

3）面色、口唇、皮肤等转为红润；

4）瞳孔缩小，对光反射出现；

5）昏迷变浅，身体出现无意识的反射或挣扎；

6）心电图显示波形改善，收缩压在 60 mmHg 以上。

（2）CPR 终止指征

1）患者已恢复自主呼吸和心跳；

2）确定病人心跳、呼吸停止，瞳孔散大固定 30 分钟以上或施行心肺复苏持续 30 分钟～1 小时以上，心电活动不恢复（无脉搏）；

3）医务人员确认患者已经死亡。

二、进一步生命支持

进一步生命支持（advanced life support，ALS）和 BLS 是心肺脑复苏两个密不可分的阶段，它们互相渗透，紧密联系。在有条件的情况下，应尽早进入 ALS 阶段。因为通常越早进入 ALS，复苏效果越好，病人预后改善也越明显。ALS 是 BLS 的延续，它借助现场或院内的专业救护设备及急救技术，急救人员争取较佳疗效，进一步检查、建立和维持有效通气和血液循环，进一步治疗心律失常，以改善并保持病人心肺功能及治疗原发性疾病等。

ALS进一步检查是在BLS初步检查之后,当需要更高级的有创评估和治疗方法时进行的。高级气道处理包括气管插管或联合导管等;高级循环处理包括了药物控制血压和心律。ALS的一个重要因素是鉴别诊断,意义在于识别和治疗病人发生心脏骤停的病因和可逆性因素。可以将ALS的一系列连续实施技术概括为气道评估和气道管理(airway,A)、呼吸评估和呼吸管理(breathing,B)、循环系统检查和支持(circulation,C)与鉴别诊断(differential diagnosis,D)四个步骤。

(一) A——气道评估和气道管理

在ALS过程中,要进一步评估病人气道是否开放、有无存在,需要建立高级气道的需求。

1. 人工呼吸道　开放呼吸道除了仰头抬颈法、仰面抬颏法和托下颌法外,还可建立人工辅助呼吸道,以保持呼吸道通畅。

(1) 口咽通气导管(OPA)(图3-24):不适用于清醒或上呼吸道反射活跃的病人。该导管有两种型号:普通型和"S"型。根据不同年龄可选择不同的型号。

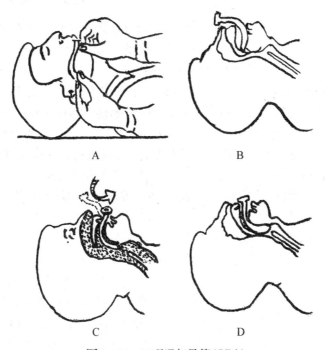

图3-24　口咽通气导管(OPA)

置入方法:清除口和咽部的分泌物、血液及呕吐物,选择适当大小的OPA。将OPA沿面部一侧放置,当OPA末端位于嘴角时,尖端应位于下颌角处。如果OPA大小适当且置入正确,它的开口将正对声门。置入时先湿润口咽通气导管,打开病人口腔,将其反向插入,用导管前端压住舌背,向深部置入,直至前端抵达硬腭,然后旋转导管180°后,将其沿自然弯曲送达咽后壁,并调节置入深度,直至呼吸道通畅。注意导管置入不宜过深,否则将会压迫会厌,导致呼吸道进一步阻塞。注意选择适当的OPA,因为过大可能阻塞喉部或对喉部组织造成创伤,过小可能将舌根后推,从而阻塞气道。同时,操作时应动作轻柔,若置入时用力粗暴,易将舌推向咽后壁而完全阻塞呼吸道。

(2) 鼻咽通气导管(NPA)(图3-25):由塑料或橡胶制成,不带套囊。主要适用于牙关紧闭和颌面部损伤不能置入口咽通气导管的病人,还可用于清醒或半清醒患者。

置入方法:选择适当大小 NPA,用水溶液或润滑膏剂润滑管壁。若有条件,可用麻黄碱溶液局部喷雾,以收缩鼻黏膜血管,然后将导管从较通畅一侧鼻孔沿腭水平方向置入,抵达舌根部的咽后壁。若位置正确,按压时可见气体从导管溢出或经鼻咽通气导管吹气,可见胸廓抬起。如遇阻力,略微旋转导管,以利于通过鼻腔和鼻咽夹角或换另一侧鼻孔。

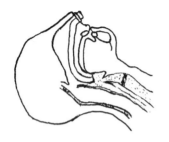

图 3-25　鼻咽通气导管(NPA)

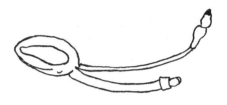

图 3-26　喉罩

(3) 喉罩(图 3-26):是一种介于气管导管和面罩之间的新型通气道,在麻醉和急救中具有独特的应用价值。它的置入不需用喉镜,操作简单,无需肌肉松弛药且安全可靠,尤其适用于疑有颈椎损伤病人,还可连接呼吸机进行机械通气。

喉罩由导管和罩囊组成。罩囊为一卵圆形、一面凹陷的可充气套囊,经口将喉罩置入,当到达喉头时向罩囊内注气,然后在喉周围形成密闭圈,通气后即可使肺膨胀。

(4) 气管插管:是保持呼吸道通畅、保证有效通气及防止胃胀气、胃液反流入气道和进行机械通气最有效的手段之一。在 CPR 中还可通过气管内给药。在病人呼吸突然停止后,为防止误吸以及进行机械通气可进行气管插管。具体步骤见相关章节。

(5) 食管气管双导管(ETC):是一种带有两个套囊的两腔导管,具有食管堵塞气管和常规气管内插管的联合功能。它的置入不需要用喉镜暴露声门,而且既可插入食管也可插入气管。与面罩相比,能够更好地隔离呼吸道、降低误吸发生率以及通气效果可靠。但它在气管或食管远端位置不易控制且可能造成食管损伤。

(6) 简易呼吸器(图 3-27):由一具有单向活瓣的自张呼吸囊(大多为透明塑胶制成)和三通呼吸活门、衔接管与面罩组成。在皮囊空气出入口处有单向活门,以确保皮囊舒张时空气单向流入;其侧方有氧气入口,在有氧气的情况下可自此输入 10～15 L/min 的氧气,可使病人吸入氧浓度增至 75% 以上。

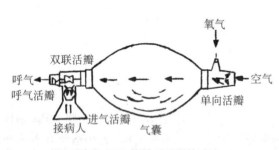

图 3-27　简易呼吸器构造

单人操作(图 3-28)时一般以左手中指、无名指与小指托起病人下颌,拇指与示指紧扣面罩于病人口鼻部,右手挤压呼吸囊,此法可替代口对口或口对鼻人工呼吸法。简易呼吸器也可双人操作,双人操作比单人操作更为有效。两人同时参与抢救时,一人进行胸外心脏按压,另一人配合胸外按压压缩或松弛气囊,以保证病人有效的通气。注意挤压气囊时,一般每秒挤压 1 次,同时须观察病人胸部是否抬起。

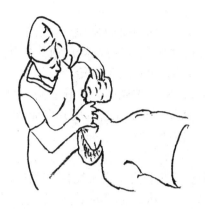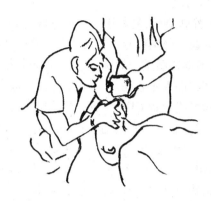

图 3-28 简易呼吸器单人操作和双人操作

除此之外,另外还有许多开放呼吸道的方法,如环甲膜穿刺术、气管造口术等,可以根据病人的具体情况和抢救时所拥有的器械情况灵活选择使用。

2. 氧疗 心跳、呼吸骤停病人往往存在严重的低氧血症,体内的一系列生理功能也受到严重扰乱,如电解质酸碱失衡、脑水肿、肺水肿以及肝、肾等重要脏器的损害。吸入高浓度的氧可以提高血液中的血氧饱和度。一般来讲,短时间吸入纯氧,尤其在心肺复苏时,对改善心、肺、脑等重要脏器的功能状态是非常重要的。只有长时间吸入高浓度氧才会出现氧中毒及其他并发症。在可能的状况下,心、肺复苏的过程中尤其是 BLS 和 ALS 阶段尽可能给予病人吸入纯氧或高浓度的氧气,以迅速纠正低氧状态。可以采取鼻导管、面罩供氧、机械通气等给氧方式,对于心、肺、脑复苏病人,还应选用面罩或机械通气。

3. 机械通气 心跳、呼吸骤停病人若呼吸未恢复或未完全恢复,应尽早给予机械通气以迅速纠正低氧状态和呼吸性酸中毒。如果病人在进行呼吸机辅助通气时再次发作心脏骤停,胸外心脏按压时宜更换呼吸囊(接高流量氧气)给予辅助通气。原因是大多数呼吸机都有气道压力报警装置,在心脏按压时,呼吸道压力较高,可致使呼吸机报警,从而导致含氧气体不能有效地进入病人肺内而减弱复苏的效果。机械通气的具体使用见相关章节。

(二) B——呼吸评估和呼吸管理

评估病人的氧合和通气是否足够,如果不够应给予补充氧气。可根据病人的胸廓抬起程度(临床标准)、氧饱和度和二氧化碳监测装置或二氧化碳监测仪进行评估。如果病人建立了高级气道,则要反复检查确认气道装置是否放置正确,导管是否妥善固定等。防止导管移动影响病人的呼吸。同时可通过测量病人呼出的二氧化碳浓度来评估高级气道是否放置合理。

(三) C——循环系统检查和支持

ALS 阶段要进一步评估病人心律状况,与最初心律进行对比,评估病人有无出现心律失常或心脏骤停心律等。除了在病人身上连接心电监护,还应建立药物或液体通路,及时采用药物治疗。

药物治疗是心肺复苏的重要一环。心脏骤停时,开始 BLS 后或同时,应尽快建立静脉通道,并用药物治疗。其目的是应用药物增加心肌和脑灌注压、加强心肌收缩力等,减轻酸中毒、治疗心律失常,促进心脏复跳和循环再建。

1. 给药途径

(1) 静脉给药:复苏用药首选静脉途径,其中外周静脉注射是药物和液体给予的第一选择。因为建立外周静脉不需要中断 CPR。常用的外周静脉有颈外静脉、肘前静脉和大隐静脉,尽量不选用肢端浅静脉。经外周静脉快速推注药物后,可适当抬高给药肢体 10～20 秒,以利于药物进入中心循环。在大部分复苏尝试期间,通常不需要中心静脉通路。因为建立中心静脉可能导致 CPR 中断,或者在中心静脉置入期间,CPR 可能造成并发症,如血管撕裂、血肿或出血等。常用的中心静脉途径有颈内静脉、锁骨下静脉、股静脉等。

(2) 气管内滴药:病人如有气管插管,可经气管给予肾上腺素、利多卡因、阿托品等药物。方法为:用 5～10 ml 蒸馏水或生理盐水稀释所给药物,将药物直接注入气管。适用于气管内给药的药物包括肾上腺素、血管加压素、利多卡因、阿托品和纳洛酮等不会引起组织损伤的药物;但是碳酸氢钠、去甲肾上腺素及钙剂等可能引起气道黏膜和肺泡损伤的药物,不宜通过气管内给药。另外,应当注意的是通过气管内给予的大部分药物其最佳剂量尚未阐明,通常典型剂量是通过静脉途径给予的 2～2.5 倍。

(3) 心内注射:心内注射易引起许多并发症,如容易误伤肺或冠状动脉等,又因其注射准确率不高且必须中断心脏按压,因此不宜作为常规操作。目前心内注射给药仅用于开胸心脏按压或无其他给药途径的时候。

(4) 骨内注射:近年来,骨髓腔内给药也得到了重视和发展。复苏期间,如果没有静脉通路,也可考虑通过骨内途径安全且有效地给予药物和液体。骨内注射的优点是可在所有年龄群建立,通常 30～60 秒钟就可完成操作,而且效果优于气管内给药,另外静脉注射给予的任何药物或液体基本上都可以通过骨内途径给予。

2. 常用药物　心脏复苏常用药根据其主要特性,可分为改善心排血量或血压药和抗心律失常药,前者常见的有肾上腺素、血管加压素、多巴胺、多巴酚丁胺、碳酸氢钠等,后者常见的有胺碘酮、利多卡因、阿托品、异丙肾上腺素等。这些药物的药理作用、剂量与用法如下。

(1) 肾上腺素:为心脏骤停的首选药物,是最古老、最有效、应用最广泛的儿茶酚胺类药物。

1) 药理作用:肾上腺素兼有 α 及 β 肾上腺素能受体的兴奋作用。其 α 受体作用可使全身外周血管收缩(不包括冠状血管及脑血管),进而增加主动脉舒张压,改善心肌及脑的血液灌注,促进自主心搏的恢复。

2) 剂量和用法:首次给药采用肾上腺素标准剂量,即静脉或骨内推注 1 mg,3～5 分钟重复 1 次。注射给药后推注 20 ml 生理盐水,以利于药物进入有效循环。肾上腺素也可静脉滴注,用注射泵或溶入 250 ml 生理盐水或 5% 葡萄糖溶液中静滴,1 mg/(3～5)min 或 3～4 μg/(kg·min)。

尽管肾上腺素曾长期用于复苏,但至今没有任何研究发现较大剂量的肾上腺素比标准剂量的肾上腺素更能改善病人出院存活率或促进神经系统功能的恢复。因此,不推荐常规使用大剂量的肾上腺素。

(2) 血管加压素:又称抗利尿激素(ADH),是一种储存于神经垂体的激素,在心肺复苏时常替代第一剂或第二剂肾上腺素。有研究表明,在心脏骤停期间使用血管加压素可使心排血量和血压达到最佳。

1) 药理作用:血管加压素能直接兴奋平滑肌 V1 受体和(或)增强血管对内源性儿茶酚胺

的敏感性,使内脏、冠状动脉、肌肉及皮肤的血管收缩。长时间心脏骤停病人,肾上腺素能受体因存在酸中毒而对肾上腺素不敏感,故可选用血管加压素。大剂量应用 ADH 可直接刺激平滑肌 V1 受体,使周围血管平滑肌收缩。通过周围血管收缩而使血液灌注重新分配,有效地增加冠状动脉灌注压和重要生命器官的血流量与氧输送。因该药没有 β 肾上腺素能样活性,所以在心肺复苏时不会增加心肌耗氧量。

2) 用法:静脉或骨内途径,治疗剂量为 1 剂 40U,5 分钟后可重复 1 次,也可经气管内给药,剂量为静脉用药的 2～2.5 倍。

(3) 阿托品:为经典的 M 受体拮抗剂,具有副交感神经拮抗作用,通过解除迷走神经的张力而加速窦房率和改善房室传导,在复苏中主要用于过度刺激迷走神经所致的心脏骤停和心电机械分离。用法:心动过缓者给予阿托品 0.5 mg,心脏骤停者给予 1 mg,可 3～5 分钟重新给予,总剂量不超过 3 mg。

(4) 胺碘酮:为广谱抗心律失常药物,新的国际心肺复苏指南将其列为一线药物。与一些安慰剂或利多卡因相比,胺碘酮已被证明可显著提高住院存活率。

1) 药理作用:胺碘酮是一种可影响钠、钾和钙通道的合成药物,它还有 α 及 β 肾上腺素能阻滞特性,常用于房性和室性心律失常,如用于治疗和预防室颤或室性心动过速。本品可以降低心肌传导性、窦房结和房室结自律性,提高致颤阈;还可选择性扩张冠状动脉,增加冠状动脉血流量,降低心肌耗氧量。静脉推注后 1～3 分钟起效,15 分钟达高峰,作用持续 1～3 小时。

2) 剂量和用法:胺碘酮首次剂量给予 150 mg,10 分钟内静脉推注,然后按 0.5 mg/min 的速度持续静脉滴注 6 小时。对再发或持续性心律失常者,必要时可重复给药 150 mg,但每日最大剂量不超过 2 g。在心脏骤停如为室颤或无脉性室速持续,可将初始剂量为 300 mg 溶于 20～30 ml 生理盐水或 5% 葡萄糖溶液内静注或骨内推注。

(5) 多巴胺:不同剂量多巴胺可发挥不同程度的肾上腺素能受体和多巴胺受体的激动作用。

1) 小剂量[2～4 μg/(kg·min)]:主要对多巴胺受体起激动作用,有轻度正性肌力和扩血管作用,可使冠状血管和脑、肾和肠系膜血管扩张,血流量增加,尿量增多。

2) 中剂量[5～10 μg/(kg·min)]:主要激动 β 肾上腺素能受体,并介导血管收缩作用。因此可导致心肌收缩力增强,心排血量增加,而心率和全身血管阻力可有轻度增加,收缩压轻度升高,舒张压变化不明显。

3) 大剂量[>10 μg/(kg·min)]:α 肾上腺素能受体激动效应占主要地位,外周血管、肾和肠系膜等血管收缩,全身外周血管阻力增加,收缩压和舒张压均增高。剂量>20 μg/(kg·min)时,可产生去甲肾上腺素样作用,导致血压升高、心率增快和心肌耗氧增加。

4) 多巴胺起效时间约 5 分钟,作用持续时间为 5～10 分钟。碱性药物可使多巴胺药理作用减弱或消失。停药时应逐渐减量。

常用于对阿托品和经皮起搏无反应的症状性心动过缓及对扩容无反应的低血压。一般采用 2～20 μg/(kg·min)静脉滴注。

(6) 多巴酚丁胺:为合成儿茶酚胺类药物,相对选择性 β 受体激动剂,能增强心肌收缩力、降低左心室充盈压和外周血管阻力,增加心排血量,而对心率影响较小。常与多巴胺合用,其正性肌力作用与冠状动脉血流量的增加相一致。1～2 分钟起效,8～10 分钟达高峰,半衰期为 2~3 分钟,常用剂量为 5~10 μg/(kg·min)。注意本品个体差异性明显,不能与碱性药物混合使用。

(7) 碳酸氢钠:长时间以来一直作为心肺复苏时的一线用药,其用药目的主要是纠正组织内酸中毒。但现在的观点认为,在心跳、呼吸骤停早期,主要是由于呼吸停止所继发的呼吸性酸中毒,如过早给予碳酸氢钠则可引起不利反应。心跳、呼吸骤停时应在除颤、胸外心脏按压、气管插管、机械通气和血管收缩剂无效时方可考虑应用碳酸氢钠,或在高钾血症、代谢性酸中毒、三环类抑郁药物过量时,采用碳酸氢钠可能有帮助。一般首剂为 1 mmol/kg 静脉注射,美国心脏协会还提出,心脏停搏发生 10 分钟后给 5%碳酸氢钠 80~100 ml。注意使用过程中要根据血气分析加以调整,切勿过量。

(8) 利多卡因:是一种众所周知、长期替代抗心律失常的常用药物,常被归为不能获得胺碘酮、普鲁卡因或索他洛尔时的替代药物,对室速和室颤尤其是急性心肌梗死病人仍为首选药物。

1) 药理作用:为心肌抑制剂,能抑制心脏异位节律。主要用于心室颤动和复苏后出现的室性心动过速,利多卡因可有助于恢复窦性心律和自主循环。它一般不影响心肌收缩力。

2) 剂量和用法:静脉或骨内注射 1~1.5 mg/kg 的利多卡因。如果有指征,可隔 5~10 分钟重复静脉或骨内注射 0.5~0.75 mg/kg 剂量,最多共 3 剂或 3 mg/kg。静脉滴注速度一般为 1~4 mg/min。如果不能建立静脉或骨内途径,则气管内给药的剂量为 2~4 mg/kg。

(9) 异丙肾上腺素

1) 药理作用:异丙肾上腺素为 β 受体激动剂,可增强心肌收缩力,增加心排血量。现在基本上已不再用于心脏骤停和低血压的治疗。适用于房室传导阻滞引起的缓慢性室性自主心律、阿—斯综合征及心室停顿。

2) 用药方法:一般以 15~20 μg/min 静脉滴注。

(10) 硫酸镁

1) 药理作用:镁是人体细胞内主要的阳离子之一,具有重要的生理功能。镁能提高致颤阈,抑制异位节律和折返激动,降低心肌自律性。另外,镁还可使冠状动脉和外周阻力血管扩张。静脉注射镁剂可终止在正常的窦性心律期间 Q-T 间期延长的扭转型室速,或防止其复发。同时,镁剂还用于治疗已知或疑似低血镁患者,如酒精中毒、营养不良缺镁患者或其他与低镁状态相关的疾病患者。

2) 剂量和用法:应用时,将 1~2 g 硫酸镁加入 50~100 ml 液体中于 50~60 分钟内给药完毕,然后以 0.5~1 g/h 持续静脉滴注。注意给药的速度和剂量由临床症状和镁缺乏程度决定。

(11) 溴苄胺:可显著提高室颤阈,能防止室颤复发。用药效应是初始阶段能促使神经末梢儿茶酚胺释放,引起血压上升和心排血量增加,用药 15 分钟后阻断肾上腺素能神经节后纤维儿茶酚胺的释放,从而降低血压和引起心动过缓。常用于对除颤和肾上腺素无反应的室颤病人。一般将溴苄胺 5~10 mg/kg 溶于 5%葡萄糖液 50 ml,然后缓慢静脉推注 8~10 分钟。

(四) D——鉴别诊断

ALS 阶段,完成相应的 ABC 步骤后要进一步查找诊断病人的发病原因,寻找在心脏骤停发生发展过程中有无存在可逆性因素。如果发现可逆性病因,应及时进行有针对性地治疗,以促进病人的恢复和防止疾病进一步发生发展。在鉴别诊断过程中应结合心电监护和必要的血流动力学检测,以明确引起心脏骤停的病因及心律失常的类型,从而才能采取相应的治疗措施。

常见可逆性致病因素(简称"6H5T")及治疗方法如下:

(1) 低血容量(hypovolemia):可通过病史、病人颈静脉萎陷程度和心电图特征(心率增快、窄 QRS 波正常)判断。通常采用容量疗法。

(2) 缺氧(hypoxia):可通过病人有无存在发绀、气道问题或血气分析等及缺氧时心电图显示(心率缓慢)等进行判断。推荐补充病人的氧合、通气。

(3) 酸中毒(hydrogenion):糖尿病病人或对碳酸氢钠有反应的酸中毒及肾衰竭患者常出现酸中毒,还可结合病人的心电图表现(QRS 波振幅较小)进行判断。发生酸中毒时,给予碳酸氢钠或过度通气。

(4) 高/低钾血症(hyper -/hypokalemia):病人发生高钾血症时常出现特征性的心电图表现(T 波高尖、P 波变小、QRS 波增宽)。低钾血症患者常因钾丢失过多或吸收异常发生,心电图显示 T 波低平、U 波显著、QRS 波增宽、Q - T 间期延长等。根据病人存在高钾或低钾情况给予相应治疗。

(5) 低血糖(hypoglycemia)和体温过低(hypothermia):根据病人临床表现或血糖、体温程度等判断,给予相应治疗。

(6) 毒素(toxins):一些药物的过量使用如三环类抗抑郁药、地高辛、钙通道阻滞剂等可引起心脏骤停,对病人心电图会产生各种不同程度的影响,特别是 Q - T 间期延长。根据不同中毒药物采取特殊解毒剂和药物。

(7) 心包填塞(tamponade)、创伤(trauma)和张力性气胸(tension pneumothorax):病人发生心包填塞时,采用心包穿刺术;张力性气胸者采用针刺减压。

(8) 血栓(冠状动脉和肺)(thrombosis):心脏血栓患者 12 导联常显示 Q 波、ST 段改变和 T 波倒置,治疗给予纤维蛋白溶解药物。肺部血栓患者既往深静脉血栓形成或肺栓塞测试结果呈阳性,心电图显示 QRS 波正常但心率增快。常采用血栓切除术或溶栓疗法。

三、持续生命支持

持续生命支持(prolonged life support,PLS),又称复苏后生命支持。通常在抢救室或重症监护病房(ICU)内进行,此阶段不但要保护呼吸和循环功能的正常,还要维持全身内环境的正常,直至病人恢复神志或放弃治疗。PLS 的重点是脑保护、脑复苏及复苏后的疾病防治。除了积极进行脑复苏治疗外,应严密监测心、肺、肝、肾、凝血及消化器官的功能,一旦出现异常立即采取有针对性的治疗措施。

(一) 维持循环功能

心跳恢复后,病人往往伴有血压不稳定或低血压。复苏的初始目标主要是恢复心功能和血流动力学稳定,后期目标则是保证病人重要脏器(大脑、肾脏、胃肠道等)充分的血液灌注,从而最终恢复其完好的脑功能,以达到恢复病人的生活能力和生存质量。但是,病人因心脏骤停往往会出现心力衰竭、心律失常、电解质紊乱和有效心功能不足等。所以,治疗中应严密观察病人的循环状态。治疗中尽早进行有效 CPR,使其维持正常或稍高于正常的血压,以恢复脑循环和改善周身组织灌注。同时,也应防止血压过高或过低所带来的对脑的进一步损伤。

注意监测病人的脉搏、体温、皮肤状态、毛细血管充盈时间和尿量等,及时调整治疗方案。同时应准确判断病人有无低血容量,掌握好输液量及输液速度,常规监测动脉血压(ABP)、中心静脉压(CVP)、尿量、心电图等。根据血压、中心静脉压、尿量等,应用各种液体补充血容量,并使用相关心血管活性药物。

(二) 维持有效通气功能

在整个心肺复苏过程中,都应加强呼吸管理,维持呼吸道通畅,以确保病人的充分氧供。心脏复跳后,无论病人的自主呼吸是否出现,都应进行呼吸支持。BLS 期间的呼吸道畅通往往是不彻底的,需要在复苏后进一步处理,且复苏后呼吸系统也会发生一些变化,如呼吸道分泌物增加、肺不张等,这些都需要加强呼吸道管理的力度。

(三) 防治肾衰竭

复苏病人应留置导尿管,监测每小时尿量,定时检查血尿素氮和肌酐的浓度及各种电解质数值,提供病情变化的动态信息,从而预防肾衰竭。发生心跳、呼吸骤停复苏后,病人通常存在低血压,血流的低灌注容易导致肾缺血。另外,病人身体的一些代谢产物又不断产生,因此容易引起肾小管功能损害而最终导致急性肾衰竭。复苏时,应尽量补足血容量,维持足够的肾灌注压。根据肾功能适当调整相关药物的剂量。复苏后期中,要准确计算单位时间内的出入量。少尿者要注意鉴别是血容量还是肾衰竭引起的。若是血容量充足而尿量较少,可应用渗透性或襻利尿药,禁止应用对肾脏有害的药物。急性肾衰竭少尿期不推荐使用小剂量多巴胺,因其对肾并无明显的保护作用。已明确肾衰竭时,应注意调整输液量和电解质,及早采用腹膜透析或血液透析。其他治疗同临床上常见的急性肾衰竭的治疗。

(四) 保护胃肠道黏膜

机体各项组织器官,除脑组织外,胃肠道黏膜对缺血、缺氧也是非常敏感的。正常情况下人类胃肠道血流量约占心排血量的 20%,在心跳、呼吸骤停期间胃肠道黏膜处于低灌注或无灌注状态。复苏后一段时间内,循环虽已基本恢复,但胃肠道仍处于缺血、缺氧状态,致使胃肠道黏膜屏障遭到削弱和破坏。另外胃肠道缺血、缺氧时,胃肠腔内的氢离子向胃肠壁内逆扩散增加,激活的胃蛋白酶也会对胃肠道黏膜腐蚀损害,所以复苏后病人常出现胃肠道应激性溃疡。保护胃肠道黏膜应及时做好心肺复苏工作,胃管内预防性给予抗酸药或静脉注射 H_2 受体拮抗剂如法莫替丁等。如已发生应激性溃疡或出血,就要做好防治休克、补充血容量及全身常规应用止血剂等。另外及时排空胃内容物,以冰盐水洗胃,洗后注入抗酸药,也可用去甲肾上腺素 8 mg 溶于 100 ml 冰盐水中做胃内注射。必要时考虑内镜直视下止血或手术治疗。

(五) 维持水、电解质平衡

复苏病人应放置于重症监护室,观察 24 小时生命体征的变化,并严密监测心、肺、肾等重要脏器功能,积极预防多脏器衰竭的发生,同时注意保持水、电解质、酸碱平衡,防止感染。应该根据病人的各项代谢性指标、水的出入量、生化指标以及动脉血气分析结果调节输液量和液体种类,及时纠正酸中毒。

(六) 脑复苏

心肺复苏后,由于各系统气管血液灌注不足或缺氧导致组织细胞不同程度的功能损害或再灌注损伤,常可出现心、肺、脑、肝、肾、消化道等器官功能不全或衰竭,甚至发生 MODS。因此必须重视以脑复苏为重点的高级生命支持。心肺复苏的最终目的是恢复病人完好的脑功能,以达到恢复病人的生活能力和生存质量。脑复苏是心肺复苏最后成败的关键。

大脑重量仅占全身的 2%,却接受心排血量的 15%,耗氧量占全身的 20%。心跳、呼吸骤停时,大脑转向无氧代谢,脑组织中的 ATP 含量立即减少 90%。由于贮备的能量不能满足大脑的代谢需要,所以心脏骤停发作时,通常在 15 秒内即出现意识丧失;1 分钟后脑干功能停止,出现濒死状呼吸,瞳孔散大或固定。体内葡萄糖和 ATP 也将在 4～5 分钟内消耗殆尽。一般心脏骤停 4～6 分钟后,大脑就将发生不可逆性损害,而且 10 分钟后病人开始出现脑死亡。可见脑组织对缺氧非常敏感,缺血导致的脑血供不足会对大脑造成新的损害。即使再灌注循环恢复,脑组织还会持续一段时间的低灌注,这将导致脑组织发生"再次损害"。

1. 脑复苏综合治疗措施

(1) 维持脑灌注压:正常情况下,脑组织的血流可以自动调节血压。但由于心脏骤停时严重缺血缺氧,脑流量的自动调节功能丧失,而依赖于脑灌注压。脑灌注压(CPP)为平均动脉压(MAP)和颅内压(ICP)的差值,即 CPP＝MAP－ICP,所以应维持正常或略偏高的平均动脉压,降低颅内压,以保证足够的脑灌注压,必要时,应用血管活性药物如多巴胺、多巴酚丁胺等。注意应防止血压过高而加重脑水肿,或血压过低加重脑及其他器官缺血、缺氧等。

(2) 维持有效通气:加强病人的呼吸管理,始终维持呼吸道通畅。在应用呼吸机增强通气功能时,一般不主张过度通气,因为过度通气可能引起进一步的脑血管收缩,减少脑血流。也可采用高压氧进行治疗。高压氧可以增加血氧分压和氧弥散,进而增加椎动脉血流和改善脑循环,起到清除自由基以及促进神经组织修复的作用。只要病人生命体征平稳,就应尽早进行足够长时间的高压氧治疗。但要注意高压氧易导致肺部感染,并可能造成氧中毒。因此氧疗时应注意监测病人的用氧情况。

(3) 低温疗法:低温可作用于脑缺血及再灌注损伤的多个环节,从而降低脑代谢和脑缺血神经损伤的程度,并能提高脑细胞对缺氧的耐受性。因此在不影响 CPR 的情况下,降温时间越早越好。有关研究表明,每降低 1℃,脑代谢率可降低 5%～7%。

1) 降温部位和方法:又称为亚低温复苏,以头部降温为主,病人头戴冰帽(32～33℃)为宜;配合在大血管经过处(如腋窝、腹股沟、颈部两侧等)置冰袋,或使用降温毯。若降温过程中出现寒战或抽搐,可应用冬眠药物或肌松剂等。

2) 注意事项:头部降温持续时间取决于脑缺氧时间及受损程度,一般持续 3～5 天。1 周后仍无恢复,则无需继续降温。复温时应待病人听觉恢复且神志渐清,绝不能复温过快,一般以每 24 小时温度回升 1℃为宜。

(4) 脑复苏药物的应用

1) 脱水利尿:利尿脱水是减轻脑水肿、改善脑循环的重要措施。甘露醇是高渗性脱水剂,快速静滴时可提高血浆渗透压,从而吸收血管外细胞内外水分至血管内,因此可以降低血液黏稠度和减轻脑血管阻力。其用量为每次 0.5 g/kg,2～3 次/天,快速静脉滴注后 30 分钟作用最强。尽管甘露醇对脑水肿脱水效果强,但对肾实质有害,尤其是老年有动脉硬化者应注意用药剂量。一般每天给药量不超过 100 g。另外,对怀疑颅内出血、脑血管瘤或畸形者慎用或不用甘露醇。利尿剂除甘露醇外,还可用呋塞米(速尿)、地塞米松等。

2) 冬眠药物:可选用冬眠Ⅰ号(哌替啶 100 mg、异丙嗪 50 mg、氯丙嗪 50 mg)或Ⅴ号(哌替啶 100 mg、异丙嗪 50 mg、乙酰丙嗪 20 mg)分次肌内注射和静脉滴注。血压过高者可选用冬眠Ⅱ号(氯丙嗪 50 mg、异丙嗪 50 mg、氯化麦角碱 0.6 mg)。

3) 平衡液和右旋糖酐静脉滴注:血液稀释可降低血液黏度、血细胞比容和血小板凝聚性等,使末梢血管阻力下降,从而增加心排血量,改善脑再灌注。

4) 控制惊厥:脑损害、脑水肿后可出现惊厥。惊厥会增高机体代谢率、增加氧耗量并影响呼吸等,因此必须用药物制止惊厥。可选用地西泮(安定)、硫喷妥钠或苯妥英钠静脉注射或静脉滴注。

5) 肾上腺皮质激素:肾上腺素除了能保持毛细血管和血-脑屏障的完整性,以及减轻脑水肿、降低颅内压外,还可降低毛细血管通透性,从而减少渗出、稳定溶酶体和清除自由基、促进利尿等。短时间内大剂量应用效果较好,如每天每千克体重用地塞米松 1 mg,或甲泼尼龙 5 mg,分 3 次静脉注射,共用 2~3 天。

6) 促进脑代谢的药物:ATP 可以供应脑细胞能量,恢复钠泵功能,有利于减轻脑水肿。除此之外,其他促进脑代谢的药物包括胞磷胆碱、辅酶 A 或辅酶 Q、细胞色素 C 和 B 族维生素等。

2. 脑复苏后病人的转归　心脏骤停病人经过上述脑复苏措施治疗后,大致出现以下四个方面的转归:

(1) 恢复良好。

(2) 意识恢复,但有智力减退、肢体功能障碍或精神方面的异常。这种转归又可分为中度脑功能不全或重度脑功能不全两种。前者昏迷时间长达数天,清醒后出现脑功能不全,经治疗后可逐渐恢复或留有后遗症。后者出现严重脑功能障碍,病人生活不能自理。

(3) 植物人(或称 PVS 状态)。病人广泛大脑皮质损害,貌似处于觉醒状态但病人无感觉,常表现为无意识活动。病人有呼吸和脑干功能,可自由开闭眼睑,存在咀嚼、吞咽或瞳孔对光反射,但常大小便失禁、提问无应答等。

(4) 脑死亡。病人处于深昏迷,对疼痛刺激无任何反应,无自主呼吸和自主运动,脑干反射全部或大部分消失。

第三节　心肺复苏后的监测与护理

一、心肺复苏后的监测

(一) 循环系统监护

1. 及时监测脉搏、心率、动脉压、中心静脉压、心排血量和末梢循环等　每 15 分钟测量脉搏、心率和血压一次,血压一般维持在 90~100/60~ 70 mmHg。药物的浓度根据病人血压状况和循环状况进行调节,在使用血管扩张药物时注意监测病人的血压情况,叮嘱病人缓慢变化体位,防止病人出现体位性低血压。根据病人中心静脉压情况使用相应药物并调节输液的速度和量。及时监测病人心排血量,判断病人心泵功能,并用以指导治疗和预后。观察病人的皮肤、口唇颜色,四肢静脉充盈情况,如果病人肢体发冷、指甲苍白则提示病人静脉充盈不良。

2. 及时发现和识别病人有无存在心律失常、心肌缺血和电解质紊乱等　复苏后病人容易出现心律不齐、心肌缺血和电解质紊乱,需要持续进行心电监护。根据心电监护情况及时调整药物治疗和其他治疗方法,及时发现心肌缺血和心肌梗死的出现,防止病人发生意外。

(二) 呼吸系统监护

观察病人呼吸节律,判断呼吸功能。注意观察病人呼吸状况,通过肺通气功能测定等了解病人呼吸功能的变化。及时监测病人的氧饱和度,间接判断病人的氧供情况和脑功能情况。不同类型的呼吸还可反映脑缺氧损害的水平或范围,从而可以用来评估脑功能状态。如果病人出现呼吸困难、呼吸频率明显加快或点头呼吸等,应立即采取措施,以防呼吸衰竭的发生。如果采用机械通气的病人,应根据病人的各项通气指标,及时调整潮气量、吸气与呼气的比例及呼吸频率等。注意控制病人的吸氧浓度和流量。

(三) 中枢神经系统监护

脑缺氧常引起心脏骤停,也是导致心脏骤停病人死亡的一个常见原因。缺氧还会造成严重的脑功能损害,导致病人预后不佳。因此心肺复苏后要严密观察病人的神经系统功能状况,如监测病人神志变化、瞳孔变化和四肢活动情况等。注意维持病人稳定的脑灌注压,降低脑水肿。做好头部降温,防止病人因高热或惊厥增加能量消耗等。注意观察病人神志状况,曾用 Glasgow 昏迷量表,现常用 Glasgow - Pittsburgh 昏迷量表评估病人脑损伤程度,总分为 35 分,最低 7 分。随着病人意识障碍的逐渐恢复,昏迷量表的分值会相应增高。注意发现病人神志变化,及时采取措施,防止脑功能进一步损害。

曾有临床专家提出,听觉出现是脑功能恢复的一个重要信息。因此,在监测病人意识水平的同时也应随时注意检查病人对听觉反应等的动态变化。

(四) 肾脏功能监护

注意监测病人的肾功能情况,留意病人相关的各项肾功能生化指标。复苏后,病人一般采取留置导尿,应每小时测尿量一次,保留 24 小时尿量做各种生化检查和便于观察。注意观察病人尿液的颜色、浓度等,如病人发生血尿和少尿,或者尿素氮和体内肌酐水平升高,则提示病人有可能发生肾衰竭。注意根据病人的肾功能状况及时调整使用药物的种类和剂量。

(五) 加强基础护理,防止尿路感染、压疮等

心脏骤停病人因营养吸收不良、体内环境紊乱等,可能会导致一些常见并发症如尿路感染、压疮等。注意做好基础护理工作,保持病人的卫生清洁,进行各种医疗护理检查,或操作时应严格无菌。

二、心肺复苏后的护理

(一) 密切观察生命体征

生命体征是反应病人生命状况的重要指标。应密切留意病人的体温、脉搏、呼吸和血压等,注意病人有无出现呼吸急促、烦躁不安、皮肤潮红等,及时采取相应的防治措施。应用心电监护系统、动态心电图等监测病人的心电情况,维持病人血压平稳。注意观察病人体温情况,评估低温疗法效果。

(二) 稳定循环系统

病人复苏后常出现心律不齐、心肌缺血等,在做好心电监护的同时,注意观察病人的心

率、血压、四肢皮肤和口唇末梢等充盈情况,维持病人的循环系统功能稳定,并及时调整病人用药剂量与浓度。

(三) 加强呼吸道管理

严密观察病人呼吸状况,做好病人及病房卫生情况。病房内保持清洁干净,减少人员流动,各项操作采取严格无菌技术。每天用过氧化氢(双氧水)或其他口腔护理液等给病人进行口腔护理。如果有人工呼吸道或机械通气的病人,应专人护理,及时调整呼吸机的各种参数。注意病人呼吸管道等有无衔接松脱、导管阻塞等,及时解除病人呼吸问题,并有效地进行呼吸道湿化和吸痰,保持病人呼吸道通畅。

(四) 配合各种抢救

配合医生进行各种抢救和 CPR 各项操作等,做好开放静脉通路、遵医嘱给药等工作,及时记录病人抢救情况和用药情况,评估用药效果。

(五) 加强基础护理,防止并发症

注意保持病人和病室清洁卫生,严格遵守各项无菌操作原则,协助病人咳嗽及拍背,定时翻身和更换床单,防止压疮与尿路感染等。做好口腔护理,严格消毒各种器械,同时注意保证病人摄入足够热量、防止继发感染等。

思 考 题

1. 心肺脑复苏的步骤一般分为哪几步?
2. 简述心脏骤停的临床表现和判断标准。
3. 简述肾上腺素的药理作用和使用方法。
4. 简述胸外心脏按压的方法。
5. 心肺脑复苏的终止指征和有效指征各指什么?

［附1］ 心肺复苏流程

① 判断神志(轻摇/拍并呼叫姓名),呼救求协助

↓

② 放置体位(仰卧位)

↓

③ 开放气道,清理口腔异物

↓

④ 判断呼吸(一看二听三感觉)

↓

⑤ 人工呼吸(无呼吸,给予2次人工呼吸)

↓

⑥ 判断循环(触摸颈动脉5~10秒,有脉则每5~6秒吹气1次)

↓

⑦ 无脉立即进行胸外心脏按压(5个周期,成人/儿童100次/分,成人
单/双人按压与呼吸比为30:2;儿童/婴儿单人30:2,双人15:2)

↓当AED/除颤器到达

⑧ 检查心律,确定是否电击

(是,1次电击后继续心肺复苏,5个周期;否,则心肺复苏5个周期后检查心律,再看是否电击)

［附2］ 心肺脑复苏分期与步骤

心肺脑复苏分期与步骤常简述为CPR的三步骤：

BLS

↓

ALS

↓

PLS

具体为：

1. 基本生命支持(basic life support，BLS)

(1) A (assessment and airway)评估病人，开放呼吸道

(2) B (breathing)人工呼吸

(3) C (circulation)人工循环

(4) D (defibrillation)电除颤

2. 进一步生命支持(advanced life support，ALS)

(1) A (airway)气道评估和气道管理

(2) B (breathing)呼吸评估和呼吸管理

(3) C (circulation)循环系统检查和支持

(4) D (differential diagnosis)鉴别诊断

3. 延续生命支持(prolonged life support，PLS)

(1) 综合治疗

包括：循环、呼吸支持；保护肾脏和胃肠道系统；保持水、电解质平衡。

(2) 脑保护与脑复苏

（陆　峰　顾　璇　张晓萌）

第四章 医院急救护理

第一节 急诊科的要求

一、急诊科的基础设施与布局

急诊科是医院抢救病人生命的重要场所,是医院内跨多学科的一级临床科室,是急危重病人最集中、病种最多、抢救和管理任务最重的科室,其构建形式可多种多样。少数医院拥有完全独立的急救中心大楼,但一般综合性医院急诊科均为一个独立或相对独立的单元。该单元位于医院主体建筑群的最前沿和最醒目的位置,牌匾标志醒目、突出,有明显指路标志和夜间指示灯,方便和指引患者就诊。急诊科入口道路宽畅,设救护车专用通道和救护车专用停靠点,并设无障碍通道。有条件的医院分别设置普通急诊通道和急救专用通道,普通急诊通道指向急诊科入口处的预检台,急救专用通道则直接通往抢救室。急诊科所处的位置应空气流通,采用中央系统供应冷、暖气,保证室内适宜的温度、湿度。急诊科将对急诊患者进行分科就诊,实施集中抢救、监护、留观、急诊输液,在患者病情好转或稳定后决定是否送入相应科室进一步诊治。因此,急诊科可划分为医疗区域和辅助支持区域,并设急救绿色通道。

(一)医疗区域

1. 分诊台 又称预检台或服务台。设立在急诊大厅入口处,有明显标志,是急诊患者就诊的第一站,且光线明亮,空气流通,通道宽敞,便于进行检诊、分诊。预检护士由经验丰富的护士担任,并对其每一位就诊患者进行快速分类和电脑信息登记。分诊台备有必要的体格检查物品,如体温计、血压计、听诊器、手电筒、压舌板、诊察床等,以便对患者进行初步检查分诊。另需配备必要的通讯设备,包括市急救中心与各大医院的直线网络电话和市急救中心的直线电话,呼叫各相关科室的急诊电话和便于呼叫本科各人员的科内呼叫器。预检护士每天负责对各急救中心直线电话进行测试,确保医院急诊科医疗急救与院前急救的有效衔接。

2. 诊疗室 设内科、外科、骨科、妇产科、眼科、口腔科、耳鼻喉科等诊室。急诊患者在接受分诊分科后,即转到相应科室就诊。根据小儿特点,儿科急诊独立成区。外科诊室附近设清创室,骨科诊室附近设石膏间。各室内除诊察床、桌、椅外,还须根据各科特点备齐器械和用物,定期清洁消毒,定期检查补充。

3. 急诊抢救室 一般设在靠近急诊入口处,应有足够的空间,根据空间大小设1～3张床。每张床位使用面积不少于12 m²。有条件者可分设一般抢救室和危重症监护抢救室,也可设立各专科小型抢救室,如内科系统抢救室、中毒抢救室、急诊手术室等。抢救室必须配备必要的抢救仪器、物品和药品。常备的抢救仪器:有创呼吸机、无创呼吸机、转运呼吸机、人工简易呼吸器;心电监护仪、心肺复苏仪、除颤仪、体外心脏起搏器、心电图机,以及洗胃机、抢救车、快速血糖测量仪等。常见的抢救物品及器材:咽喉镜、支气管镜、气管插管导管、面罩、简易呼吸囊、输液泵、微量注射泵、气管切开包、深静脉穿刺包、胸穿包、腹穿包、心包穿刺包、导尿包等。常规急救药品:抗休克药、抗心律失常药、强心利尿药、中枢兴奋药、镇静镇痛药、解毒药、扩容药等。另外,须设环形静脉输液架、中心给氧、中心吸引装置等。

4. 清创室 又称急诊手术室。设在抢救室与急诊外科诊室之间。由专职护士配合医生进行简易的急诊清创缝合术。对于危重外伤需要紧急手术的患者,可在急诊手术室进行初步手术急救处理后,转至手术室进一步手术。

5. 急诊监护室(EICU) 一般设在抢救室与留观室之间,是对危重患者进行集中监护、抢救与治疗的场所。经抢救室抢救后或在留观室病情突然恶化需要进一步监护治疗的患者都可转入EICU。急诊监护室根据医院危重患者的实际情况设4～12张床,每张床位的占地面积为15 m²以上。目前大多数医院都设有EICU,实施半封闭式的管理。专职医生和护士对危重监护患者进行心、肺、脑、肝、肾功能等24小时的监测。EICU的建立对提高危重患者的抢救成功率有着积极的意义。

6. 留观室 根据急诊科专科特点以及急诊患者流量设留观室,收治对象包括经急诊治疗后需短时间继续观察的患者、诊断不明或诊断明确需待床住院的患者。一般情况下,留观时间不应超过72小时。但随着社会老龄化的到来以及医疗条件的不断改善,留观室的功能也随之发生了一些变化。部分留观患者为慢性病、多脏器功能衰竭或涉及多个专科疾病,故留观时间也由原来的1～3天增加到10～15天。因此一些医院又将留观室改为急诊观察病房,其基本设施及护理要求完全实施"病房化"管理。

7. 其他 在为急诊设施布局时,应尽量将治疗室、注射室、输液室、处置室安排在相邻的位置,便于充分节约护士的人力资源。输液室与注射室大小应与急诊就诊量相匹配。小儿门急诊设隔离室。预检护士如发现疑似传染病患儿就诊,可将其安置于隔离室,并通知专科医生入内诊治。成人疑似传染病患者应到独立单元的感染科诊治。

(二) 辅助支持区域

辅助支持区域应与急诊科的急诊、急救功能相匹配,包括急诊挂号和收费室、急诊检验科、急诊药房,以及X线、CT、B超、心电图室等,使急诊患者基本的辅助检查不出急诊区域即可完成。

(三) 急救绿色通道

急救绿色通道是按照我国公共卫生救治体系建设的总体要求,为了提高医院整体医疗救治水平,实现院前、院内无缝隙衔接,提高抢救成功率而开辟的一条"绿色生命通道"。急诊科作为急救绿色通道的枢纽,其主要任务是对生命急救绿色通道的建立与维护。急救绿色通道是以患者病情需要为出发点,秉承抢救优先的原则,对危重患者实行优先抢救、优先检查、优先住院,后补办医疗相关手续的程序。一般有两种形式:一是专科(单病种)绿色通道的建立,包括接诊科室、接诊后救治程序、信息报送等;二是突发事件应急救治绿色通道的建立,包括接诊科室、应急回应、应急扩容方案、检伤方案和处理程序、资料统计等。保证急救绿色通道畅通的关键在于:建立规范化、制度化的通道程序和机制,保证生命通道畅通无阻;实行从业人员培训、准入标准化,使急救人员技术水平不断进步和完善,从而提高急救效率;建立和完善急救通信信息网络系统,包括建立院前、院内急救预警信息系统,以保证急救资源的实时信息畅通,并建立医院急救资源动态信息库,以实现各类急救信息的全网络共享。

二、急诊科的人员组成与素质要求

(一) 急诊科的人员配备

根据各医院急诊科的规模、每天急诊人次、病种及其医疗教学情况而制定人员配备。急诊医学作为一门新兴的独立的学科,需拥有一支从事急诊医疗的专业队伍,才能不断提高医疗护理水平,推动急诊医学的发展。

根据卫生部(2009)50号文件规定,急诊科应当有固定的医师,而且不少于急诊科在岗医师的75%。部分专科如妇产科、眼科、口腔科、耳鼻喉科等可派出医生承担本专科的急诊工作。急诊科医生应当具有3年以上的临床工作经验、具有独立处理常见急诊病症的基本能力,熟练掌握心肺复苏、气管插管、深静脉穿刺、心电复律、呼吸机、血液净化、创伤急救等基本技能,并定期进行急救技能的再培训,培训间隔时间不超过2年。急诊科护士应当具有3年以上的临床护理工作经验,经过急诊科规范化培训合格后方能上岗。随着急诊医学的发展,急诊科护士也逐渐向专科护士方向发展,在参加急诊专科护理适任培训和ICU护士适任培训,取得相应的"急诊专科护理适任证书"和"ICU护士适任证书"后,才能在相应的岗位持证上岗。

(二) 急诊科管理人员要求

三级综合医院的急诊科主任应当具备急诊医学副高以上专业技术职务任职资格,护士长应由具备主管护师以上任职资格和2年以上急诊临床护理工作经验的护士承担。二级综合医院的急诊科主任应当具备急诊医学中级以上技术职务任职资格,护士长应由具备护师以上任职资格和1年以上急诊临床护理经验的护士担任。急诊科主任负责本科室的医疗、教学、科研、预防和行政管理工作,是急诊科诊疗质量、患者安全管理和学科建设的第一责任人。护士长负责本科室护理管理工作,是本科室护理质量的第一责任人。

三、急诊科的任务

所谓急诊,即指24小时不间断的接受需要紧急就诊的各种急症患者。急诊科的主要任务是:接受急救、急症患者的抢救和治疗及护理;开展急救医疗、护理和科研、教学工作。

(一) 急诊医疗

这是急诊科的基本任务。急诊医疗主要是院内日常的急诊、急救工作,即对病情紧急的病人及时诊疗、处置、护理。对生命受到威胁的急危重症患者,应立即组织人力、物力进行争分夺秒的抢救,以维持病人的生命,防止并发症及稳定病情;对不威胁生命而发病急速的病人要进行早期、认真、细致地诊察和治疗,使其早日康复,防止病情加重。

(二) 急诊护理

急诊科护士的主要职责是对急症患者进行迅速的评估和处理,在专科医生未到达前做好一切抢救准备工作,积极配合各科医生对患者进行抢救,做好病情观察、对症护理、安全转运等工作。其他职责还包括承担灾害性事故的急救护理工作、急诊医疗护理领域的科研工作、护理人员的培训工作等。

(三) 教学培训

采取多种形式,对调入急诊科的医生、护士进行上岗前培训,系统学习急诊医学知识,熟悉与掌握急救知识和技能。承担大学医学本科、护理本科、大专的教学任务,承担基层医疗单位、全科医生的培训及业务指导。

(四) 科研

随着急诊医学的发展和社会需求的不断提高,急救护理学的范畴日趋扩大、内容不断丰富。因此,护理人员应注重将先进的高科技技术应用到急救护理的领域里,加强新技术在急诊急救护理中的应用,积极开展急救护理科研,简化急诊就诊各项流程,探索急救患者护理新技术研究的主要方向。

四、急诊科抢救仪器设备的配置与维护

(一) 急诊科所配置的设备仪器应保持账物相符

医院设备处对医院每个科室的医疗设备有总账,急诊科有相应的分账,当仪器新增或者报废时都要在相应的账户中反映出来,并储存在计算机中。

(二) 抢救仪器实行五定制度

1. 定人保管 制定专人保管职责及仪器维护保养要求,保管人员每周对自己所保管的仪器检查维护,设备处人员每月对仪器进行保养维护,并作登记。

2. 定期检查 每班护士都要对抢救仪器进行检查,保证抢救仪器正常使用率为100%,发现有故障及时报修,并有备用仪器替代。

3. 定期消毒 抢救仪器按照消毒隔离规范定期消毒。

4. 定点放置 抢救仪器要安放在规定的位置,标识醒目,不能随意更改放置地点。

5. 定量供应 根据抢救室工作使用情况要求,备有一定数量的抢救物品、器械、仪器。按照要求每班检查并清点数量。

(三) 建立抢救仪器"使用、保养、维修登记本"

每一台抢救仪器都设有"使用、保养、维修登记本",内容应涵盖:仪器设备初始登记卡,设备操作流程,专人保养保管制度和要求,使用、消毒登记,维修记录等。

第二节 医院急诊护理

一、急诊护理的特点

急诊作为急救医疗体系中的重要环节,其护理工作与其他专科护理工作相比,自有其独特性。

(一)工作随机性大,时间性强

生命急救具有极强的时间性,急诊护理工作强调的是速度。特别是在交通事故、地震、火灾、建筑物倒塌、爆炸、各类中毒突发事件等导致数十例甚至上百例伤员突然来诊,或是病人突发心脏骤停、心脑血管疾病时,常需要医护人员在短时间迅速到达现场展开抢救,并根据需要实施昼夜连续监护。由于急诊救护工作随机性大,安排常无固定时间,因此急诊的各项应急预案必须行之有效。且医护人员与伤病员接触时间短暂,故要求急救人员能迅速作出判断,并实施有效的急救措施,充分体现"时间就是生命"。

(二)护理技术要求高

急救护理的对象是人,鉴于病人的疾病种类复杂、健康基础不同、年龄差距大,以及工作随机性大、时间性强等特点,急诊急救对护理人员的工作提出了很高要求。急诊护理的业务范围,涉及多种病情凶险需要紧急救治和严密监护的病种,如心跳骤停、各种类型休克、多系统多脏器功能紊乱(MODS)和多系统多脏器功能衰竭(MOF)、严重创伤、急性昏迷、急性呼吸衰竭和成人呼吸窘迫综合征(ARDS)等,其病情复杂,护理难度大。因此要求护理人员是训练有素的专业急诊护士,经正规培训考核后持证上岗,具备较为全面的护理知识与病情观察能力,熟练掌握基础和高级生命急救基本理论和操作技术,能配合医生开展各种危重病人的急救和护理工作。

急诊护理工作对护理人员技术操作要求极高,仅具备一般护理技术是不够的,还必须掌握急救和监护技术。前者主要包括对病人实施心肺复苏、人工气道建立、电复律、除颤、洗胃等急救技术;后者主要是对病人实施生命体征、神志以及各器官系统功能监测的技术。护士只有熟练掌握以上技术,才能适应急诊急救护理工作的发展需要。

(三)与各学科之间协作性强

急救医学是一门跨专业的边缘学科,很多内容存在纵横交叉。一个具有严重休克的复合伤、多发伤病人,首先需要各专科(脑、胸、腹、泌尿、骨科)手术处理创伤,以后随着病情发展又有血流动力学改变,微循环障碍,酸碱与水、电解质紊乱,氧与二氧化碳失衡,血浆渗透压改变,致使发生多系统多脏器功能衰竭,这是一系列复杂的内科难题。因此,急救医学既不是单纯重复其他临床各科,又存在着相互联系,所以其业务范围涉及甚广,工作性质与各临床科室既紧密相连,又有其独立性和专业性。在各类的急救工作中离不开多学科之间的协作,无论哪一科室或哪一部门环节失控或安排不当,都会直接影响急诊急救的效果和病人的安危。只有协调各学科之间的关系,统一指挥、统一调度才能保证病人在较短的时间得到及时的救治。因此,急救护理具有协作性强的特点,这一特点要求护理人员树立全局观念,加强协作,密切配合。在急救工作中如果出现矛盾,要加强联系,互相沟通,共同协商,解决问题。

(四) 社会性强,影响面广

急救技术水平高低和服务质量的优劣常涉及千家万户和社会的方方面面,故其要求高、社会影响大。能否及时、高效地抢救各类危重病人,反映了一个国家、一个地区、一所医院的管理水平和医护技术力量,反映了一个医院的整体救治水平,是医院的窗口与缩影。鉴于这一点,要求从事急救专业的护理人员不仅要具备高超的急救监护技术能力,还要具备全心全意为伤病员服务的职业道德;同时,还要做好与当地卫生部门、急救中心、救护大队以及兄弟医院间的协调工作,建立良好的合作关系。

二、急诊护理的基本原则

(一) 严格执行操作规程及各项制度

抢救工作中,决不能因为患者病情危重而简化操作,草率从事,这样会给进一步治疗埋下隐患,给患者带来不应有的痛苦和损伤。做任何操作都应严格执行操作规程:遵守无菌操作原则,防止交叉感染;严格执行查对制度,执行医嘱规范细致,杜绝差错事故发生;严格遵守交接班制度,床边交接患者的病情、治疗、用药,以保持抢救工作的延续性;严格执行消毒隔离制度,发现传染病应及时隔离,保持抢救现场环境整齐、洁净,物品摆放整齐有序,功能性质处于良好状态。在有多科会诊的情况下,应做好各科的协调联络工作。

(二) 搬运护理原则

急救病员在进行检查、转运时常需搬动。搬运过程含有科学、规范的技术成分,对患者的抢救、治疗和预后至关重要。原则上应尽量减少搬动,昏迷状态伴有窒息、严重出血、重症休克或脑疝形成的病员则不应搬动,以免造成呼吸、心跳骤停。在院前急救和后续医疗活动中,实施搬运应遵循"及时、迅速、安全、节力"原则,防止再损伤和使病人滑跌落地。应注意:对不同病情的患者要求有不同的体位,患者在抬上担架后须扣好安全带以防止跌落,上下坡时尽量使患者保持水平状态或头高位。协助翻身时动作要轻柔,密切观察患者面色、呼吸。脊柱、脊髓损伤或疑似损伤的患者搬运时应保持脊柱伸直,不可任意搬动或扭曲其颈部、躯干。搬动前伤口及骨折部位要妥善包扎固定,以免加重出血、疼痛或使敷料脱落。

(三) 导管护理原则

急救病员身上往往同时置有多条导管,包括吸氧、输液、气管插管、各种引流、监护等。这些管道都是急救所必需的,因此必须保证各导管位置无移位,通畅且无压折,固定无脱落。

(四) 安置正确的体位

一般病员取平卧位或屈膝侧卧位,头偏向一侧,避免舌后坠阻塞气道,保持呼吸道通畅;休克患者可取平卧位,下肢可稍抬高,以保证脑部供血;急性肺水肿、左心衰竭、呼吸困难、哮喘、胸外伤等患者可取半坐卧位或座位;急性颅脑外伤病人需避免患侧头部受压,应取健侧卧位;昏迷病人洗胃时,应取左侧卧位,可将胃幽门部位抬高,防止洗胃液进入肠腔而促进毒物吸收。

(五)准确、及时、完整地记录急救过程

急救护理记录既是医疗文件又是法律依据,病员的主诉、症状、病情变化、出入量、用药及生命体征等均须逐项记录,在时间上须准确无误。

三、急诊护理管理制度

急诊护理管理制度(contents of emergency nursing management)是长期急诊护理工作实践经验的总结,是急诊护理工作客观规律的反映,是服务对象接受安全、有效的护理服务的重要保障,也是减少和防止差错事故发生的重要措施。建立具备完整性、可操作性的管理制度,可使急诊护理工作有序规范化、操作常规化。

急诊护理管理制度主要应包括:急诊各级护理人员的岗位职责、急诊预检工作管理制度、急诊抢救工作管理制度、EICU 工作管理制度、急诊留观室工作管理制度、清创室工作管理制度、输液室工作管理制度、消毒隔离制度、危重患者转运交接制度、护士培训考核制度、抢救物品管理制度、特殊患者处理制度等。

例如,危重患者转运交接制度:

(1)危重患者转运时必须有医、护人员全程陪护。

(2)转运前应向患者及家属解释转运目的、可能的风险、转运途中实施的方法,取得患者及家属的理解和配合,必要时由医生通知家属签字同意后再启动转运。

(3)通知转入科室、手术室、检查科室及电梯间,做好接待患者的准备工作,争取密切配合,缩短转运途中的时间,降低转运风险。

(4)保证转运工具功能完好,确保患者在转运过程中的安全,酌情备好应急物品及药品。

(5)转运前评估患者,测血压、脉搏、呼吸、意识等,并记录在转运记录单上。观察室、监护室的病人应同时记录在护理记录单上,认真填写患者转科记录本及评估单。

(6)转入科室在接到患者转科通知后,护士立即准备备用床及必需物品,必要时备好抢救仪器、药品。当患者入科时,护士应主动迎接并妥善安置患者。

(7)认真评估患者,转出、转入双方必须做到"五交清":患者档案资料要交清;患者生命体征要交清;患者身上的各种导管要交清;患者使用各种仪器、药物要交清;患者皮肤情况要交清。据实填写转接单,并通知医生诊治患者。

四、常见突发事件的应急预案

急诊科的应急预案根据各医院的具体实际情况制定,原则是切合实际,可操作性强。

(一)群体伤员突发事件应急预案

附上"突发群体事件抢救护理应急程序"和"突发性创伤抢救护理应急程序"以作说明(图 4-1、4-2)。

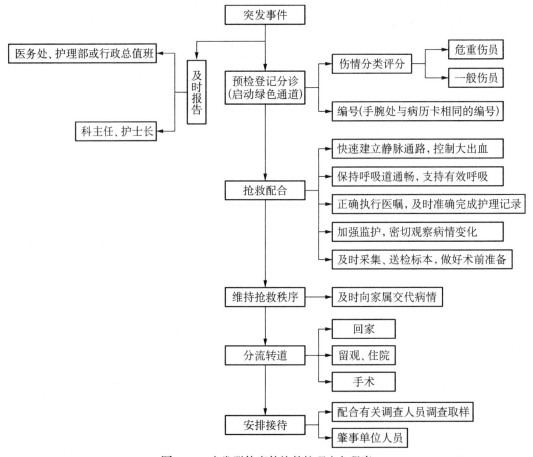

图 4-1　突发群体事件抢救护理应急程序

[注]　(1) 应快速采取有效手段和措施,使事件损失的程度降至最低点,最大限度挽救患者生命。
　　　(2) 急救原则为先重后轻,先急后缓。预检护士要根据病人的轻重缓急快速分流病人,可按部位、性质、循环、呼吸、意识五个方面分清病情,统一编号(采用病历卡编号,并在患者手腕处套一与病历卡号相同的编号),轻病人可在预检台填好黄色病卡直接去相应诊室就诊,重病人按红色编号后进抢救室,确保患者能得到及时、正确的抢救和治疗。

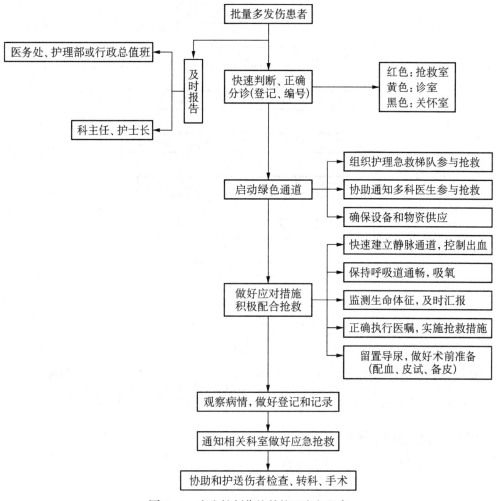

图 4-2 突发性创伤抢救护理应急程序

[注] (1) 在遇到突发重大交通事故时,应快速组织抢救护理小组,迅速、准确、有效地实施护理措施,确保抢救的顺利进行,防止和减少并发症,提高抢救成功率,降低死亡率。

(2) 抢救过程中口头医嘱要复述一遍,避免有误,并及时补记在病历上,各种抢救药物的安瓿、输液瓶等用完后应暂行保留,便于统计查对,防止差错。

(二) 突发流行性疾病应急预案

附上"突发流行性疾病护理应急程序"以作说明(图 4-3)。

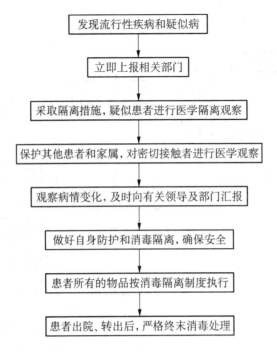

图 4 - 3　突发流行性疾病护理应急程序

[注]　应组织护士学习《中华人民共和国传染病防治法》,掌握甲、乙、丙类传染病及疫情报告的规定时间等
相关法律、法规,掌握各类传染病的传染源、传播途径及应采取的消毒隔离措施,熟练掌握职业防护知
识,做好自身防护。从而阻断流行性疾病的传播途径,确保患者、家属及工作人员的安全。

(三) 意外停电应急预案

附上"意外停电应急程序"以作说明(图 4 - 4)。

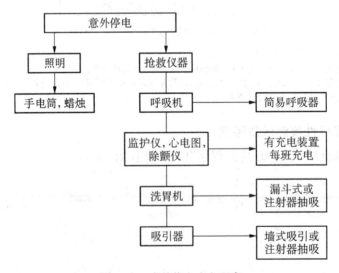

图 4 - 4　意外停电应急程序

（四）火灾应急预案

附上"火灾应急程序"以作说明（图4-5）。

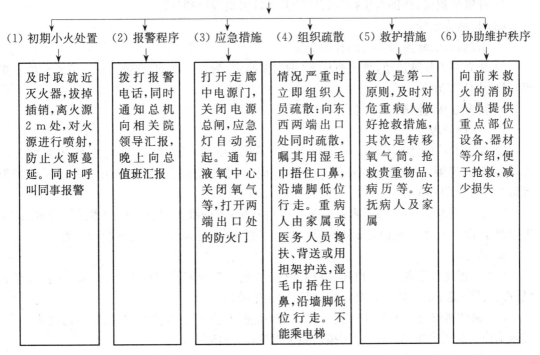

图4-5 火灾应急程序

［注］ 需标明应急灯和安全出口处。

五、常见急诊急救护理程序

护理程序（nursing process）是以促进和恢复病人的健康为目标所进行的一系列有目的、有计划的护理活动，是一个综合的、动态的、具有决策和反馈功能的过程，对护理对象进行主动、全面的整体护理，使其达到最佳健康状态。护理程序是一种科学的确认问题、解决问题的工作方法和思想方法。

（一）颅脑外伤急救护理程序

1. 评估

（1）有头部外伤史。

（2）临床症状与体征：有无意识障碍、视觉异常、头痛、呕吐及瞳孔变化。

（3）伤情分类。

2. 处理

（1）基本处理

1）快速接诊，安置于外科抢救室。

2)立即通知神经外科医生。

3)询问并评估颅脑损伤原因。

(2)改善呼吸

1)保持呼吸道通畅,清除呼吸道分泌物,必要时放置口咽通气管。

2)吸氧。

3)呼吸衰竭者,协助医生行气管插管并予呼吸机辅助通气。

(3)抗休克治疗

1)监测血压、脉搏、神志、瞳孔的变化。

2)建立两条静脉通道,采集血标本(做血型鉴定、凝血四项、血常规检查);按医嘱给予扩容、降颅内压等治疗。

3)留置导尿,监测24小时出入量。

(4)伤口处理

1)非手术治疗:剪去长发,剪开脏衣;清洁创面,用弹力绷带加压包扎止血;有耳漏鼻漏者,将头转向患侧,用棉垫垫在耳郭、鼻孔外。同时,准备急救箱、氧气袋,由医护人员陪护患者做CT、X线等相关检查。

2)急诊手术治疗:通知手术室及神经外科病房;术前准备:包括剃发、术前用药等;护送患者至手术室,与手术室护士床边交班(包括病情、用药、处理经过);记录抢救过程。

3. 注意事项

(1)严密观察患者神志、血压、脉搏、呼吸变化。若出现喷射性呕吐、头痛、视乳头水肿(复视、失明)提示有颅内压增高,应及时通知医生处理。

(2)密切观察患者的瞳孔变化。若出现一侧瞳孔先缩小后扩大,对光反应迟钝或消失,提示脑疝。脑桥出血,原发性脑干损伤则可出现针尖样瞳孔。

(3)有脑脊液耳漏鼻漏时,禁填塞、禁用药液滴耳鼻、禁腰穿、禁擤鼻。

(4)做好安全防护措施,防止坠床等意外伤害的发生。

(二)胸部创伤急救护理程序

1. 评估

(1)有胸部外伤史。

(2)临床症状及体征:有无呼吸困难或不规则呼吸。

(3)伤情分类。

2. 处理

(1)基本处理

1)快速接诊,安置于外科抢救室。

2)立即通知胸外科医生。

3)询问并评估胸部损伤原因。

(2)纠正休克,改善呼吸

1)及时处理开放性伤口,使其转为闭合性伤口。

2)吸氧,清除呼吸道分泌物,保持呼吸道通畅。

3)开通两条有效静脉通道,采集血标本(做血型鉴定、凝血四项、血常规检查);遵医嘱予扩容。

4）严密监测血压、脉搏等生命体征的变化。

5）呼吸衰竭者,协助医生行气管插管并呼吸机辅助通气。

（3）纠正胸腔内压力

1）单纯闭合性气胸:严密观察患者呼吸节律和型态,根据 X 线胸片结果行胸腔穿刺抽气。

2）开放性创伤:紧急情况下,用手将伤口捏紧,使开放性立即转为闭合性,有条件者用 5～6 层凡士林纱布封闭伤口,并用棉垫加压包扎。

3）张力性气胸:于患侧锁骨中线第 2 或第 3 肋间,用粗针头（12 号以上）穿刺进行排气减压。

4）血气胸:协助医生行胸腔闭式引流术:①备物:胸穿包,小手术包,水封瓶内注入无菌生理盐水至规定刻度,局麻药,无菌手套,无痛碘消毒液、棉签,胶布。②定位:患侧腋前线第 7、第 8 肋间。③常规消毒,配合医生行胸腔穿刺术,接胸腔闭式引流瓶。④观察:引流液的量、颜色、性质,水柱的波动及病人的呼吸情况。

（4）消除反常呼吸

1）加压包扎:可用大棉垫 3～5 块置于伤处,胸带、弹力绷带加压包扎。

2）有呼吸窘迫症状,$PaO_2 < 8\ kPa$、$PaCO_2 > 6.7\ kPa$ 者,协助医生行气管插管并呼吸机辅助通气。

3）呼吸机参数调节:应遵医嘱调节。一般选择辅助呼吸模式,潮气量为 $< 3.5\ ml/kg$,呼吸频率为 12～16 次/分,吸呼比为 1∶1.5～1∶2,压力为 0～2 kPa（0～20 cmH_2O）。

4）严密观察患者生命体征、SPO_2 等变化,观察呼吸机运转情况。

3. **注意事项**

（1）搬动病人时,应使胸腔引流瓶低于胸腔水平,并予双止血钳夹管,防止引流液倒流入胸腔致继发感染,以及管道脱节使空气进入胸腔而引起气胸的危险。

（2）胸带或绷带加压包扎,松紧度以不影响呼吸为宜。

（3）血气胸的患者要及时清除引流瓶内的血液,以免瓶内容量过满使压强增大,而影响引流效果。

（三）腹部创伤急救护理程序

1. **评估**

（1）有腹部外伤史。

（2）临床症状与体征:腹部有无压痛、反跳痛。

（3）伤情判断。

2. **处理**

（1）基本处理

1）快速接诊,安置于外科抢救室。

2）立即通知腹部外科医生。

3）询问并评估腹部损伤原因。

（2）纠正休克

1）吸氧。

2）监测血压、脉搏、神志、呼吸。

3）在上肢开通两条以上有效静脉通路,快速补液,根据血压情况随时调节补液滴速;采集血标本(做血型鉴定、凝血四项、血常规检查)。

（3）伤口分类处理

1）闭合性创伤者,协助医生做腹腔穿刺:①物品准备:腹腔穿刺包、安尔碘、棉签、10 ml注射器。②予合适体位,穿刺部位做皮肤清洁、消毒。③如抽出不凝血,表示有内出血,必须做好术前准备(留置导尿管、备皮、术前用药等)。④如无不凝血,应密切观察血压及腹部体征的变化。

2）开放性创伤:有腹腔内容物外漏时,用无菌生理盐水纱布覆盖,再用无菌圆碗保护,绷带或腹带包扎,做好术前准备。

3. 注意事项

（1）疑有腹内实质性脏器破裂出血者,不宜在下肢建立静脉通道。

（2）外漏的腹腔内容物,未经处理不得直接回纳腹腔。

（四）脊柱骨折急救护理程序

1. 评估

（1）有外伤史。

（2）临床症状与体征:脊柱有无疼痛、畸形。

（3）伤情判断:有无脊髓损伤。

2. 处理

（1）基本处理

1）通知外科医生一起接诊。

2）搬运:应三人操作,备硬板车床、颈托。搬运前要为患者戴好颈托,一人托住头颈部,保持颈椎和胸椎轴方向一致,另一人托住胸椎及腰椎部位,第三人托住臀部及下肢,3人同时托起使躯干呈一条直线,移至硬板床上。

3）去枕,保持平卧位。

（2）纠正休克

1）测血压、脉搏、呼吸等生命体征。

2）吸氧。

3）快速建立静脉通道,采集血标本(做血型鉴定、凝血四项、血常规检查)。

4）留置导尿管,记24小时出入量。

（3）后续处理

1）送放射科X线摄片。

2）如有脊髓损伤者,观察并记录损伤部位及严重程度。

3）安慰病人及家属,做好必要的解释工作。

3. 注意事项

（1）怀疑脊椎损伤病人,必须卧于硬板床上。

（2）患者需要翻身移动时,要3人以上一起操作,保持躯干呈一条直线,防止骨折移位,损伤脊髓。

（五）四肢骨折急救护理程序

1. 评估

（1）有外伤史。

（2）临床症状及体征：有无四肢疼痛、畸形、骨摩擦感。

（3）伤情判断。

2. 处理

（1）基本处理：平车快速接诊；通知医生；询问受伤原因；剪开受伤部位衣服，擦去污迹。

（2）纠正休克：包扎和止血、固定；测血压、脉搏；吸氧；开通静脉通道，采集血标本（做血型鉴定、凝血四项、血常规）；留置导尿管，记录尿量。

（3）伤口分类处理

1）闭合性骨折：选择合适的夹板固定患肢，送医学影像科 X 线摄片后收入骨科病房。

2）开放性骨折：①包扎和止血：用无菌大棉垫覆盖伤口后用弹力绷带加压包扎。大血管活动性出血时可用橡皮止血带或气压止血带止血，上肢压力 250～300 mmHg，下肢压力 400～500 mmHg，需记录止血带的使用时间，观察肢体的末梢循环，每小时放松 1～2 分钟，并做好交班。②固定：选择适合骨折部位的夹板固定，固定范围超过骨折部位上下各一个关节。未经固定的伤肢，不可随意搬动患者。如血压不稳定者需要检查、住院，应由医护人员护送。

3. 注意事项

（1）记录使用止血带的时间，观察患肢的末梢循环，并做好交接班。

（2）骨折后未经固定的患肢不得随意搬动。

（3）如休克未纠正，避免搬动，尽量床边 X 线摄片。

（六）经消化道毒物中毒急救护理程序

1. 评估

（1）有毒物接触史或可疑毒物接触史。

（2）有无中毒症状与体征，如腹泻、呕吐、发绀及精神异常和瞳孔变化。

（3）估计中毒的严重程度。

2. 处理

（1）基本处理：快速接诊，将患者安置于抢救室；通知内科医生；测生命体征。

（2）清除毒物

1）催吐：适用于神志清楚且合作者。可先用压舌板刺激咽喉部催吐，使其尽量将残留毒物吐出；然后给予快速口服 200～500 ml 洗胃液后，刺激咽喉部催吐。反复多次进行催吐，可达到洗胃的效果。也可使用药物催吐剂。

2）插管洗胃：适用于神志不清或不合作者。①操作要领：取左侧卧位，选择 22～28 号胃管，洗胃机压力为 40～50 kPa，每次灌洗量 300～500 ml，洗胃液温度为 25～38℃。②观察：出、入量是否相符，有无腹胀、腹痛等，机器运转情况是否正常。③注意点：第一次抽出的胃液要留取标本做毒物鉴定；不明原因中毒时，用清水洗胃，毒物明确时可采用拮抗溶液洗胃。

3）使用对应或特效解毒剂：建立静脉通道，留置血液标本（做血常规、生化检查）。观察解毒剂的疗效和不良反应。

4）促进毒物排泄：①导泻及灌肠：洗胃后用 30％硫酸镁 100 ml 注入胃管导泻，安眠药中毒者用硫酸钠导泻。②利尿：遵医嘱予 50％葡萄糖 40 ml＋呋塞米（速尿）40 mg 静脉推注。③血液透析：适用于毒物已被机体吸收的重度中毒患者。

5）对症支持与护理：密切观察患者腹痛、腹泻、呕吐情况；按医嘱使用护肝药物；做好心理护理，解除患者的恐惧心理。

3. **注意事项**

（1）昏迷患者洗胃时应选择左侧卧位，保持呼吸道通畅，防止误吸。

（2）洗胃至洗出的液体澄清、无色、无味为止。

（3）洗胃机洗胃时，要保持进、出量的平衡。

（4）安眠药中毒禁用硫酸镁导泻。

（七）经呼吸道毒物中毒急救护理程序

1. **评估**

（1）有毒物接触史或可疑毒物接触史。

（2）有无中毒症状：咳嗽、呼吸困难、发绀、头晕、昏迷等。

（3）估计中毒的严重程度。

2. **处理**

（1）基本处理：快速接诊，将患者安置于抢救室；给予高流量吸氧；通知医生。

（2）保持呼吸道通畅

1）开窗通风；

2）松解衣领；

3）清除呼吸道分泌物；

4）必要时放置口咽通气管、面罩高流量吸氧；

5）有呼吸困难者给予简易人工呼吸气囊辅助呼吸；

6）有条件者予高压氧舱治疗。

（3）解除毒物

1）使用解毒剂：开通静脉通道，采集血液标本（做血常规、生化检查）；做动脉血气分析；遵医嘱使用对应的解毒剂。

2）促进毒物排泄：给予 50％葡萄糖 40 ml＋呋塞米（速尿）40 mg 静脉推注利尿。中毒严重或伴有呼吸循环衰竭、急性肾衰竭的患者可行血液透析。

（4）对症支持与护理：密切观察患者呼吸的变化，按医嘱使用呼吸兴奋剂及护肝药物。

3. **注意事项**

（1）有呼吸衰竭者要及时予气管插管或气管切开，用呼吸机辅助呼吸。

（2）昏迷患者应防止舌后坠，影响呼吸。

（八）经皮肤黏膜毒物中毒急救护理程序

1. **评估**

（1）有毒物接触史或有可疑毒物接触史。

（2）有无全身中毒症状及局部皮肤黏膜苍白或红肿。

（3）估计中毒严重程度。

2. 处理

（1）基本处理：快速接诊，将患者安置于抢救室，通知内科医生；吸氧；测血压、脉搏、呼吸。

（2）清除未吸收的毒物：护士戴手套为病人脱去所有衣服，包括内衣；用大量清水（冬天用温水）清洗皮肤、头发。生理盐水冲洗眼睛，冲洗时间持续 30 分钟以上；如毒物由伤口进入时，可在伤口的近心端扎止血带，局部冰敷。

（3）使用解毒剂：建立静脉通道，留置血液标本（做血常规、生化检查）。按医嘱使用对应的解毒剂，并观察解毒剂的疗效与不良反应。

（4）促进毒物的排泄：利尿，中毒严重或伴有呼吸循环衰竭、急性肾衰竭者予血液透析。

（5）对症支持与护理：密切观察血压、脉搏、呼吸的变化，注意皮肤颜色变化（有无苍白、红肿）；按医嘱使用护肝药物；予心理支持与安慰，解除病人及家属的恐惧心理。

3. 注意事项

（1）使用止血带时，应每隔 15～30 分钟放松 1 分钟，防止肢体坏死；

（2）抢救过程中注意全身保暖。

（九）烧伤急救护理程序

1. 评估

（1）有烧伤史。

（2）有烧伤创面。

（3）评估烧伤面积及深度

1）Ⅰ～Ⅲ度烧伤可"九分法"和"手掌法"合并使用计算烧伤面积。

2）特重烧伤用"手掌法"，减去未烧伤部分的面积，计算出烧伤面积。

2. 处理（以大面积烧伤为例）

（1）基本处理：快速将病人安置在外科抢救室，通知医生，简要询问烧伤经过。

（2）抗休克治疗

1）吸氧，保持呼吸道通畅，呼吸困难者可使用呼吸机辅助通气。

2）建立两条静脉通道，采集血液标本（做血常规、生化检查）；遵医嘱快速补液。

3）心电监护，严密观察血压、脉搏、血氧饱和度的变化；按医嘱使用镇静、止痛剂，如哌替啶（度冷丁）50～100 mg 肌肉注射（有呼吸道烧伤及呼吸困难者禁用）。

4）留置导尿管，记录每小时尿量，成人保持尿量 30～50 ml/h，小儿 1 ml/(kg·h)。如果尿量减少，应加快输液速度，补充水分。

（3）后续处理：剔除头发及腋毛、阴毛，剪除指甲；用无菌生理盐水冲洗创面；剪除已破裂和部分脱落的水疱及皮肤，清除泥土草屑；创面消毒后，用无菌纱布覆盖、包扎；由医护人员护送至烧伤病房。

3. 注意事项

（1）特重型烧伤（面积＞90％）和大面积烧伤（面积＞50％）者，不宜在一般的清创室做创面处理，应在给予紧急抗休克处理后，送至专门的烧伤病房做创面处理。

（2）用无菌烧伤床单覆盖创面，防止污染。

（3）安慰病人及家属，给予心理支持。

六、常见急症与分诊

(一) 意识障碍

以意识障碍为首发临床表现来就诊的患者,属神经内科的常见疾病有:高血压性脑血管意外、癫痫和癔症等;属急诊内科的常见疾病有:中毒、缺氧、糖尿病酮症酸中毒、慢性肝病肝昏迷、肾病、肺心病等;属神经外科的常见疾病多为急性颅脑外伤等。

对意识障碍患者的急诊分诊程序为:

1. 快速目测 患者对周围环境有无反应;四肢活动状态如何;有无呼吸困难、有无发绀等缺氧状态;有无呼吸异常,如打鼾等。

2. 主诉 患者意识障碍,不能表达或不能清楚表达,一般由他人代诉发病过程。应特别注意鉴别意识障碍的症状是认知缺陷还是意识丧失,起病是突然发生还是渐进性发展,是一过性还是持续性过程,发病前有无受到什么刺激等。

3. 问诊 询问意识障碍的伴随症状,有无大、小便失禁,有无呕吐、腹泻,有无发热、抽搐等;询问既往史,以往有无高血压、糖尿病、慢性肝病、肾病、肺心病、癫痫、精神疾病等慢性病史,有无类似发病史等;询问有无创伤、突然情绪改变、乱服药、服毒或与有毒物质接触,有无在特殊环境下作业操作等;询问是否已经接受过治疗和用药,效果如何等。

4. 初步体格检查 体检应重点突出,且快速、准确,只局限于检查与意识障碍有关的症状和体征。如瞳孔反应、意识程度、呼吸节律和频率、脉搏和体温情况,有无外伤部位、肢体活动是否受限等情况。

5. 鉴别分析

(1) 发热:先发热,后伴意识障碍,多见于严重感染性疾病;先有意识障碍后发热,常见于脑出血、蛛网膜下隙出血或其他继发感染。

(2) 心律和心率改变:心动过缓可见于颅内压增高、房室传导阻滞、吗啡中毒;心动过速多见于感染。

(3) 血压改变:血压升高可见于高血压脑病、脑血管意外、肾病等;血压降低多见于各种休克。

(4) 呼吸节律和频率的改变:呼吸困难多见于心肺功能不全、脑水肿、脑缺氧;呼吸变慢发出鼾声伴缓脉,多见于脑血管意外。

(5) 瞳孔改变:双侧瞳孔缩小,见于有机磷、巴比妥类、吗啡类中毒或脑桥出血;双侧瞳孔散大,见于一氧化碳、氰化物、颠茄类中毒;瞳孔忽大忽小,见于脑疝的早期征象;瞳孔散大固定,为脑的不可逆损害所致。瞳孔对光反射的灵敏度,直接反映患者昏迷的程度。

(6) 呼吸气味鉴别:肝腥(肝臭)味,可见于肝性脑病(肝昏迷);烂苹果味,可见于糖尿病酮症酸中毒病人;刺激性大蒜味,可见于有机磷农药中毒病人;氨(尿)味,可见于尿毒症病人;恶臭味,可见于支气管扩张或肺脓肿病人;浓重的酒味,提示为酒精中毒性脑病。

6. 分诊处理 通过视、听、问、触以及鉴别分析,初步确定患者发生意识障碍的病因。若存在生命危险者,如中毒、脑疝等应迅速送入抢救室抢救;若意识障碍伴明显颅脑外伤史者,应立即送入抢救室,并呼叫神经外科医生到位抢救;若只有意识不清,不伴有明显生命体征异常者,可送一般诊室就诊。

(二) 发热

任何原因引起机体产热增加或散热减少,或致热原直接作用于体温调节中枢,或体温调节中枢功能紊乱使体温超过正常范围,称为发热。

对发热患者的急诊分诊程序为:

1. **快速目测** 精神状态良好还是委靡不振、有无畏寒、有无出汗、意识是否清醒、面色潮红还是苍白、结膜是否充血、有无慢性病面容等。

2. **主诉** 发热开始时间、持续时间,发热时伴有的症状,如头痛、关节疼痛、咳嗽、咳痰、疲乏无力等。

3. **问诊**

(1) 发热伴随症状:有无寒战、高热、头痛、头晕;有无咳嗽咳痰,痰的色、质、量如何;有无胸痛,以及胸痛与呼吸的关系;有无呕吐、腹泻、腹痛,腹痛的部位和性质如何;有无尿频、尿急、尿痛;有无关节疼痛肿胀、活动是否受限;有无皮疹,皮疹大小、部位、性质,出现时与发热的关系如何等。

(2) 发热的原因:有无受凉,有无传染病接触史,近期有无手术、分娩史,近期生活环境是否有改变,有无各种创伤史,皮肤有无出血征象等。

4. **初步体格检查**

(1) 测量体温,根据需要测量脉搏、血压;检查皮肤黏膜有无皮疹、出血点,皮肤温度、湿度及弹性如何;有无颈项强直;有无疼痛,对疼痛部位触诊,了解疼痛性质。

(2) 发热的危急征象:发热伴意识障碍(中毒性脑病、脑膜炎、脑出血),发热伴休克(高热脱水、感染性休克),小儿高热惊厥,严重的药物热等。

5. **鉴别分析**

(1) 感染性发热:大多数为急性发热,热程在2周以内。疑似传染病者,注意发病地区、季节、传染病接触史。如冬季好发流行性脑膜炎,夏天好发乙型脑炎。近日有发热、胃纳减退、恶心饱胀、乏力伴黄疸,可能为病毒性肝炎等。有系统性症状和体征者,如鼻塞流涕、咳嗽咽喉痛多为上呼吸道感染;若发热伴有胸痛、铁锈色痰可能为肺炎;发热伴有呕吐、腹痛、腹泻者可能为急性胃肠炎;高热、上腹痛伴呕吐、黄疸者可能是急性胆道感染;发热伴尿频、尿急、尿痛可能是尿路感染;发热伴意识障碍可能为中枢性感染;发热伴淋巴结肿大,常见于局灶性化脓性感染等。

(2) 出疹性疾病:可根据出疹的日期、皮疹的特点予以判断,如水痘、麻疹、猩红热、伤寒、风疹、药物热等。

(3) 非感染性疾病:发热伴关节肿痛者多见于风湿热、结缔组织疾病、痛风;高温环境下作业可发生中暑、日射病;肿瘤患者发热见于急性白血病、淋巴瘤;脑出血患者可以有中枢性发热。

6. **分诊处理** 通过视、听、问、触以及鉴别分析,属内科的多数为感染性发热、肿瘤发热、免疫性疾病等;属外科的有胆道感染、淋巴感染等;属皮肤科的有化脓性感染、药物反应等;属感染科的有传染性疾病等;属神经科的有中枢性发热等。

(三) 呼吸困难

呼吸困难是指患者主观感觉呼吸费力,呼吸时感觉空气不足,客观上表现为辅助呼吸肌参与呼吸运动,以增加通气量。患者可以发生呼吸频率、节律、深浅度异常改变,严重者可出现鼻翼煽动、发绀、张口、抬肩、端坐呼吸甚至意识障碍。

对呼吸困难患者的急诊分诊程序为：

1. **快速目测** 患者有明显的气憋或持续的哮喘,患者自述症状时必有呼吸困难、说话费力,多由陪诊者代替述说病情。

2. **主诉** 注意患者自述的起病时间及症状,注意患者对气促或呼吸费力的自我感觉。

3. **问诊**

(1)起病状态及诱因:呼吸困难是突然发生还是逐渐加重,有无诱发因素,如发病前用力动作、剧烈咳嗽、接触过敏源、异物吸入气管等;询问既往史,有无急、慢性呼吸道疾病(如慢性支气管炎、哮喘),有无高血压病史、心脏疾病、肾病等;有无特殊因素,如药物、毒物、过敏物质接触以及异物误入气道等。

(2)伴随症状:有无咳嗽、咳痰、咯血,痰液的色、质、量如何,有无发热、胸痛等。

(3)就诊前有无采取处理措施及效果如何。

4. **初步体格检查** 测量生命体征,观察患者神志,呼吸频率、节律、深度,注意呼吸时有无出现"三凹"征,即胸骨上窝凹陷、锁骨上窝凹陷、肋间隙凹陷。检查胸廓有无异常。听诊两肺呼吸音是否对称,有无哮鸣音、干湿啰音,心律是否齐;看有无颈静脉怒张;触摸有无肝、脾肿大,下肢有无水肿等。

5. **鉴别分析**

(1)呼吸困难伴哮鸣音:常见于支气管哮喘、心源性哮喘。

(2)突发性呼吸困难:吸气性呼吸困难者可见于喉头水肿、气管异物等大气管受阻;呼气性呼吸困难可见于终末细支气管受阻性疾病;混合性呼吸困难可见于气胸、大片肺栓塞。

(3)呼吸困难伴有发热:可见于急性肺部感染、胸膜炎、心包炎等。

(4)呼吸困难伴有胸痛:可见于急性胸膜炎、大叶性肺炎、气胸、急性心肌梗死、肺栓塞等。

(5)呼吸困难伴有咯血:可见于支气管扩张、肺结核等。

6. **分诊处理** 通过视、听、问、触以及鉴别分析,呼吸困难伴昏迷多属于内科疾病,原发性气胸属呼吸科专科,气管异物属耳鼻喉科,颅脑疾病引起的呼吸困难属神经内、外科。

(四)胸痛

胸痛是临床上常见的症状,原因颇多,且胸痛的部位和严重程度,并不一定和病变的部位和严重程度相一致。外伤、炎症、肿瘤及某些理化因素所致组织损伤,可刺激肋间神经、膈神经、脊神经后根和迷走神经等分布在食管、支气管、肺脏、胸膜、心脏及主动脉的神经末梢,均可引起胸痛。

对胸痛患者的急诊分诊程序为：

1. **快速目测** 胸痛患者可单独就诊,也可在他人陪伴下就诊,应注意观察患者的意识,患者对胸痛的耐受状态,有无咳嗽、呼吸困难、发绀等缺氧症状,有无大汗淋漓、面色苍白等休克征象,有无强迫体位等。

2. **主诉** 胸痛发生的部位和时间、疼痛持续时间、疼痛的性质、有无放射痛。诱发胸痛的原因及缓解或加重胸痛的因素。

3. **问诊**

(1)胸痛的病因及诱发因素:对于突发性胸痛要询问在什么情况下发生胸痛,如:有无外伤史,是否在剧烈咳嗽后发生,有无吞服异物等;以往胸痛的发作情况,有无冠心病、肺或纵隔疾病病史等;有无消化道疾病,如食管炎、食管裂孔疝、消化道溃疡病等;有无肿瘤病史。

(2) 胸痛的性质及部位:有无放射至其他部位。

(3) 伴随症状:有无发热、呕吐、胸闷、咯血、濒死感等;胸痛与呼吸运动有无关系,咳嗽、深呼吸时胸痛是否加剧;胸痛与吞咽有无关系,进食吞咽时是否加重;胸痛与体位的关系,向一侧躺能否减轻或加重疼痛。

4. 初步体格检查 测量生命体征,观察严重胸痛时对生命体征的影响,检查胸部局部组织有无压痛、红肿热痛及隆起,有无带状疱疹,呼吸运动是否对称。

5. 鉴别分析与分诊处理 通过视、听、问、触以及鉴别分析,可见胸痛涉及专科包括心内科、心胸外科、呼吸内科、胸外科、消化内科和普通外科。胸痛的正确初步诊断和正确的分诊,对患者的及时救治有着至关重要的作用。护士可根据病情程度分出轻重缓急,有些患者应迅速送抢救室诊治,如急性心肌梗死、主动脉夹层等,有些则可分至专科诊治,如肺炎、溃疡病等。

(1) 属外科诊治的有:疼痛局限于胸壁上,有红肿疼痛可能为局部炎症;肋骨有隆起、压痛、深呼吸、咳嗽加重可能是肋骨软骨炎;急性创伤后引起胸痛,变动体位时疼痛加剧、有反常呼吸运动,可能是肋骨骨折;患者气促、呼吸困难、发绀、烦躁、血压下降可能为血气胸;胸骨后疼痛,进食吞咽加重,可能为食管纵隔病变;活动后突发剧烈胸背部疼痛,向腹部、下腹、下肢放射并伴面色苍白、四肢厥冷、出汗,可能为夹层动脉瘤引起的痉挛。

(2) 属内科诊治的有:有心血管疾病、长期卧床史、近期有手术史者突然发生胸痛、咯血、呼吸困难,可能为肺栓塞;有冠心病史,反复发作心前区或胸骨后疼痛向左侧肩背部、左臂内侧或左颈部、面颊部放射,可能为心绞痛、心肌梗死;发热、咳嗽、一侧胸痛可能为肺部炎症或胸膜炎;胸骨下剧烈疼痛向背、颈、下颌放射,咳嗽、呼吸活动时疼痛加剧,心率加快,脉压小,呼吸困难,可能为急性心包炎。

(3) 属呼吸科诊治的有:青壮年劳累后突然胸痛、呼吸困难,可能为自发性气胸。

(五) 腹痛

腹痛为临床常见症状之一,可表现为急性或慢性,其病因复杂,多数为器质性,也可为功能性;多为腹腔内器官病变引起,也可为腹腔外器官病变所致。因此,分诊护士必须谨慎、仔细,在诊断时要全面考虑。

对腹痛患者的急诊分诊程序为:

1. 快速目测 患者神情、面色、体位、对疼痛的反应(有无烦躁不安、呻吟、按腹辗转),以及有无早期休克征象。

2. 主诉 因腹痛而就诊的患者多呈被动体位,多数患者可以自诉病史及伴随症状,其病因与患者年龄、性别、职业、婚否都有直接关系,因此应仔细了解腹痛起始时间、部位、疼痛性质和伴随症状等。

3. 问诊

(1) 腹痛发生的时间和部位:反复中上腹痛最常见的是消化性溃疡,消化性溃疡主要指发生在胃和十二指肠的慢性溃疡,即胃溃疡(GU)和十二指肠溃疡(DU)。DU 患者约有 2/3 的疼痛呈节律性:早餐后 1～3 小时开始出现上腹痛,如不服药或进食则要持续至午餐才缓解,进食后 2～4 小时又痛,也需进食来缓解,约半数有午夜痛,患者常被痛醒。GU 也可发生规律性疼痛,但餐后出现较早,在餐后半小时~1小时出现,至下次餐前自行消失,午夜痛不如十二指肠多见。左上腹痛可能是胃、脾脏、胰脏、左肾、大肠左段的问题,慢性左上腹痛常见于慢性胃炎、慢性胰腺炎;左下腹痛一般是乙状结肠、左卵巢及输卵管、左输尿管的问题;急慢性左、右腰腹痛伴血尿,应确诊有无泌尿系统结石、前列腺肥大造成的尿潴留等;全腹痛可分为急性与慢性两类,病因极为复杂,包括炎症、肿瘤、出血、梗阻、穿孔、创伤及功能障碍等。

(2) 伴随症状:有无发热、呕吐、腹泻,有无出血,大小便的色、质、量。

(3) 腹痛的性质:为剧痛、刀割样锐痛或钝痛,持续性或阵发性,有无放射性疼痛。

(4) 既往病史及腹痛史:有无消化性溃疡、胆囊炎、胆石症、胰腺炎,有无糖尿病、心血管疾病,手术创伤史,药物食物过敏史,女性患者要询问生育史和月经史。

4. 初步体检　测量生命体征,血压是否稳定;触摸腹肌是否紧张、有无肿块,麦氏点有否压痛,检查墨菲征(Murphy sign)是否阳性;检查腹部外形是否对称、有无隆起、有无陈旧手术切口瘢痕,注意有无肠型、肠蠕动波等。

5. 鉴别分析 (表4-1)

表4-1　内、外科腹痛鉴别分析

临床表现	外　科	内　科
先驱症状	一般无,但也可能有	有
发热	先腹痛后发热	先发热后腹痛
腹痛	由轻到重,由模糊到明确,局限到弥漫	由重到轻,模糊,固定
腹膜激惹征(刺激征)	明显,持续,进展	不很明显,间歇,消失
其他部位体征	无	常有
全身中毒反应	腹痛后出现	腹痛前出现

6. 分诊处理　通过视、听、问、触以及鉴别分析,将患者分至各科诊治。

(1) 属外科诊治的有

1) 胃、十二指肠穿孔:有溃疡病史,餐后上腹部突然发生剧烈疼痛,呼吸活动后加剧。体检:腹部有压痛、肌紧张、反跳痛、肠鸣音消失,甚至可伴休克症状。

2) 急性胆囊炎、胆石症:有胆道病史,中年女性饱餐油腻食物后突出右上腹持续性疼痛,阵发性加剧,并向右肩部放射,伴恶心、呕吐,可有发热。体检:右上腹压痛,肌紧张,墨菲征阳性。

3) 急性坏死性胰腺炎:饱餐、酗酒后发生中上腹部持续疼痛,阵发性加剧,向左腰背部放射,伴恶心、呕吐、发热,甚至休克。体检:上腹部压痛,肌紧张,血、尿淀粉酶升高。

4) 胆道蛔虫症可能:上腹部剑突下阵发性钻顶样剧烈疼痛,患者辗转不安难以忍受,可伴有恶心、呕吐,甚至吐出蛔虫,缓解后无异常。体检:剑突下压痛,无肌紧张,体征与临床症状不符。

5) 急性阑尾炎穿孔:中青年上腹部或脐周阵发性疼痛,向右下腹转移,伴恶心、呕吐,有发热,白细胞计数升高。体检:右腹部麦氏点压痛,甚至有肌紧张、反跳痛。

6) 绞榨性肠梗阻:上腹部或脐周阵发性绞痛、腹胀,伴呕吐,无排便、排气。体检:腹部呈胃型或肠型,肠鸣音亢进,可能是急性胃、肠梗阻,若进展可为持续性腹痛,有腹膜刺激征,并有休克症状。

7）肝、脾破裂：突然受外力作用，腹部疼痛于肝、脾区域。体检有腹肌紧张，伴休克。

8）泌尿系统结石：一侧腰部阵发性绞痛，并向下放射至腹股沟、大腿内侧，患者剧烈疼痛伴恶心、呕吐，面色苍白，出冷汗，排尿异常，见血尿。

（2）属内科诊治的有

1）急性心肌梗死：老年人有高血压、冠心病史，突然上腹胀痛、呕吐，伴胸闷、气急、烦躁。体检：上腹部无明显体征，有心率、心律改变，血压可降低，心电图（ECG）异常等。

2）代谢障碍、酸中毒引起的腹痛：有糖尿病史。患者突发痉挛性腹痛，但腹部无明显体征，却伴有其他全身症状，如乏力、厌食、严重呕吐、腹泻、发热，甚至意识障碍、呼吸异常。追问病史多近期有感染、手术等应激状态。

3）过敏性紫癜：儿童或青少年。发病前有上呼吸道感染史。有发热、乏力、全身不适，出现阵发性腹痛或持续性钝痛，伴呕吐腹泻，甚至便血，下肢皮肤可见对称性反复出现的瘀点、瘀斑，有轻度瘙痒，严重者可发生肠套叠、肠梗阻及肠坏死等。

（3）属妇科诊治的有：疑有宫外孕破裂者，为育龄期女性、有停经史，突然下腹部持续性腹痛，阵发性加剧。体检：面色苍白，下腹可有压痛、肌紧张。应立即请妇产科医生检查，做后穹窿穿刺，见暗红色不凝血可证实。

（4）属感染科诊治的有：急性胃肠道感染可能者，其上腹部有持续性疼痛，阵发性加剧，伴恶心、呕吐、腹泻，大便常规异常，有不洁饮食或暴饮暴食史。

腹痛涉及专科为内科、外科、妇产科、泌尿科等，应按照病史及其他相关因素细致分析。如成年女性多考虑妇科急诊，中年男性以溃疡病多见。分诊时把握好病症的共性与特点，把握好腹痛的危急征象，通过问诊与体检证实判断。腹痛的危急征象有：剧烈疼痛，腹膜刺激征、胃肠梗阻症状。疑有腹腔内出血者，则腹痛伴腹胀，移动性浊音并有急性出血症状；疑有脏器破裂、脏器扭转或嵌顿者，腹痛常伴有休克，而急性化脓性胆管炎、肠系动脉栓塞等均可在短时间内引起严重后果，必须立即救治。

第三节　急诊救护技术

一、胸外心脏按压术

详见第三章。

二、心脏除颤器应用技术

心律失常是由于心肌内存在异常起搏点或异常的连续折返运动，如果能予以短暂高能脉冲电流刺激，使心肌全部除极，抑制异常起搏点和折返激动，则能转复为正常的窦性心律。心脏除颤必须具备两个条件：①窦房结功能正常；②心肌纤维必须全部除极。

目前的心脏除颤方法有直流电同步除颤和直流电非同步除颤。前者利用心电图 R 波触发放电，使电刺激落在心室肌的绝对不应期上，而不落在 T 波上，避开了"易损期"，从而避免发生室性心动过速及心室颤动危险。而后者电刺激可落在心动周期的任一点上，用于心室颤动病人的抢救。另有一种体内植入式自动复律除颤器(AICD),它既能自动检测心律失常,又能行心脏起搏、转复和心内点击除颤。对各种心律失常都有治疗作用,但由于耗能较大,故使用寿命较短。AICD的适应证包括:①自发性持续性室速和室颤;②原因不明的晕厥,在电生理检查时能诱发临床相关的血流动力学显著改变的持续性室速或室颤,药物治疗无效;③伴发于冠心病、陈旧性心肌梗死、左心功能障碍的非持续性室速。

1. 心脏除颤操作方法及注意事项

(1) 严格掌握紧急除颤的适应证,一旦出现心室颤动应立即使用非同步直流电电击除颤,越早越好。

(2) 若病人清醒,应解除思想顾虑,电击前静脉推注地西泮(安定)20～50 mg,待病人神志进入蒙眬状态时行电击治疗。

(3) 备好各种抗心律失常药物、升压药物、临时起搏器及呼吸机,建立静脉输液通道。

(4) 电击前除去假牙,解开衣领,操作者不要与病人、病床相接触,以防触电。

(5) 所用电极不能太小,否则会灼伤皮肤和心肌。除颤电极标准放置为:一个置于左乳头下(心尖部),另一个置于右侧胸骨第2肋间(心底部)。

(6) 心室颤动使用非同步直流电除颤,初始功率为200～400 W/s,除颤无效后应增加50 W/s再次除颤,直至复律。若室颤为细颤,则可推注异丙肾上腺素1 mg,使细颤变为粗颤,再行除颤,以提高成功率。室颤以外的心律失常采用同步直流电复律。

(7) 除颤时应连续监测心电情况,若电击后心跳未复,应立即行胸外心脏按压、静脉推注肾上腺素等,必要时临时心脏起搏。

(8) 除颤后,应注意病人神志、肢体运动情况,以及言语功能。

(9) 注意事项:电击功率应从小开始,功率太大容易造成心肌损伤。电极板应均匀接触胸壁,否则易造成皮肤灼伤。

2. 并发症及处理

(1) 心律失常:室颤及室性心动过速病人除颤后往往存在室性早搏,甚至再次出现室速及室颤,使用利多卡因1～4 mg/min可减少心律失常的复发,而对于房颤、房扑、室上性心动过速,复律后可予奎尼丁、胺碘酮口服预防,同时注意纠正电解质及酸碱平衡失调。

(2) 皮肤灼伤:可见于电极板接触不良或多次电击的病人,通常不需处理,2～3天内自行好转。

(3) 栓塞:心脏除颤后栓塞的发生率约为1.5%,多为心房栓子脱落所致。对于过去曾有反复栓塞史者,在病情许可的情况下,除颤前应予以抗凝治疗。

(4) 肺水肿及心力衰竭:由于除颤后左房机械性功能受到抑制,或受到肺栓塞的影响,而出现肺水肿及心力衰竭,可使用扩血管药物及利尿剂治疗,必要时予以机械通气治疗。

三、开通气道方法

呼吸道可因舌根后坠、异物(如血液或呕吐物)、分泌物、黏液水肿、喉或支气管痉挛而阻塞,多见于因各种原因引起昏迷的病人。完全性气道阻塞是一种及其紧急而又严重的情况,呼吸气流完全中断,若不及时予以疏通和通气,病人将于数分钟内因窒息而出现呼吸及心跳停止;部分性气道阻塞可因通气功能障碍而导致逐渐加重的缺氧和二氧化碳蓄积,危及心、脑等生命脏器功能,同样必须迅速加以纠正。

畅通呼吸道的方法有手法、咽插管、气道插管、环甲膜穿刺或气管切开和气管造口术等，临床上可根据病情和条件选择应用。

1. **手法开放气道** 对于昏迷病人来说，气道阻塞最常见的部位是咽下部，以舌根后坠为多见。因为头位居中或屈曲时，松弛的舌和颈部肌肉难以将舌根抬举离开咽后壁而阻塞气道。采用开放气道的"三步手法"，即头后仰、开口和托下颌，能有效地使阻塞的气道开放。

首先将病人置于无枕水平仰卧位，术者一手放在病人前额使其头部后仰，另一手的示指与中指放于其下颌骨近下颌角处，托起病人下颌。如此可使其前颈部结构伸展，从而抬举舌根并使之离开咽喉壁。头后仰约可使 25% 的病人气道开放。若再使下颌前移，并使口适当张开，则可进一步畅通气道。如气道梗阻仍未解除，则应并用上提下颌的手法，即复苏者立于病人头侧，以双手的 2～5 指，自耳垂前将病人下颌骨的升支用力向前、向上托起，使下颌的牙齿移至上颌牙齿的前方，并以拇指使下颌回缩。这样能有效的抬举舌根组织，解除气道的机械性梗阻。若病人有自主呼吸，这时会气流通畅、鼾声消失；对呼吸停止的病人，下颌托起后，就能有效的施行口对口或面罩加压人工呼吸。

在实施上述三步手法时，术者 2～4 指应着力于病人下颌角的升支，不要握住下颌骨的水平支，否则反会使口关闭，影响气道开放。托下颌的正确操作必须是先使下颌前移，然后向上抬举。对疑有颈椎损伤的病人，绝对禁忌头部前屈或旋转，过度头后仰也会加重脊髓损伤。急救时，托下颌并使头略微后仰是控制颈椎损伤病人气道的良好手法。此外，实施托下颌时也应防止用力过度，以免并发下颌关节脱位。当使病人头后仰、张口并托起下颌还不能解除气道梗阻时，应考虑上呼吸道有异物存在。此时需及时让病人张口，并用手法或吸引器清除异物，然后再施行三步手法，开放气道。

2. **咽插管** 施行三步手法虽能有效的开放气道，但急救者常难以坚持长时间的操作。为此，临床上常借助于口咽或鼻咽气导管进行咽插管，以抵住舌根、舌体，使其前移，离开咽后壁，从而解除梗阻。鼻咽导管是柔软的橡胶或塑料制品，通常也可用质地柔软、粗细合适的短气管导管代替。临用前在导管表面涂以润滑剂，取于腭板平行的方向插入，直至感到越过鼻咽腔的转角处，再向前推进至气流最畅通处，并用胶布固定。口咽导管有橡胶、塑料或金属制品。按其大小，口咽导管分几种规格，供不同病人（成人、儿童和婴幼儿）选用。插口咽导管时先强迫使病人张口，然后将湿润的导管送入口内，沿舌上方反向（导管的凸面朝向病人下颌）下插。当导管插入全长的 1/2 时，将导管旋转 180°，并向前继续推进至合适位置。也可选取一压舌板下压舌体，然后再将导管沿其上方滑入咽腔。确认口腔导管位置适宜、气流通畅后，用胶布将其妥善固定。

咽插管仅可用于昏迷病人。在气道反射完好者，强行插入鼻咽或口咽通气导管容易诱发喉痉挛或恶心、呕吐。鼻咽导管的优点是可以在病人牙关紧闭或下颌强硬时插入咽腔；病人在临界昏迷状态时也易于耐受鼻咽导管。但鼻咽导管常可引起鼻咽组织损伤，应注意导管的选择和充分润滑，插管操作要正确、轻柔，切忌粗暴行事。必要时，可先用麻黄碱液滴鼻，收缩鼻黏膜血管，可减少鼻血。口腔通气导管容易插入，并能提供较为广阔的气道，广为临床选用。但若导管选择不当或操作有误，导管头可将舌背推至咽腔而加重气道阻塞。插口咽通气管时也应注意避免损坏牙齿；不要将两唇夹于导管和门齿之间，以免损伤出血。此外，咽插管时也需头后仰，否则当头颈部松弛时，导管末端可部分退缩，舌根部组织仍能后移压于管端和喉开口之间而起不到开放气道的作用。

四、气管插管术

1. 适应证

(1) 病情十分紧急,不能承受气管切开术者,呼吸、心跳骤停者等。

(2) 各型呼吸衰竭,急、慢性器官功能不全,各类休克,胸、肺、脑等部位严重创伤,导致气体交换不能满足机体需要,应行呼吸支持治疗者。

(3) 全身麻醉的需要。

2. 操作要点　选用麻醉喉镜及合适的气管导管。清醒患者在插管前应先静脉注射神经安定药或少量静脉麻醉药,并需充分的黏膜表面麻醉。

(1) 经口插管:是临床最常用的一种方法。患者取仰卧位,头尽量后仰。操作者面对患者头颈部,左手持喉镜,沿口角右侧置入口腔,将舌体推向左,并移至正中位向前推动,经舌根,暴露会厌,进而暴露声门,右手持气管导管对准声门,待声门张开最大时,迅速准确将气管导管插入气管内。导管插入气管内的长度,成人约 5 cm,小儿 2～3 cm,导管端有湿热气流呼出,能听到呼吸气流声,双上肺听诊呼吸音清楚、对称,挤压储气囊时,两侧胸廓同时均匀抬起,无上腹部膨隆现象,提示导管位置合适。否则表示导管已插入一侧支气管或误入食管,必须立即调整或重插。

(2) 经鼻插管:使用于上下颌骨、口腔、腭裂、鼾症手术(腭咽成形术)的麻醉。插管前先将麻黄碱滴鼻液滴入鼻腔,导管前端外涂抹润滑剂,清醒者需用表面麻醉药喷雾鼻腔、咽腔,选用合适的导管,沿下鼻道推进,出后鼻孔至鼻腔、口咽腔,左手持喉镜暴露声门,右手继续推进导管入声门。如有困难,可用插管钳夹持导管前端送入声门。

(3) 纤维喉镜或纤维支气管镜引导插管:使用于麻醉喉镜直接暴露声门困难的患者。将气管导管套于纤维喉镜或纤维支气管上,首先将纤维喉镜前端跨过声门放置于气管内;其次将气管导管下移,沿显微镜导入气管内。

3. 注意事项

(1) 显露声门是气管插管术的关键。置入喉镜时,要根据解剖标志循序渐进,防止推进过深或误入食管。

(2) 要保护好上切牙。应采取上提喉镜的手法,将喉镜的着力点始终放在镜片顶端。严禁以上切牙为支点,上撬喉镜,避免损伤或碰落上切牙。

(3) 导管插入声门时,要迅速轻柔。如遇阻力,切忌盲目硬插,可更换细导管或寻找原因,以免造成损伤。

(4) 喉部水肿较重、喉部烧灼伤、喉部肿瘤或有异物存留者,不宜采用气管插管术;插管维持 48～72 小时以上者,应行气管切开术;下呼吸道分泌物潴留,难以从插管内清除者,应行气管切开术。

五、简易呼吸机的应用

简易人工呼吸器又称加压给氧气囊(AMBU),是最简单的借助器械加压的人工呼吸装置,具有使用方便、痛苦轻、并发症少、便于携带,有无氧源、电源均可立即通气的特点。在临床急救及转运过程中常常采用简易呼吸器辅助呼吸,可改善患者的呼吸功能,有效纠正低氧血症,大大提高了抢救成功率。

1. 结构与性能 简易呼吸器由弹性呼吸囊、单向呼吸活瓣,以及面罩或气管插管接口和氧气接口等组成。呼吸球入口处球体后端和呼吸球前端出口处都装有单向呼吸活瓣,气体只能从一个方向进出呼吸球体。当放松球体时空气和氧气从呼吸囊的后端进入球体内;而呼吸囊的前端的单向活瓣关闭,病人呼出的 CO_2 气体不会进入球体内。挤压球体时能将球体内的氧气与空气通过单向活瓣与面罩或者气管插管进入患者气道。简易呼吸器具有结构简单、携带方便、操作迅速、无需电动、随意调节、通气效果好等优点。

2. 适用范围

(1) 现场救护:适用于无氧、无电情况下,各种原因引起的呼吸停止,做人工呼吸时使用。

(2) 医院内急救:呼吸衰竭或者呼吸停止者;各种原因导致呼吸机发生故障时(停电);使用呼吸机病人需要转运者;在使用呼吸机时,由于参数原因或者出现人机对抗等,患者情况越来越差时,考虑暂时使用简易呼吸器。

3. 操作程序

(1) 先评估是否有使用简易呼吸器的指征和适应证,如急性呼吸衰竭时出现呼吸停止或呼吸微弱经积极治疗后无改善;肺通气量明显不足者;慢性重症呼吸衰竭,经各种治疗无改善或有肺性脑病者;呼吸机使用前或停用呼吸机时。

(2) 评估有无使用简易呼吸器的禁忌证,如中等以上活动性咯血、心肌梗死、大量胸腔积液、气胸等。

(3) 连接面罩或气管插管、呼吸囊及氧气。调节氧气流量 $5\sim10$ L/min(供氧浓度为 $40\%\sim60\%$)使储气袋充盈。

(4) 开放气道,清除上呼吸道分泌物和呕吐物,松解病人衣领等,操作者站于病人头侧,使患者头后仰,并托起下颌。

(5) 将面罩罩住病人口鼻,按紧不漏气。若气管插管或气管切开病人使用简易呼吸器,应先将痰液吸净,气囊充气后再应用。

(6) 双手挤压呼吸囊的方法:两手捏住呼吸囊中间部分,两拇指相对朝内,四指并拢或略分开,两手用力均匀挤压呼吸囊,待呼吸囊重新膨起后开始下一次挤压。如果患者有自主呼吸时,应尽量保持与病人的呼吸节律一致。病人吸气时挤压呼吸囊送气,病人呼气时放松呼吸囊,禁止病人呼气时挤压气囊送气。

(7) 使用时注意潮气量、呼吸频率、吸呼比等。

(8) 一般的呼吸囊容积在 1 000$\sim$1 200 ml,潮气量 8$\sim$12 ml/kg(通常成人 400$\sim$600 ml 的潮气量就足以使胸壁抬起),因此,只需要挤压球体的 $1/3\sim1/2$ 的气体进入气道为好,避免通气过度。

(9) 呼吸频率:成人为 12$\sim$16 次/分。快速挤压气囊时,应注意气囊的频次和患者呼吸的协调性。在患者呼气与气囊膨胀复位之间应有足够的时间,以防在患者呼气时挤压气囊。

(10) 吸呼时间比:成人一般为 1:1.5$\sim$1:2;慢性阻塞性肺疾病、呼吸窘迫综合征患者频率为 12$\sim$14 次/分,吸呼比为 1:2$\sim$1:3,潮气量略少。

(11) 观察及评估病人。使用过程中,应密切观察病人对呼吸器的适应性、胸腹起伏、皮肤颜色、氧饱和度等。

4. 注意事项

(1) 使用简易呼吸器时单向活瓣漏气、呼吸囊前端单向活瓣漏气造成球体放松时,患者呼出的气体有进入球体的可能性,增加了吸入气体的 CO_2 浓度。呼吸囊后端单向活瓣漏气时,挤压呼吸球时气体一部分从后端活瓣漏出,病人的有效通气量减少。所以要定时检查、测试、维修和保养。

(2)挤压呼吸囊时,压力不可过大,以挤压呼吸囊的 1/3～2/3 为宜,也不可时大时小、时快时慢,以免损伤肺组织,造成呼吸中枢紊乱,影响呼吸功能恢复。

(3)病人有自主呼吸时,应按病人的呼吸动作加以辅助,以免影响病人的自主呼吸。

(4)对清醒患者做好心理护理,解释应用呼吸器的目的和意义,缓解紧张情绪,使其主动配合,可边挤压呼吸囊边指导病人"吸……""呼……"。

(5)呼吸器使用后,呼吸活瓣、接头、面罩拆开,用肥皂水擦洗,清水冲净,再用 1:400 消毒灵浸泡 30 分钟,凉水冲净、晾干、装配好备用。注意不能将前端的单向活瓣装反。

(6)弹性呼吸囊不宜挤压变形后放置,以免影响弹性。

六、颈内静脉(深静脉)穿刺术

1. 适应证

(1)测定中心静脉压。

(2)需长期输液或静脉抗生素治疗。

(3)全胃肠外营养治疗。

(4)需接受大量、快速、输血、补液的病人。

(5)心血管代偿功能不全的病人,进行危险性较大的手术或手术本身会引起血流动力学显著的变化,如嗜铬细胞瘤、大动脉瘤和心内直视手术等。

(6)研究麻醉药或治疗用药对循环系统的作用时收集有关资料。

(7)经导管安置心脏临时起搏器。

2. 操作要点

(1)了解解剖情况:颈内静脉起始于颅底,在颈部,颈内静脉全程有胸锁乳突肌覆盖。上部,颈内静脉位于胸锁乳突肌前缘内侧;中部,位于胸锁乳突肌锁骨头前缘的下面、颈总动脉的前下方;在胸锁关节处以锁骨下静脉汇合成无名静脉入上腔静脉。成人颈内静脉颇粗,当扩张时直径可达 2 cm。右颈内静脉以无名静脉和上腔静脉几成一条直线,加之胸导管位于左侧,以及胸膜顶右侧又低于左侧,这是临床上多选用右颈内静脉穿刺置管的原因。

(2)进路:依据颈内静脉与胸锁乳突肌之间的互相关系,可分别在胸锁乳突肌的前、中、后三个方向进针。

1)前路:平卧,头略转向对侧,操作者的左手中、示指在中线旁开 3 cm 于胸锁乳突肌前缘向内推开颈总动脉,确认胸锁乳突肌前缘中点进针,针干与皮肤(冠状面)呈 30°～45°角,针尖指向同侧乳头或锁骨中、内 1/3 交界处前进,常在胸锁乳突肌中段后面进入静脉。此外,也可在颈动脉三角处触及颈总动脉搏动,在搏动的外侧旁开 0.5～1 cm,相当于喉结或甲状软骨上缘水平作为进针点,穿刺针指向胸锁乳突肌下端所形成的三角,与颈内静脉走向一致进针,针干与皮肤呈 30°～40°角。

2)中路:胸锁乳突肌下端胸骨头和锁骨头与锁骨上缘组成一个三角,称胸锁乳突肌三角,颈内静脉正好位于此三角的中心位置。在三角形的顶端处约离锁骨上缘 2～3 横指作为进针点,针干与皮肤呈 30°角,与中线平行直接指向尾端。若试探未成功,针尖向外偏斜 5°～

10°指向胸锁乳突肌锁骨头内侧的后缘,常能成功。

3)后路:在胸锁乳突肌的外侧缘中、下 1/3 交点或锁骨上 2～3 横指处作为进针点。在此部位颈内静脉位于胸锁乳突肌的下面略偏外侧。穿刺时肩部填高,头尽量转向对侧,针干一般保持水平位置,在胸锁乳突肌的深部指向胸骨柄上窝方向前进。针尖不宜过分向内侧深入过深,以免损伤颈总动脉。

4)锁骨上切迹法:遇有肥胖、小儿及全麻后病人,胸锁乳突肌标志常不清楚,做颈内静脉穿刺定点会有一定困难。此时,利用锁骨内侧上缘的小切迹作为骨性标志,颈内静脉正好经此而下行与锁骨下静脉汇合。穿刺时用左手大拇指按压,确认此切迹,在其上方 1～1.5 cm 处进针,针干与中线平行,与皮肤呈 30°～45°角,指向尾端前进。一般刺入 2～3 cm 即进入静脉;若未成功,针尖略偏向外侧即可进入静脉。

5)中心法:由胸锁乳突肌的两个头与锁骨构成的三角形顶点作为解剖标记。颈内静脉穿行于胸锁乳突肌的深部,穿过这个三角后与锁骨下静脉形成头臂静脉。确定这个标志,头部向反方向旋转 45°角。操作医生把自己非优势手的示指和中指放在颈动脉上,经皮肤在紧贴颈动脉搏动的侧面,略高于三角顶部的部位,高于皮肤 20°角进针,针尖指向同侧乳头。静脉通常位于浅表皮下,常常在针头插入不足 1.3 cm 时即可遇到静脉。如果第一次不成功,则在第二次穿刺时针头应该略微指向中线一些。

3. 注意事项

(1)前路进针,基本上可避免发生气胸,但误伤颈总动脉的机会较多。

(2)中路进针,当胸锁乳突肌标志不清楚时,穿刺有困难,易发生气胸。

(3)后路进针,针尖刺入过深,可损伤动脉或发生气胸。

七、动脉穿刺、插管术

1. 适应证

(1)重度休克,须行动脉输血,以提高冠状动脉灌流量及增加有效循环血量。

(2)施行某些特殊检查,如选择性动脉造影、介入治疗。

(3)动脉采血检验,如血气分析。

2. 操作要点

(1)根据目的和病情需要选择血管和部位,常选用桡动脉、股动脉。

(2)备好所需用品,如穿刺针、导管等。充分暴露穿刺部位,广泛消毒皮肤。

(3)术者戴无菌手套,铺无菌巾单。触及动脉搏动后,用左手示指和中指将动脉固定在两指之间。右手持注射器或穿刺针在两指之间垂直或与动脉走向 40°方向斜向近心端刺入,如见鲜血进入注射器,即表示已刺入动脉,穿刺成功。

(4)穿刺完成后即可采血或注射药物,若需向动脉输血输液,应固定针头连接好输液器,进行加压输血或输液。

(5)行选择性动脉造影时,穿刺针常用 Seldinger 针,按照其操作规程进行。

(6)操作完毕时,应迅速拔出穿刺针或导管,穿刺部位应压迫 5～8 分钟,如考虑穿刺导管较粗或血管弹性差,应包扎压迫 24 小时。

3. 注意事项

(1)应严格无菌操作,防止感染。

（2）动脉穿刺术要严格掌握指征,仅于必要时使用。

（3）有出血倾向者禁止使用。

（4）绝对禁止向动脉内注入去甲肾上腺素等血管收缩剂,避免血管痉挛,引起肢体坏死。

八、中心静脉压测定法

1. 适应证

（1）危重、高龄病人手术。

（2）长时间的大手术。

（3）术中需大量或快速输血、输液病人。

（4）休克及循环功能不稳定病人。

（5）心血管手术。

（6）心脏病人非心脏手术。

2. 操作要点

（1）穿刺插管工具:器材包括套管针、穿刺针、导引钢丝、深静脉套管等。市场上常供应配备完善的一次性中心静脉穿刺包。单腔套管针,一般成人用 16 G,长 15～20 cm,穿刺针 18 G,长 5～10 cm,导引钢丝 30～45 cm。"J"形钢丝的优点是易通过静脉弯曲处,其粗细是以顺利通过穿刺针为合适。其他类型导管如长期留置于中心静脉内,应由特殊材料制成导管;婴幼儿中心静脉导管,末端为双腔或三腔导管;其他加长导管,适应各种途径和不同病人需要。此外,还有导管表面涂有抗生素的中心静脉导管等。

（2）插管技术:颈内或锁骨下静脉虽各有不同进路,但插管技术基本上是一致的。现以颈内静脉由中路插管为例加以说明。

1）病人取头低 15°～12°屈氏位,若病人存在肺动脉高压或充血性心力衰竭则可保持水平卧位穿刺。

2）肩背部略垫高,头转向对侧,使颈部伸展。经锁骨上穿刺锁骨下静脉还要使肩胛下移,暴露锁骨上窝。

3）戴消毒手套,消毒皮肤、铺巾。

4）触摸胸锁乳突肌的胸骨头和锁骨头以及与锁骨形成的三角,确认三角形的顶部作为皮肤点。清醒病人遇有胸锁乳突肌触摸不清,可嘱病人抬头并深吸气,常可显露胸锁乳突肌的轮廓。

5）用细针连接盛有局麻药液的注射器,在皮肤定点处作为皮丘,并作皮下浸润麻醉。然后针筒与中线平行,与皮肤呈 30°～45°角指向尾端进针。在进针过程中保持注射器内轻度持续负压,使能及时判断针尖是否进入静脉。一旦成功,认准方向、角度和进针深度后拔出试探针。

6）按试穿针的角度、方向及深度用 18 G 穿刺针进行穿刺,边进针边回抽血,抽回静脉血表示针尖位于颈内静脉。如穿入较深,针尖已穿破颈内静脉,则可慢慢退出,边退针边回血,抽到静脉血后,减小穿刺针与颌面的角度,当血液回抽和注入十分通畅时,注意固定好穿刺针位置,不可移动,否则极易滑出颈内静脉。

7）用套管针者可将外套管插入颈内静脉。用钢丝引导者可从 18 G 穿刺针插入导引钢丝,有阻力时应调整穿刺针位置,包括角度、斜面方向和深浅等,或再接上注射器回抽血液直至通畅,然后再插入导引钢丝后退出穿刺针,压迫穿刺点,同时擦干净钢丝上的血迹。

8) 将导管套在导引钢丝外面,导管尖端接近穿刺点,导引钢丝必须伸出导管尾端,用手拿住,右手将导管与钢丝一起部分插入,待导管进入颈内静脉后,边退钢丝,边插导管。一般成人从穿刺点到上腔静脉右心房开口处约 12 cm,退出钢丝,回抽血液通畅,用肝素盐水冲洗 1 次,即可接上 CVP 测压或输液,最后用导管固定夹固定好,覆盖可透气的透明贴膜。

(3) 测压方法

1) 换能器测压:应用换能器测压可连续记录静脉压和描记静脉压力波形。正常中心静脉压有 a、b、c 3 个波形和 x、y 2 个负波。波形与心脏活动和心电图之间有恒定的关系。房颤病人 a 波消失。三尖瓣狭窄、右心室肥厚和肺高压时可出现高大的 a 波;在房室交界处性心率时可出现高大的 a 波。在三尖瓣反流病人 x 波下行支消失,出现高大的 y 波。换能器测压装置需要有良好的低压换能器和检测仪,在测量过程中任何环节的微小变化均可使测出的压力数值与实际数值发生偏差。

2) 水压力计测压:中心静脉压是低压值系统,故可用水压力计直接测压。

3. 注意事项

(1) 穿刺时针尖的落点不一定正巧在血管的中央,有时可偏向一侧,虽可抽得回血,但外套管推进会有困难。一般进针浅、回血畅,表明针尖落点好。此外,内针进入过深,而顶于血管的内侧壁,推进外套管也会有困难。遇此情况不能用暴力强行推进外套管,可拔出内针,将外套管针座连接注射器慢慢地边抽吸边退出导管,直至回血通畅,然后较大幅度地捻转外套管,利用导管的自然弯度改变导管尖的方向使导管前进。经几次进退外套管仍无法顺利插入,则拔出导管重新穿刺。

(2) 掌握多种进路,不要片面强调某一进路的成功率而进行反复多次的穿刺。在操作过程中一定要注意病人体位和局部解剖标志之间的关系。作颈内静脉穿刺,由于头向对侧偏转的程度不同,必然影响到胸锁乳突肌与其下方静脉之间的解剖关系,穿刺时需随时调整进针方向,有困难时改经其他进路。

(3) 颈动脉疾病、新近已穿刺过颈静脉者易有血栓形成危险;对侧甲状腺肿大或有颈前部手术史等情况应考虑对侧颈内静脉或颈外静脉穿刺,但在左颈内静脉穿刺易损伤胸导管和左臂头静脉。

(4) 颈外静脉入路由于有静脉瓣,导丝不易通过。

(5) 锁骨下静脉穿刺较其他入路深静脉穿刺引起气胸的概率高,一旦一侧穿刺不顺利,最好不做对侧锁骨下静脉穿刺,以免引起双侧气胸而致命。

(6) 影响中心静脉压测定值的因素

1) 导管位置:导管尖端必须位于右心房或近右心房的上、下腔静脉内。

2) 标准零点:一般以右心房中部水平线作为理想的标准零点。仰卧位时相当于腋中线水平,侧卧位时相当于胸骨右缘第 4 肋间水平。

3) 胸内压:影响中心静脉压的因素除了心功能、血容量和血管张力外,首先是胸内压。病人咳嗽、屏气、伤口疼痛、呼吸受限以及麻醉和手术等因素均可通过影响胸内压而改变中心静脉压的测量数值。

4) 测压系统的通畅度:测压系统通畅,才能提供正确的测压数值。

(7) 中心静脉压测定常见的并发症

1）心包填塞。

2）血、气胸。

3）空气栓塞。

4）血肿。

5）感染。

九、洗胃术

1. 适应证

（1）口服毒物中毒，为了除去胃内未被吸收的有毒物质，减少毒物的继续吸收。

（2）为某些手术或检查做准备。

2. 操作方法

（1）口服催吐法：神志清楚而合作的病人，先向其解释洗胃的目的，以取得其配合。病人取座位或侧卧位，取出假牙，颈下围一橡皮裙。如病人合作，可给予快速口服 500～1 000 ml 灌洗液，或用压舌板压迫舌根引起呕吐，如此反复进行，直至呕吐物澄清为止。

（2）胃管洗胃法：取座位或半座位，如患者不能坐起或昏迷可采用左侧卧位，头部稍低，保持口低于咽喉部以预防胃液进入气管。将涂有液状石蜡的胃管由口或鼻腔插入，同时嘱患者做吞咽动作。如患者昏迷，可用开口器由白齿处进入撬开口腔，用弯钳将胃管缓缓送入。当送入刻度为 50～60 cm 时，表明胃管前端已进入胃内，可经胃管试行抽吸，如能抽出胃内容物则证实胃管已入胃内，此时如条件具备，可采用下面任一方法洗胃。

1）电动洗胃机洗胃：将胃管与电动洗胃机输液管连接，打开洗胃开关，使洗胃液注入胃内，停止 3～5 分钟后，再开动转换开关将胃内液体抽入另一瓶内。如此反复进行，直至排出液与灌入液色泽相同为止。电动洗胃机洗胃操作简便、速度快捷，但洗胃过程中必须保持出入平衡，预防因入液过多或出液过少而发生胃扩张或胃穿孔。

2）漏斗式胃管洗胃法：胃管插好后用胶布固定于口角，然后将胃管斗端抬高，由漏斗部灌入洗胃液 300～500 ml，随之将漏斗部放低（低于胃水平），利用虹吸作用将胃内液体吸出。其后再灌入洗胃液，再排出，反复进行至洗出液与灌入液的颜色相同。

3）注射器抽吸洗胃法：患者体质极度衰竭或重症休克者可采用此法。方法是用 50 ml 或 100 ml 注射器经胃管注入洗胃液 300～500 ml，再用注射器抽出，如此反复抽洗，直至抽出液和洗胃液颜色相同为止。

4）鉴别胃管在胃内的方法：①能够从胃管内回抽出胃液；②将听诊器放在患者胃部，用注射器向胃管内注入空气，可听到气过水声，则证明胃管在胃内；③将胃管末端放入清水中，无气泡溢出。

（3）经胃镜直视下洗胃法

1）适应证：①上消化道大出血患者，胃内积血较多，难以查明出血原因和部位，以及须内镜下止血治疗者；②上消化道异物，因进食影响实施胃镜下取异物术；③各种药物中毒需洗胃的患者，因伴有食管静脉曲张、胃食管溃疡，盲目插管洗胃有导致伤害可能。

2）临床特点：①胃镜外置特制洗胃管洗胃，不堵塞胃镜，因所置洗胃管外径细、内径粗、孔大光滑，又可破碎血块，易于将积血血块清除；②洗胃和镜下观察，止血治疗一次完成，缩短了操作时间，减少了患者的痛苦；③在内镜直视下进行，避免了盲目插管带来血痂脱落或组织损伤的危险；④洗胃后食物或积血被清除，出血灶暴露良好，药物直接注入出血点上，减少了药物用量，从而也减少了药物不良反应。

（4）洗胃完毕，应根据毒物性质通过胃管灌入吸附剂或解毒剂或导泻剂。拔胃管时，要先将胃管外端夹住或反折，以免在拔管过程中管内液反流进入气管内，导致吸入性肺炎，甚至窒息。

3. 注意事项

（1）当中毒物质不明时，插管后先抽出胃内容物送检验，洗胃液可选温开水（32～38℃）或等渗盐水，待毒物性质明确后，再采用对抗剂洗胃。

（2）灌洗过程中，观察抽出液的性状、颜色、气味及量，如出现腹痛、血性液体时，应停止洗胃，并作记录；防止病人抽搐，防止吸入性肺炎，注意水、电解质平衡。

（3）对昏迷患者洗胃宜谨慎，应取左侧卧，以免洗胃液误入气管。

（4）幽门梗阻病人洗胃，需记录胃内潴留量，以了解梗阻情况。如灌入量为 1 500 ml，洗出量为 2 000 ml，表明胃内潴留 500 ml。宜在饭后 4～6 小时进行或在早晨空腹时进行。

（5）每次灌入量以 300～400 ml 为宜，如中毒症状未缓解，必要时重复灌洗。洗毕，继续观察血压、脉搏、呼吸等变化。

（6）洗胃机使用前，应检查机器运转是否正常，各管道连接要牢固，不得松动和漏气。

（7）强酸、强碱中毒者，肝硬化引起的食管静脉曲张、食管阻塞、上消化道出血、胃癌患者应禁忌洗胃；胸主动脉瘤、冠心病、心力衰竭、深昏迷、休克、重度高血压患者应慎洗胃。

思 考 题

1. 叙述内科腹痛、外科腹痛的特点。
2. 鉴别胃管在胃内的方法有哪些？
3. 简述洗胃的注意事项。

（朱丽萍）

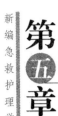

第五章 重症监护

　　重症监护是集中优秀医护人员和先进仪器设备,运用现代医疗护理技术对危重病人的生活、功能进行连续性监测和积极治疗,以及提高危重病人的抢救成功率,降低死亡率或伤残率的专门单位或管理单元。重症监护病房的特点是危重病人集中、设备和技术先进、监测细致、治疗及时,且针对性强、医疗护理水平和工作效率高。重症监护病房是现代化医院的重要组成部分。

第一节 重症监护治疗室的体制与管理

　　重症监护病房(intensive care unit,ICU),它对因各种原因导致一个或多个器官与系统功能障碍危及生命或具有潜在高危因素的患者,及时提供系统的、高质量的医学监护和救治技术,是医院集中监护和救治重症患者的专业科室。ICU 应用先进的诊断、监护和治疗设备与技术,对病情进行连续、动态的定性和定量观察,并通过有效的干预措施,为重症患者提供规范的、高质量的生命支持,改善生存质量,从而使患者能度过危险期,为康复奠定基础,提高危重症患者的抢救成功率和治疗率,是危重症患者得到救治的三个重要环节。患者在ICU 中由受过专门训练的医护人员,在先进的监护、治疗设备辅助下,接受全面的 24 小时不间断的监护和治疗。

一、ICU 的体制与建设

(一) 基本要求

　　(1) 我国三级和有条件的二级医院均应设立重症医学科,重症医学科属于临床独立学科,由直属医院职能部门直接领导。ICU 是重症医学学科的临床基地。

　　(2) ICU 必须配备足够数量、受过专门训练、掌握重症医学基础知识和基本操作技术、具备独立工作能力的专职医护人员。

　　(3) ICU 必须配置必要的监护和治疗设备,接收医院各科的重症患者。

(二) ICU 的体制

　　重症监护病房根据收治病人专业范围不同可分为专科重症监护病房、综合重症监护病房、部分综合重症监护病房三种类型。

1. **专科重症监护病房** 是指某一专科范围内建立的加强监护病房,专门收治某一专业范围内危重病人。如冠心病监护病房(cardiac care unit, CCU)、呼吸监护病房(respiratory care unit, RICU)、新生儿内科 NCU(neonatal care unit, NCU),以及心胸外科监护病房、神经科监护病房(NICU)、烧伤加强监护病房等,均属于专科重症监护病房。专科 ICU 的特点与优势是对患者的原发病治疗、专科处理、病情演变等从理论到实践均有较高的水平或造诣,实际上是专科处理危重病患者的延续。其不足之处是对专科以外的诊治经验与能力相对不足,因而遇有紧急、危重情况,常需要其他专科医生协同处理。

2. **综合重症监护病房** 是在专科重症监护病房基础上发展起来的一种跨学科、面向全院的监护病房(general ICU, GICU),其任务是收治多学科危重病人,监护和支持各脏器功能为其主要工作内容。GICU 的特点与优势是克服了专科分割的缺陷,体现了医学的整体观念,也符合危重病发展的"共同通路"的特点。

3. **部分综合重症监护病房** 是指多个邻近专科联合建立的重症监护病房,如外科重症监护病房,主要收治外科各专科术后的危重病人,这些病人除了专科的特点外,还具有外科手术后的共性。

国内 ICU 发展趋势仍以综合 ICU 和专科 ICU 为主,但 ICU 的专业化已成为发展趋势。

(三) ICU 的建设

1. **ICU 的规模** ICU 的病床数量根据医院等级和实际收治患者的需要,一般以该 ICU 服务病床数或医院病床总数的 2%～8% 为宜,可根据实际需要适当增加。从医疗运作角度考虑,每个 ICU 管理单元以 8～12 张床位为宜;床位使用率以 65%～75% 为宜,超过 80% 则表明 ICU 的床位数不能满足医院的临床需要,应该扩大规模。

2. **ICU 的人员配备**

(1) ICU 专科医生的固定编制人数与床位数之比为 0.8∶1～1∶1 以上。ICU 日常工作中可有部分轮科、进修医生。ICU 医生组成应包括高级、中级和初级医生,每个管理单元必须至少配备一名具有高级职称的医生全面负责医疗工作。

(2) ICU 专科护士的固定编制人数与床位数之比为 2.5∶1～3∶1 以上。

(3) ICU 可以根据需要配备适当数量的医疗辅助人员,有条件的医院可配备相关的技术与维修人员。

(4) ICU 护士必须经过严格的专业培训,熟练掌握重症护理基本理论和技能,经过专科考核合格后,才能独立上岗。

3. **ICU 病房建设标准**

(1) ICU 应该有特殊的地理位置,设置于方便患者转运、检查和治疗的区域并考虑以下因素:接近主要服务对象病区、手术室、影像学科、化验室和血库等,在横向无法实现"接近"时,应该考虑楼上楼下的纵向"接近"。

(2) ICU 开放式病床每床的占地面积为 15～18 m²,床间距离不小于 1.5 m,以保证各种抢救措施的实施。应配备多功能及配有脚轮的病床,床间应有幔帘分隔,注意保护患者隐私。每个床单位应安置氧气、负压吸引、压缩空气管道等装置,使用带有升降功能的输液轨,有呼叫器、可伸缩照明灯、紫外线消毒灯、多功能电源插座等,并配有电源自动转换装置。为减少交叉感染,每个床单位应配备快速手消毒液。可以根据患者专科来源和卫生行政部门的要求决定设立正压和负压隔离病房,通常配备负压隔离病房 1～2 间,面积为 18～25 m²。

每个 ICU 最少配备一个单间病房,鼓励在人力资源充足的条件下,多设计单间或分隔式病房。

(3) 病房设计:中心监护站原则上应位于监护室的中心地带,能够直接观察到所有患者为佳,病床可围绕中心站周围,以扇形排列为好;中心站内放置监护仪和记录仪、电子计算机及其他设备,也可以存放病历本、医嘱本、治疗本、病情报告本及各种记录表格,是各种检测记录的场所。单独病室可收治严重感染的危重病人。

(4) ICU 应具备良好的通风、采光条件,有条件者最好装配气流方向从上到下的空气净化系统,能独立控制室内的温度和湿度,一般室温要求保持在 $22\sim24$ ℃,湿度以 $60\%\sim70\%$ 为宜。每个单间的空气调节系统应该独立控制。安装足够的感应式洗手设施和手部消毒装置,单间每床 1 套,开放式病床至少每 2 床 1 套。

(5) ICU 的基本辅助用房包括:医生办公室、主任办公室、工作人员休息室、中央工作站、治疗室、配药室、仪器室、更衣室、清洁室、污废物处理室、值班室、盥洗室等。有条件的 ICU 可配置其他辅助用房,包括示教室、家属接待室、实验室、营养准备室等。辅助用房面积与病房面积之比应达到 1.5∶1 以上。

(6) ICU 要有合理的包括人员流动和物流在内的医疗流向,最好通过不同的进出通道实现,以最大限度减少各种干扰和交叉感染。ICU 的设计要求应该满足提供医护人员便利的观察条件和在必要时尽快接触病人的通道;ICU 病房建筑装饰必须遵循不产尘、不积尘、耐腐蚀、防潮防霉、防静电、容易清洁和符合防火要求的总原则。

(7) 除了患者的呼叫信号、监护仪器的报警声外,电话铃声、打印机等仪器发出的声音等均属于 ICU 的噪声。在不影响正常工作的情况下,这些声音应尽可能减少到最低的水平。根据国际噪音协会的建议,ICU 白天的噪声最好不要超过 45 分贝(A)、傍晚 40 分贝(A)、夜晚 20 分贝(A)。地面覆盖物、墙壁和天花板应该尽量采用高吸音的建筑材料。

(8) ICU 应建立完善的通讯系统、网络与临床信息管理系统、广播系统。

4. ICU 必配设备

(1) 每床配备完善的功能设备带或功能架,提供电、氧气、压缩空气和负压吸引等功能支持。每张监护病床装配电源插座 12 个以上、氧气接口 2 个以上、压缩空气接口 2 个和负压吸引接口 2 个以上。医疗用电和生活照明用电线路分开,每个 ICU 床位的电源应该是独立的反馈电路供应。ICU 最好有备用的不间断电力系统(UPS)和漏电保护装置;最好每个电路插座都在主面板上有独立的电路短路器。

(2) 应配备适合 ICU 使用的病床,以及防压疮床垫。

(3) 每床配备床旁监护系统,进行心电、血压、脉搏、血氧饱和度、有创压力监测等基本生命体征监护。为便于安全转运患者,每个 ICU 单元至少配备便携式监护仪 1 台。

(4) 三级医院的 ICU 应该每床配备 1 台呼吸机,二级医院的 ICU 可根据实际需要配备适当数量的呼吸机。每床应配备简易呼吸器(复苏呼吸气囊)。为便于安全转运患者,每个 ICU 单元至少应有便携式呼吸机 1 台。

(5) 输液泵和微量注射泵每床均应配备,其中微量注射泵每床 2 套以上。另配备一定数量的肠内营养输注泵。

(6) 其他设备:心电图机、血气分析仪、除颤仪、血液净化仪、连续性血流动力学与氧代谢监测设备、心肺复苏抢救装备车(车上备有喉镜、气管导管、各种接头、急救药品以及其他抢救用具等),以及体外起搏器、纤维支气管镜、电子升降温设备等。

(7)医院或 ICU 必须有足够的设备,随时为 ICU 提供床旁 B 超、X 线、生化和细菌学等检查。

5. ICU 药品配置 急救药品应分类放置于专用药柜内,药品应有明显标记、固定基数、定期清点、检查和记录。常备药品种类包括:升压药,降压药,强心药,抗心律失常药,镇静止痛药,中枢兴奋药,平喘药,抗胆碱药,抗胆碱酯酶药,凝血药,抗凝血药,利尿、脱水剂等。

二、ICU 的管理

(一)ICU 的基本功能

ICU 的基本功能包括:对危重患者进行严密、持续的监护,动态观察病情,减少并发症,降低死亡率;在实践中检验和完善治疗理论和技术,发展新理论和新技术;进行临床基础研究,特别是危重症的发生、发展规律及治疗手段的开发、研究;检验护理理论,完善护理心理学;作为临床培训和教育的基地。

作为综合性 ICU,还应具备:①有心、肺复苏能力;②有呼吸道管理及氧疗能力;③有持续性生命体征监测和有创血流动力学监测的能力;④有紧急做心脏临时性起搏的能力;⑤有对各种检验结果作出快速反应的能力;⑥有对各个脏器功能较长时间的支持能力;⑦有进行全肠道外静脉营养支持的能力;⑧能够熟练地掌握各种监测技术和操作技术;⑨在患者转送过程中有生命支持的能力。

(二)ICU 的收治范围

(1)急性、可逆、已经危及生命的器官功能不全,经过 ICU 的严密监护和加强治疗短期内可能得到康复的患者。

(2)存在各种高危因素,具有潜在生命危险,经过 ICU 严密的监护和随时有效治疗可能减少死亡风险的患者。

(3)在慢性器官功能不全的基础上,出现急性加重且危及生命,经过 ICU 的严密监护和治疗可能恢复到原来状态的患者。

(4)慢性消耗性疾病的终末状态、不可逆性疾病和不能从 ICU 的监护治疗中获得益处的患者,一般不是 ICU 的收治范围。

(三)组织领导

ICU 实行院长领导下的科主任负责制。科主任负责科内全面工作,定期查房组织会诊和主持抢救任务。ICU 实行独立与开放相结合的原则,所谓独立,就是 ICU 应有自己的队伍,应设有一整套强化治疗手段,没有独立就体现不出 ICU 的特色。所谓开放,就是更多地听取专科医生的意见,把更多的原发病处理如外伤换药留给专科医生解决。医生的配备采取固定与轮转相结合的形式。护士长负责监护室的管理工作,包括安排护理人员工作、检查护理质量、监督医嘱执行情况及护理文书书写等情况。护士是 ICU 的主体,承担着监测、护理、治疗等任务,能进行 24 小时观察和最直接得到病人第一手临床资料的只有护士,当患者病情突然改变时,要能在几秒钟、几分钟内准确及时地进行处理。所以,ICU 护士应训练有素,熟练掌握各种抢救技术。要有不怕吃苦、不怕脏的奉献精神,要善于学习,与医生密切配合。

（四）ICU 的工作制度

制定各种规章制度是保证 ICU 工作正常、有序进行的基本保障。除一般病房的护理常规和工作制度外，还应包括 ICU 护理常规、ICU 出入制度、ICU 护理管理制度、突发事件的应急预案、人员紧急召集制度、岗位人才培养制度等。其中护理管理制度包括：各级人员岗位职责、抢救制度、交接班制度、查对制度、消毒隔离制度、观察记录制度、设备的使用、维修与保养制度等。ICU 是精密仪器比较集中的地方，每种设备都应建有各自的档案，详细记录其使用、维修及保养情况，并保持处于完好的备用状态。要加强安全管理，避免发生漏电、火灾等意外事故。

（五）监测的分级

随着现代科学技术的发展和电子技术在临床上的应用，临床上监测手段层出不穷，但任何一种监测手段均有其实用性和局限性，因此，在实际工作中，监测的实施应根据病人的具体情况有选择性的进行，否则，会造成不必要的浪费，甚至给病人带来不利。临床上根据病情危重程度不同，将监测的级别分为三级。

1. **一级监测**　适用于重要器官功能衰竭，随时有生命危险者。

监测要求：①持续监测 BP、ECG、SpO_2；②持续监测血流动力学，每 4 小时测量血流动力学各指标，计算氧供和氧耗；③每 4～6 小时检测血气分析、血电解质、血糖、各项呼吸监测指标；④每 12 小时检测血红蛋白、血细胞比容（压积）、血小板、血乳酸、血渗透压；⑤每 24～48 小时检测肾功能、ECG、X 线胸片；⑥每小时记录出入量，每 8 小时总结一次；⑦每 1 小时观察记录意识、瞳孔大小和对光反射。

2. **二级监测**　适用于两个以上重要器官功能不全、生命体征相对稳定者。

监测要求：①持续监测 BP、ECG、SpO_2；②持续监测血流动力学，每 6 小时测量血流动力学各指标，计算氧供和氧耗；③每 12 小时检测血气分析、血电解质、血糖、各项呼吸监测指标；④每 24 小时检测血红蛋白、血细胞比容、血小板、血乳酸、血渗透压；⑤每 72 小时检测肾功能、ECG、X 线胸片；⑥每 4 小时记录出入量，每 12 小时总结一次。

3. **三级监测**　适用于单个重要器官功能不全、生命体征稳定者。

监测要求：①持续监测 BP、ECG、SpO_2；②每 6 小时检测中心静脉压（CVP）；③每 24 小时进行血气分析，检测血电解质、血糖；④3～5 天检测肾功能、ECG、X 线胸片；⑤每 12 小时记录出入量。

第二节　预防和控制医院内感染

ICU 的创建和完善对提高危重病人的抢救成功率发挥了无可替代的作用。但是 ICU 亦是医院内感染的高发区，是细菌高度耐药的区域，从而成为导致抢救最终失败的主要原因之一。因此，预防和控制 ICU 医院内感染就显得十分重要。

一、ICU 医院内感染的类型和危险因素

（一）ICU 医院内感染的类型

1. **内源性感染**　又称自身感染，是指 ICU 病人自身存在的细菌引起的感染。这些细菌

包括病人本身存在的正常菌群及定植菌。

2. **外源性感染**　又称交叉感染,通常是指病原体来自于病人体外,如其他病人或医院中工作人员、医院环境中存在的细菌,以及未彻底消毒灭菌或污染的医疗器械、血液、血液制品及生物制品等。

3. **母婴感染**　是指在分娩过程中胎儿经胎盘或产道所发生的感染。

随着 ICU 的发展,外源性感染已明显减少,而内源性感染却在不断增加。这是因为外源性感染的病原体来自于病人体外,虽有流行或暴发趋势,但其有明确的传播方式,可以通过严格的消毒、灭菌、隔离和预防等措施基本上达到有效的预防和控制,属于可预防性感染。而内源性感染的病原体来自于病人本身,当机体抵抗力降低或存在某种诱发因素时,则可发病。这类感染既不能通过隔离传染源和注射疫苗提高 ICU 病人的抵抗力,也不能通过消毒无菌操作切断传播途径来预防和控制,所以目前对于内源性感染虽然进行了多方面的研究,但也难以达到理想的预防效果。

(二) ICU 医院内感染的危险因素

主要危险因素是机体免疫功能低下,高龄病人和婴幼儿,介入性诊疗操作,抗菌药物的不合理应用,空气、医护人员手及物体表面被污染,血、血制品、药品污染、医用器材被污染等。

二、ICU 常见的医院内感染

(一) 发病机制

人体有四大贮菌库:皮肤、鼻咽和口腔、泌尿生殖道、肠道,其中以肠道最为重要。大多数学者认为内源性感染与肠道菌群移位有关,细菌移位是指肠内细菌通过上皮屏障而移走至肠系膜淋巴结及其他远处器官,成为感染的潜在危险因素。促使细菌移位的临床因素有:失血性休克、内毒素的大量释放、创伤、饥饿、低蛋白饮食和静脉高营养、胆道及肠道梗阻、免疫功能低下、抗生素的不合理应用等。

外源性感染是由于各种原因所致外来菌入侵而造成的感染。如获得性肺炎与下列因素相关:气管内插管增加气道细菌寄植和感染;呼吸治疗器械的污染如雾化器、呼吸机、氧气及湿化瓶、输氧管、气管导管、吸引管、呼吸囊、肺量计和氧分析仪等的污染;空气、手、水和食物污染等增加了感染的机会。

(二) 发病部位

ICU 医院内感染一般以下呼吸道、泌尿道和腹部感染最常见。不同的 ICU 其发病率可不同,感染部位也可不同。如外科 ICU 感染率高于内科 ICU,以泌尿道、手术部位、呼吸系统、血液感染居多,而内科 ICU 中呼吸系统、泌尿道、血液感染最常见。

根据中华医院感染管理学会 1997 年 9 月审定的医院内感染诊断标准,呼吸系统感染包括上呼吸道、下呼吸道和胸膜腔感染;消化系统和腹部感染包括感染性腹泻、胃肠道感染、抗生素相关性腹泻、病毒性肝炎、腹(盆)腔内组织感染和腹腔积液感染;手术部位感染包括表浅手术切口感染、深部手术切口感染和器官(或腔隙)感染;血液系统感染包括导管相关性感染、菌血症、脓毒血症和输血相关感染。

(三) 临床表现

与社会感染相比,ICU 医院内感染常呈非典型而复杂的表现,其主要表现为:

1. 发热与毒血症症状 大多数病人有发热,但在免疫反应差的个体可以不发热甚至低体温,如新生儿败血症、老年肺炎等。不论发热还是低体温均可发生全身不适、无力、厌食、肌痛等症状;严重者可出现谵妄、意识障碍及器官功能障碍表现。

2. 中性粒细胞增多 多数细菌感染的病人周围血中性粒细胞增多,在重度感染时还有核左移及胞内出现中毒颗粒现象,但严重的化脓性感染有时亦可表现为粒细胞减少。

3. 皮疹 常见于病毒性感染,如单纯疱疹、带状疱疹等。

4. 其他 感染性疾病亦可影响血液系统,如可引起溶血性贫血、血小板减少等。若在急性感染病程中血小板急剧减少,应考虑弥散性血管内凝血(DIC)的可能。

另外,ICU 医院内感染还具有如下特点:多为复数菌核混合菌感染,且抗菌药物应用中可出现二重感染;易被原发病和基础病所掩盖,如尿毒症伴肺水肿可掩盖医院内获得性肺炎或其他感染性发热;住院时接受抗菌治疗可使炎症表现轻化和不典型。

三、ICU 医院内感染控制措施

根据《中国重症监护病房(ICU)医院感染管理指南》,ICU 感染控制措施包括以下几个方面。

(一) 工作人员管理

1. 工作服 可穿着普通工作服进入 ICU,但应保持服装的清洁。不建议常规穿隔离衣,但接触特殊患者如 MRSA 感染或携带者,或处置患者可能有血液、体液、分泌物、排泄物喷溅时,应穿隔离衣或防护围裙。

2. 口罩 接触有或可能有传染性的呼吸道感染患者时,或有体液喷溅可能时,应戴一次性外科口罩;接触疑似为高传染性的感染如禽流感、SARS 等患者,应戴 N95 口罩。当口罩潮湿或有污染时应立即更换。

3. 工作鞋 进入病室可以不换鞋。但如果所穿鞋子较脏,或 ICU 室外尘埃明显时,应穿鞋套或更换不裸露脚背的 ICU 内专用鞋。

4. 工作帽 一般性接触患者时,不必戴帽子。无菌操作或可能会有体液喷溅时,须戴帽子。

5. 手套 接触黏膜和非完整皮肤,或进行无菌操作时,须戴无菌手套;接触血液、体液、分泌物、排泄物,或处理被它们污染的物品时,建议戴清洁手套。护理患者后要摘手套,护理不同患者或医护操作在同一患者的污染部位移位到清洁部位时要更换手套。特殊情况下如手部有伤口、给 HIV/AIDS 患者进行高危操作,均应戴双层手套。

6. 手卫生 应严格执行手卫生标准。下列情况应进行手卫生:接触患者前、接触患者后、进行清洁或侵入性操作前、接触患者体液或分泌物后、接触患者使用过的物品后。建议酒精擦手液(ABHR)消毒法作为 ICU 内主要的手卫生方法。当手上有血迹或分泌物等明显污染时,必须洗手。摘掉手套之后、医护操作在同一患者的污染部位移位到清洁部位时,也必须进行手卫生。有耐药菌流行或暴发的 ICU,建议使用抗菌皂液洗手。

7. 人员数量 必须保证有足够的医护人员。医生和护士人数与 ICU 床位数之比分别必须达到 0.8:1～1:1 和 2.5:1～3:1 以上。

8. 感染性疾病 患有感冒、腹泻等可能会传播的感染性疾病时,应避免接触患者。

9. 预防接种 岗前应注射乙肝疫苗(乙肝指标阴性者),每年注射流感疫苗。

10. 相关知识培训　每年应接受医院内感染控制的相关知识培训,尤其要关注卫生保洁人员的消毒隔离知识和技能的培训、监督。

(二)患者管理

(1)应将感染与非感染患者分开安置。

(2)对疑似有传染性的特殊感染或重症感染,应隔离于单独房间。对于空气传播的感染,如开放性肺结核,应隔离于负压病房。

(3)对于 MRSA、泛耐药鲍曼不动杆菌等感染或携带者,尽量隔离于单独房间,并有醒目的标识。如房间不足,可以将同类耐药菌感染或携带者集中安置。

(4)对于重症感染、多重耐药菌感染或携带者和其他特殊感染患者,建议分组护理,固定人员。

(5)接受器官移植等免疫功能明显受损患者,应安置于正压病房。

(6)医务人员不可同时照顾正、负压隔离室内的患者。

(7)如无禁忌证,应将床头抬高30°。

(8)重视患者的口腔护理。对存在医院内肺炎高危因素的患者,建议氯己定(洗必泰)漱口或口腔冲洗,每2～6小时一次。

(三)访客管理

(1)尽量减少不必要的访客探视。

(2)若被探视者为隔离患者,建议穿访客专用的清洁隔离衣。访客着鞋较脏,或 ICU 室外尘埃明显时,建议穿鞋套或更换 ICU 内专用鞋。

(3)探视呼吸道感染患者,建议戴一次性口罩。对疑似有高传染性的感染如禽流感、SARS 等,应避免探视。

(4)进入病室探视患者前,以及结束探视离开病室时,应洗手或用酒精擦手液消毒双手。

(5)探视期间,尽量避免触摸患者周围物体表面。

(6)访客有疑似或证实呼吸道感染症状时,或婴、幼儿童,应避免进入 ICU 探视。

(7)在 ICU 入口处,建议以宣传画廊、小册子读物等多种形式,向访客介绍医院内感染及其预防的基本知识。

(四)建筑布局和相关设施的管理

(1)放置病床的医疗区域、医疗辅助用房区域、污物处理区域和医务人员生活辅助用房区域等,应相对独立。

(2)每个 ICU 管理单元,至少配置2个单人房间,用于隔离患者。设正压病室和负压病室各1个。设置病床数量不宜过多,以8～12张床位为宜。尽量多设为单间或分隔式病房。

(3)ICU 每病床面积不得少于15 m²,床间距应在1 m 以上;单人房间的每床使用面积建议为25 m² 以上。

(4)配备足够的手卫生设施。医疗区域包括单人房间,必须设置洗手池。采用脚踏式、肘式或感应式等非手接触式水龙开关,并配备擦手纸和手套。每张病床旁须放置手部消毒装置(酒精擦手液)1套。

(5)不主张在入口处设置风淋。

（五）医疗操作流程管理

1. 留置深静脉导管　置管时遵守最大限度的无菌操作要求，包括戴口罩、帽子、铺设大无菌单、无菌手术衣、戴无菌手套前洗手或酒精擦手。权衡利弊后选择合适的穿刺点，成人尽可能选择锁骨下静脉。建议 2%氯己定(洗必泰)消毒穿刺点皮肤。更换穿刺点敷料的间隔时间，建议无菌纱布为 2 天，专用贴膜可达 5～7 天，但敷料出现潮湿、松动、沾污时应更换。对无菌操作不严的紧急置管，应在 48 小时内更换导管，选择另一穿刺点。怀疑导管相关感染时，应考虑拔除导管，但不要为预防感染而定期更换导管。由经过培训且经验丰富的人员负责留置导管的日常护理。每天评估能否拔除导管。

2. 留置导尿管　尽量避免不必要的留置导尿管。插管时应严格无菌操作，动作轻柔，减少黏膜损伤。对留置导尿管患者，采用密闭式引流系统。不主张使用含消毒剂或抗菌药物的生理盐水，进行膀胱冲洗或灌注来预防泌尿道感染。悬垂集尿袋，不可高于膀胱水平。保持尿液引流系统的完整性，不要轻易打开导尿管与集尿袋的接口。保持尿道口清洁，日常用肥皂和水保持清洁即可，但大便失禁的患者清洁以后还需消毒。每天评估能否拔除导尿管。

3. 气管插管/机械通气　严格掌握气管插管或切开适应证。使用呼吸机辅助呼吸的患者应优先考虑无创通气。对气管插管者，吸痰时应严格执行无菌操作。呼吸机螺纹管每周更换 2 次，有明显分泌物污染时应及时更换。湿化器添加水须使用无菌水，并每天更换。螺纹管冷凝水应及时清除，不可直接倾倒在室内地面，不可使冷凝水流向患者气道。每天评估是否可以撤机和拔管。

4. 引流管　放置引流管应严格执行无菌操作，保持整个引流系统的密闭性，减少因频繁更换而导致的污染机会。对于胸腔引流管留置时间较长的患者，水封瓶可以每周更换 1 次，更换时应严格执行无菌操作。必须保持水封瓶在引流部位以下，直立，转运时应先夹管，避免引出液逆流。

5. 特殊情况　除非紧急状况或生命体征不稳定，以及气管切开、大伤口的清创术等，应尽量在手术室中进行。更换伤口敷料时遵守外科无菌技术。

（六）物品管理

1. 呼吸机及附属物品　500 mg/L 含氯消毒剂擦拭外壳，按钮、面板则用 75%酒精擦拭，每天 1 次。耐高热的物品如金属接头、湿化罐等，首选压力蒸汽灭菌；不耐高热的物品如一些种类的呼吸机螺纹管、雾化器，首选洗净消毒装置进行洗净、80～93℃消毒、烘干自动完成，清洁干燥封闭保存备用。亦可选择 2%戊二醛、氧化电位水、0.1%过氧乙酸或 500 mg/L 含氯消毒剂浸泡消毒，无菌水冲洗晾干密闭保存备用。不必对呼吸机的内部进行常规消毒。

2. 其他医疗仪器　诊疗、护理患者过程中所使用的非一次性物品，如监护仪、输液泵、微量注射泵、听诊器、血压计、氧气流量表、心电图机等，尤其是频繁接触的物体表面，如仪器的按钮、操作面板，应每天仔细消毒擦拭，建议用 75%酒精消毒。对于感染或携带 MRSA 或泛耐药鲍曼不动杆菌的患者，医疗器械、设备应该专用，或一用一消毒。

3. 有关物品　护理站桌面、患者的床、床栏、床旁桌、床头柜、治疗车、药品柜、门把手等，每天用 500 mg/L 含氯消毒剂擦拭。电话按键、电脑键盘、鼠标等，应定期用 75%酒精擦拭消毒。当这些物品有血迹或体液污染时，应立即使用 1 000 mg/L 含氯消毒剂擦拭消毒。为避免含氯消毒剂对物品的腐蚀，消毒一定的时间(通常 15 分钟)后，应使用清水擦抹。

4. 床上用品 勤换床单、被服,如有血迹、体液或排泄物等污染,应及时更换。枕芯、被褥等使用时应防止体液浸湿污染。

5. 便盆及尿壶 应专人专用,每天消毒,对腹泻患者应一用一消毒,方法:1 000 mg/L 含氯消毒剂浸泡 30 分钟。

(七) 环境管理

1. 空气 开窗通风、机械通风是保持 ICU 室内空气流通、降低空气微生物密度的最好方法。洁净 ICU,气体交换每小时至少 12 次。普通 ICU,建议开窗换气每天 2～3 次,每次 20～30 分钟。室外尘埃密度较高的 ICU,自然通风对精密仪器防护存在隐患。动态空气消毒器,可作为替代方法,但要正确估算仪器的数量和安放位置,并进行效果评价。不建议紫外线照射或消毒剂喷洒消毒空气。负压隔离病室气体交换每小时至少 6 次。

2. 墙面和门窗 应保持无尘和清洁,更不允许出现霉斑。通常用清水擦洗即可,但有血迹或体液污染时,应立即用 1 000 mg/L 含氯消毒剂擦拭消毒。各室抹布应分开使用,使用后清洗消毒,并晾干分类放置。

3. 地面 所有地面,包括患者房间、走道、污物间、洗手间、储藏室、器材室,每天可用清水或清洁剂湿式拖擦。对于多重耐药菌流行或有医院内感染暴发的 ICU,必须采用消毒剂消毒地面,每天至少一次,推荐的消毒剂包括 0.2% 过氧乙酸和 1 000 mg/L 含氯消毒剂,但后者刺激味较大。地面被呕吐物、分泌物或粪便所污染,可用 1 000 mg/L 含氯消毒剂擦拭。不同房间使用的清洁工具,应分开放置,每天至少消毒 1 次,可用巴斯德消毒法(常用 65℃ 10 分钟)或消毒剂浸泡消毒。

4. 植物 禁止在室内摆放干花、鲜花或盆栽植物。

5. 其他 不宜在室内及走廊铺设地毯,不宜在 ICU 入口处放置踏脚垫并喷洒消毒剂,不宜在门把手上缠绕布类并喷洒消毒剂。

(八) 抗菌药物管理

参见卫生部《抗菌药物临床应用指导原则》。

(九) 废物与排泄物管理

(1) 处理废物与排泄物时医务人员应做好自我防护,防止体液接触暴露和锐器伤。

(2) 拥有 ICU 的医院,应有完善的污水处理系统,患者的感染性液体可直接倾倒入下水道。否则在倾倒之前和之后应向下水道加倒含氯消毒剂。

(3) 生活废物弃置于黑色垃圾袋内密闭运送到生活废物集中处置地点。医疗废物按照《医疗废物分类目录》要求分类收集、密闭运送至医疗机构医疗废物暂存地,由指定机构集中无害化处理。

(4) 患者的尿液、粪便、分泌物和排泄物应倒入患者的厕所或专门的池内。

(5) ICU 室内盛装废物的容器应保持清洁,盛装医疗废弃物可使用加盖容器。

(十) 监测与监督

(1) 应常规监测 ICU 医院内感染发病率、感染类型、常见病原体和耐药状况等,尤其是中心静脉导管、气管插管和导尿管的相关感染。

(2) 加强医院内感染耐药菌监测,对于疑似感染患者,应采集相应微生物标本做细菌、真菌等微生物检验和药敏试验。

（3）应进行 ICU 抗菌药物应用监测，发现异常情况，应及时采取干预措施。

（4）不主张常规进行 ICU 病室空气、物体表面、医务人员手部皮肤微生物监测，但怀疑医院内感染暴发、ICU 新建或改建、病室环境的消毒方法改变，应进行相应的微生物采样和检验。

（5）医院内感染管理人员应经常巡视 ICU，监督各项感染控制措施的落实，发现问题及时纠正解决。

（6）早期识别医院内感染暴发和实施有效的干预措施：短期内同种病原体如 MRSA、鲍曼不动杆菌、艰难梭菌等连续出现 3 例以上时，应怀疑感染暴发。通过收集病例资料、流行病学调查、微生物检验，甚至脉冲场凝胶电泳等工具，分析判断确定可能的传播途径，并据此制订相应的感染控制措施。例如鲍曼不动杆菌常为 ICU 环境污染，经医务人员手导致传播和暴发，对其有效的感染控制方法包括严格执行手卫生标准、增加相关医疗物品和 ICU 环境的消毒次数、隔离和积极治疗患者，必要时暂停接收新患者。

第三节　重症监护技术

医学监护技术是一门综合性科学，是集现代科技、现代医学、物理学等多学科基础的综合技术，通过采取有创和无创的先进监测技术和方法，把监护对象的各种重要生理信息和生理参数变化及时、准确地提取出来，进行处理、分析和判断，预报险情或病情趋势。所谓监测，即对病人实际生理功能的连续或接近连续的评估，以指导治疗方案的制订，包括医疗干预的时机及效果评价。如同决定其他临床方案一样，应根据临床适应证进行监测。其目标是确保病人安全和评估病人对临床治疗的反应。因此，合理应用各种监测和治疗技术，是 ICU 护理人员必须掌握的重要临床技能之一。

一、体温监护

体温是机体内在活动的客观反映，是重要生命体征之一。正常人体有体温调节中枢，可将体温维持在一个相对恒定的水平，由于各种原因使机体的体温调节中枢功能紊乱以及物理作用的影响，均造成体温高于或低于正常范围，需要临床医生根据病因予以准确诊断和相应处理，所以体温监护是重症患者治疗中不可缺少的一项重要工作。

（一）体温监测分类

1. 体表温度（周围温度）　指体表层的温度，它直接受外界温度的影响。

2. 深层温度（中心温度）　指机体深部的温度，它相对稳定而又均匀，受外界温度影响较小。

3. 温差（ΔT）　是指中心温度与体表温度的差值，主要应用于降温麻醉手术监测、重症休克病人病情监护、小儿温箱保温控制、体外循环心脏手术等。

（二）传统的体温测量方法在危重患者的应用

1. 口腔温度　正常为 $36.3\sim37.2℃$，将玻璃管汞温度计置于舌下即可测得，仅作为一般患者测温用。昏迷患者、不能合作者及需连续监测体温的危重患者不适用，近来已被腋窝温度代替。

2. **腋窝温度**　由于腋窝测温较其他部位安全、方便，且患者易于接受，测得的温度比口腔温度低 0.3～0.5℃，是目前临床普通病房最常用的测温方法。非偏瘫患者左、右侧腋温无明显差异，偏瘫患者瘫侧与健侧腋温无明显差异。但有时由于危重患者常不能夹紧体温计，护士需要在床旁扶托体温计，增加了护士的工作量。

3. **直肠温度**　直肠是测量中心温度常用的部位，此法适用于小儿。经肛门测试直肠温度亦称肛温。测温电极或温度计置入肛门的深度，小儿为 2～3 cm，成人为 6 cm。为防止直肠穿孔，新生儿不宜采用此法。肛温比体内其他部位温度高 1℃ 左右。在降温复温过程中，当体温迅速改变时，直肠变化最慢。

4. **危重患者体温测量的其他方法**

(1) 背部温度：ICU 患者长时间卧于气垫床上。背部皮肤与床褥紧贴可形成一相对密闭环境，使背部散热少。因此，也能反映患者体温，尤其对昏迷或不宜用口腔、腋窝测量体温者更具有可行性和实用性。有研究报道，对行机械通气或约束上肢的患者测腋温时需专人守护，使其腋窝密闭才能测得正确体温，而背温测量无需专人守护，背部测量卧床患者体温是可行的。但是对躁动不合作者不能采用背温测量法，以免折断体温计造成损伤。测量背温时，应避免可能导致散热加快的因素。如患者暂停床上活动及翻身，以免空气对流而增加散热；体温计与床褥贴紧，保持床铺整洁干燥，以减少传导散热。由于深部体温需通过血液循环途径传导至背部，为使背达到相对稳定值，测温时间至少需 10 分钟，对于活动较频者应适当延长测温时间，以保证数值的准确性。

(2) 腹股沟温度：腋窝和腹股沟的正常体温测量差异无统计学意义，故在特殊情况下，腹股沟测温法代替常规的腋窝测温法是科学的。测温时按照护理操作常规，让患者安静平卧，保持双侧腋窝和腹股沟清洁干燥，临床操作具有实用性及可行性。

(3) 耳温计测温：耳温计测量与玻璃水银体温计测量体温同样有效。耳温计是使用自动温差校正的红外线测量计，其优点是自动化程度高，方便、准确、快捷，耳膜与大脑的温度中心下丘脑相邻，且有共同的血液循环，因此与前额、口腔、腋下等人体其他部位的温度相比，耳温更接近真实的人体温度，测量 1 秒钟后即能读出体温数，在正常体温和轻度低温情况下耳温均能反映实际的温度，其观察客观准确，同时大大减少了护理工作量，特别适合不合作、昏迷、躁动和 ICU 患者的应用。

(4) 体温监测探头实时监护：监护仪中的体温测量一般都采用负温度系数的热敏电阻作为温度传感器。测量时，操作人员可以根据需要将体温探头安放于患者身体的任何部位，由于人体不同部位具有不同的温度值，此时监护仪所测的温度值就是患者身体上要放探头部位的温度值，该温度可能与口腔或腋下的温度值不同。在进行体温测量时，患者身体被测部位与探头中的传感器存在一个热平衡问题。必须经过一段时间达到热平衡后，才能真正反映实际温度。在进行体表测量时，要注意保持传感器与体表的可靠接触，如传感器与皮肤间有间隙，则可能造成测量值偏低。体温监测探头具有使用安全、无污染的优点。体温监测电极的日常维护简单方便，使用安全可靠，大大降低了护士在危重患者体温测量中的工作量。使用体温监测探头只需注意保持其清洁，使用后以 75％ 酒精擦拭消毒。探头导线应避免用力弯折，使用完毕后以环形缠绕固定于监护仪支架上并注意轻拿轻放。总之，使用体温监测探头的患者进行体温监测具有方便、安全、精确、无污染等优点，并可与其他监护设备一起使用,以实现对患者基本生命体征的实时监护。

(5) 其他有创测温方法:经肺动脉导管测量中心测体温是最准确的方法,遗憾的是这个"金标准"是有创操作,限制了在ICU实施。针对重症患者来说,测量体温,膀胱和食管电子温度计最可靠,其次是电子直肠温度计、腹股沟及腋窝的玻璃温度计。

(三) 危重患者的体温变化

1. 正常体温 正常成人体温随测量部位不同而异,口腔舌下温度为36.3℃,腋窝温度为36~37℃,直肠温度为36.5~37.5℃。昼夜间可有轻微波动,清晨稍低,起床后逐渐升高,下午或傍晚稍高,但波动范围一般不超过1℃。

2. 体温过高 体温超出37.4℃称为发热,是患病时机体的一种病理生理反应,亦为生理防御反应。体温过高时,患者可出现谵妄、烦躁不安甚至惊厥,机体氧耗增加,对呼吸、循环及肝肾功能会产生不利影响。

(1) 发热的原因

1) 感染性发热:这是由于各种病原体,包括细菌、病毒、肺炎支原体、真菌、立克次体、螺旋体与寄生虫等的感染,引起急、慢性全身或局部的感染性疾病所致。如我们常见的细菌性肺炎、麻疹、伤寒、脑膜炎、钩端螺旋体病及疟疾等病。感染性发热占发热原因的50%~60%,可见临床上的绝大多数发热是由感染性发热引起的。在感染性发热中,又有细菌性感染、病毒性感染等,这都是我们在用药中应该注意的。

2) 非感染性发热:除因细菌或病毒感染而引起的发热外,还有其他多种因素也能引起发热,就是说,没有"发炎"时也能发热,医学上称之为非感染性发热。非感染性发热主要有以下几种情况:①中枢性发热:因体温调节中枢功能紊乱所引起的中枢性发热,如中暑、重度安眠药中毒、颅脑出血等,发热的特点是高热无汗。②吸收热:因无菌性坏死物质被吸收后引起的吸收热,见于大面积烧伤、大手术后组织损伤、内脏梗死(如心肌梗死、肺梗死)、白血病等引起的组织坏死与细胞破坏、吸收后引起的发热。③变态反应性发热:常见的有风湿热、药物热、红斑狼疮、输血输液反应等引起的发热。④内分泌与代谢障碍所引起的发热:常见的有甲状腺功能亢进时产热增多、严重脱水病人散热减少等都可以引起发热。⑤神经功能紊乱引起的发热:自主神经功能紊乱,影响了体温正常调节,也可以引起发热。自主神经功能紊乱引起的发热多为低热,并常伴有心悸、头晕、失眠、食欲差等症状。⑥心力衰竭或某些皮肤病引起的发热。慢性心力衰竭时由于尿量和皮肤散热减少,心力衰竭引起的肢体水肿又起到了隔热作用,可以使体温升高而发热。一些皮肤病,如广泛性皮炎、鱼鳞病等,也使皮肤散热减少,引起发热,不过此时的发热多为低热。

(2) 发热的分类

1) 按发热程度分为低热:体温为37.4~38℃,常见原因有慢性炎症、内分泌疾病等引起的器质性低热和妊娠及天气过热导致的功能性低热;高热:体温高于38℃,若持续2周以上为长期高热,有人将体温为38.1~39℃时称中高热,39.1~40℃时称为高热。病因有感染、恶性肿瘤、结缔组织-血管性疾病等;超高热:指体温超过41℃,亦称为过高热,见于体温调节中枢功能障碍,原因有中暑、脑外伤、脑肿瘤、输血输液引起的致热原反应、麻醉药引起的恶性高热等。

2) 根据体温波动情况,分为不规则热、稽留热、弛张热、波状热、间歇热、双相热、再发热和双峰热等热型。

3）发热的处理要点：①安排患者卧床休息，密切观察体温、脉搏、呼吸变化，体温在 39℃以上，应每 4 小时测体温一次，39℃以下，每天测 4 次体温，直至体温恢复正常。②注意观察发热规律、特点及伴随症状，体温超过 39℃，给予物理降温或遵医嘱。出现抽搐及时处置，在患者大量出汗、退热时，应密切观察有无虚脱现象。③根据医嘱给予高热量半流质饮食，保证足够热量 8 364～12 546 kJ/d(2 000～3 000 kcal/d)，鼓励患者多进食、多吃水果、多饮水；保持大便通畅，保证每日液体入量达 3 000 ml。④加强口腔护理，酌情每天 2～3 次，饮食前后漱口，注意保持皮肤清洁、干燥。⑤注意患者心理变化，及时疏导，保持患者心情愉快，使之处于接受治疗护理的最佳状态。⑥保持室内空气新鲜，定时开窗通风，但注意勿使患者着凉。

3. 体温过低　分浅低温 35～33℃，中度低温 33～28℃，深低温 28～18℃，超低温<18℃。表现为发抖、皮肤苍白、冰冷、血压下降、呼吸和心率减慢、意识紊乱、嗜睡，重者可出现昏迷。在体温过低时，机体的应激反应及呼吸、循环、肝功能、肾功能受到抑制。

（1）体温过低的原因

1）由于体温调节中枢尚未发育成熟，如早产儿不能对外界温度变化进行自身调整而保持恒定。

2）疾病或创伤，如失血性休克、极度衰竭、中度营养不良者。

3）长时间处于低温环境中，机体散热大于产热，保暖不够，易造成体温不升。

4）低温麻醉和药物中毒。

（2）体温过低的治疗

1）吸氧及辅助呼吸：患者呼吸道应维持通畅，持续充分吸氧，必要时使用人工呼吸器。

2）维持体液及电解质平衡：在控制中心静脉压条件下进行扩容，注意纠正电解质紊乱，特别是低血钾，低温症时低血钾的心电图特征往往模糊不清，可能突然引起室颤，应立即纠治。

3）抗生素：对于昏迷的低温症患者，往往已有隐性感染，故先给广谱抗生素治疗 72 小时，待血培养结果报告后再作适当调整。

4）皮质激素及甲状腺素的应用。

5）使用电热毯、热水袋等复温。

（3）治疗时的护理要点

1）注意保持病室环境温度不低于 21℃。

2）严密监测体温、循环和呼吸功能，患者可发生心律失常、血压下降、呼吸减慢等，应及早发现和处理。

3）低温期间患者咽喉反射减弱、下颌松弛，应保持呼吸道通畅和湿润，防止发生误吸及呼吸道梗阻。

4）低温治疗时皮肤及血管壁呈收缩状态、抗压力减低，要定期为患者翻身、活动肢体，防止压疮和深静脉血栓发生。

5）使用电热毯、热水袋者要加强巡视，防止因患者反应迟钝而导致烫伤。

6）在复温期间要注意复温速度，不宜过快，以免出现复温性休克和反跳性高热。

体温监护的出发点及关键是获得正确的体温，提供病情的动态信息。护理人员应结合考虑临床实际情况和患者情绪，针对危重患者选择合适的体温测量方法，以得到正确的体温数值，为疾病诊治提供可靠的数据，更好地为患者服务。体温监测是常用的临床监测措施。

通过监测体温,可了解患者的病情变化,如感染或手术后患者体温升高,极度衰弱的患者体温降低;动态监测危重患者的皮肤温度与中心温度,根据两者之间的温差可判断休克有无纠正;行低温疗法时亦需连续监测体温。

二、血流动力学监测

血流动力学监测手段分为无创和有创两类方法。

无创血流动力学监测包括心率(HR)、呼吸频率(RR)、无创血压(NIBP)、脉搏血氧饱和度(SpO_2)、食管超声多普勒(TEE)等监测指标。无创监测能较准确地反映人体血流动力学变化,对人体不构成新的创伤,而且所需费用也较便宜,易于患者接受。但是由于技术上的限制,无创监测与真实值之间仍存在较大的误差,反映即时变化的灵敏度较差,监测指标有限,且无法实现对特殊血流状况的监测,因而不适用于一些血流动力学变化大而迅速的危重病人。

有创血流动力学监测包括直接动脉压(ABP)、中心静脉压(CVP)、心排血量(CO)、肺动脉压(PAP)、肺动脉契压(PAWP)、右房压(RAP)等指标的监测,以及动脉血气分析、组织灌注等。有创血流动力学监测可迅速准确地反映血流动力学的变化,监测多种临床价值高的血流动力学指标,因此在危重病人的诊治过程中(如心脏手术的麻醉,ICU 能开展并发挥了巨大的临床作用)。20 世纪 50 年代 Fegler 找到了测量心排血量的热稀释法,并于 1970 年由 Jeremy Swan 和 William Ganz 首先成功使用气囊漂浮导管证实了该方法的可行性和可靠性。从那时开始,热稀释法成为国际公认的测定心排血量的"金标准",Swan - Ganz 导管也得到了广大临床工作者的认可。

(一) 心率和心律的监测

心率(heart rate, HR)是随着年龄的变化而有所变化。小儿心率较快,老年人心率较慢。对于正常窦性心律的患者一般可由监测者触摸病人桡动脉搏动的方法进行监测,对于有心律失常的病人应该用听诊器听诊。重症患者须使用心电监护仪,监测其心电图波形、心率和心律的变化情况。

1. 正常的心律和心率 正常成人安静状态下的心律为窦性,P 波在 Ⅱ 导联直立,在 aVR 导联中倒置,心率为 60~100 次/分。

2. 心律和心率的监测要点

(1)监测患者心率的动态变化情况,了解患者主血管功能状态的变化。心率可直接影响心排血量(心排血量=心率×每搏排血量),应通过药物将心率控制在正常范围内。

(2)连续显示患者心电图,了解心房及心室节律是否规整,各间期是否正常,各波形态是否正常。心电监护时应注意 P 波与 QRS 波群的关系(P 波在 QRS 波群之前、之后或两者完全无关),确定心脏激动起源部位,以便及早发现并识别心律失常。

(3)根据心电图诊断标准,正确诊断各种心律失常如期前收缩(早搏),心动过速、扑动、颤动及传导阻滞等,及早采取积极措施抢救致命性心律失常。

(4)由于监护导联不易正确判断心室复极的 ST - T 改变,因此当发现 ST 段上抬或降低、T 波高耸或低平等变化时,应及时作 12 导联心电图检查,以助诊断,及早发现需紧急处理的急危重症,如急性心肌梗死、心律失常、严重电解质紊乱等。

(5)心搏骤停的心电图表现:①心室停搏;②心室颤动(vf)和心室扑动(VF);③慢而无

效的室性自搏心律;④无脉电活动(PEA)。

(6) 容易引起心脏停搏的心电图表现:①严重的窦性心动过缓(HR<40 次/分);②Ⅲ度房室传导阻滞或窦性暂停;③频发多元室性期前收缩(早搏)、短阵室速、尖端扭转型室速;④Q-T 间期明显延长,>0.46 秒;⑤高血钾(T 波高尖);⑥低血钾(U 波明显)。

(二) 血压的监测

常用的血压监测方法可分为无创血压(NIBP)监测和有创血压(IBP)监测两大类。其中有创血压(IBP)监测内容包括:动脉血压(ABP)监测、中心静脉压(CVP)监测、Swan-Ganz 漂浮导管直接测肺动脉压(PAP)、肺动脉契压(PAWP)、右房压(RAP)等的监测。

1. **无创血压(NIBP)监测**　血压是指在血管内流动的血液对血管壁的侧压力。一般临床上所谓的血压是指袖带捆绑式间接测得的无创血压(NIBP)。其中,收缩压是指当心室收缩时,血液对动脉管壁的最高侧压力;舒张压是指当心室舒张时,动脉管壁的弹性回缩,血液对动脉管壁的最低侧压力;脉压是指收缩压与舒张压之差。

(1) 血压的正常值及临床意义:血压一般以肱动脉血压为标准。在安静状态下,正常成人收缩压为 90～139 mmHg,舒张压为 60～89 mmHg,脉压为 30～40 mmHg。成人收缩压≥140 mmHg 和(或)舒张压≥90 mmHg,称为高血压;成人血压低于 90/50～60 mmHg 称为低血压。常见于大量失血、休克、急性心力衰竭病人。脉压增大见于主动脉瓣关闭不全、主动脉硬化等病人;脉压减小见于心包积液、缩窄性心包炎、主动脉瓣狭窄等病人。

(2) 测量部位:常用部位有上肢肱动脉、下肢股动脉。常用工具为水银血压计。

(3) NIBP 的监测要点

1) 测量前应检查血压计,符合要求方可使用。

2) 需要严密观察血压的病人,应做到"四定",即定时间、定部位、定体位和定血压计,以确保所测血压的准确性和可比性。

3) 测血压时,血压计"0"点应与心脏、肱动脉在同一水平线上,座位时肱动脉平第 4 肋间,仰卧位时肱动脉平腋中线水平。

4) 根据所测部位选择合适的袖带,袖带宽窄适宜,缠袖带时松紧适宜。

5) 注气时,不可用力过猛或将水银柱打得过高,以免水银溢出;放气时,水银柱下降速度以 4 mmHg/s 为宜。

6) 为偏瘫病人测血压,应选择健侧。

2. **动脉血压监测**　动脉血压(arterial blood pressure,ABP)是循环系统常规和重要的监测项目,是评定循环功能的重要指标,反映心肌收缩和血管内容量适宜与否的依据。

(1) ABP 监测的适应证为严重休克病人,体外循环下心脏直视手术病人,血液透析病人,需经常采取动脉血标本者如呼吸及治疗期间,病人需反复做动脉血气分析者。

(2) ABP 正常值及临床意义

1) 常用动脉血压(ABP)的监测指标有:收缩压(systolic blood pressure,SBP);舒张压(diastolic blood pressure,DBP);平均动脉压(mean arterial pressure,MAP)。成人动脉血压(ABP)的正常值为 90～120/60～90 mmHg,平均动脉压(MAP)的正常值为 60～100 mmHg。

2) 临床意义:动脉血压过高,提示高血压病,或与疼痛、紧张、发热有关;动脉血压过低,提示血容量不足、心功能差、休克等。动脉血压的正常值随年龄、性别、精神、活动情况和体位姿势改变而变化。

（3）ABP 监测常用穿刺部位：桡动脉、股动脉、肱动脉，一般以桡动脉测压为常见。

（4）测压方法：动脉置管成功后即可开始测压，正确的测压方法步骤如下：①使压力感受器内充满液体并排尽空气，压力传感器的位置应与动脉测压点在同一水平线上。②正确校准监护仪上的零点。按下零点校正键，转动三通开关使压力传感器与大气相通，当监护仪压力线在"0"或"＋1"处时，再转动三通开关使传感器与病人相通，此时屏幕上即连续显示出所测收缩压、舒张压和平均动脉压的数值和波形。病人体位和传感器的位置不变时，每 4～6 小时调试零点一次；体位变换时，应相应调整传感器的位置并及时校零。③测压前和测压中必须定时用血压计测量病人上肢血压与之对照，以便及时发现并纠正直接血压测量的误差，一般情况下两者相差在 ±10 mmHg 之内。④应用肝素盐水静脉点滴（2 ml/h），防止血液凝固致管道堵塞。

（5）动脉血压监测（有创血压监测）的护理

1）防止动脉内血栓形成和远端肢体缺血：用平衡液 500 ml＋肝素 0.4 ml 的肝素液持续冲洗测压管道。每次经测压管抽取动脉血后，立即用肝素液快速冲洗测压管。固定时，切勿行环形包扎或包扎过紧。密切观察术侧指端的颜色、温度、肿胀等，出现上述症状，应立即拔管，穿刺处用手指加压 15 分钟，待不出血时再包扎。

2）妥善固定测压管道，每班调零点：穿刺针与测压管均应固定牢固，防止管道受压或扭曲。患者躁动时，应防止被其自行拔出。

3）防治感染，严格无菌操作。每天更换敷料：加强体温、血常规的监测。合理使用抗生素。在患者循环功能稳定后，应尽早拔除测压管，一旦发现感染迹象应立即拔出。

4）防止气栓发生：穿刺针、管道及三通开关连接要紧密，在调零点、抽血等操作过程中严防空气进入引起气栓。

（三）中心静脉压监测

中心静脉压（central venous pressure，CVP）指血液流经右心房及上、下腔静脉胸段产生的压力，即近右心房的胸腔内大静脉的压力。CVP 由四部分组成：①右心室充盈压；②静脉内壁压力即静脉内血容量；③作用于静脉外壁的压力，即静脉收缩压和张力；④静脉毛细血管压。CVP 是反映右心功能和血容量的常用指标，但不能反映左心功能。

1. CVP 的正常值及临床意义　CVP 正常值为 5～12 cmH2O。<2～5 cmH2O 表示右心房充盈不佳或血容量不足，>15～20 cmH2O 表示右心功能不良或容量负荷过重。CVP 的监测对指导临床输液输血的量及速度、防止心脏过度负荷及指导应用利尿药等具有重要的参考意义。

2. CVP 监测常用穿刺部位　①深静脉穿刺插管：颈内静脉、锁骨下静脉、股静脉；②外周静脉置管（PICC）。

3. CVP 的监测要点

（1）中心静脉压测量的时间间隔应视病情而定，病情不稳定时，须每隔 30～60 分钟监测 1 次；一般情况下，每 2 小时监测 1 次并做好记录，直至患者病情平稳。

（2）患者体位改变时，测压前应重新测量零点，以保持测压管零点始终与右心房在同一水平线上。

（3）测压时，应先排尽测压管中的气泡，防止气体进入静脉内造成空气栓塞并影响中心静脉压值的准确性。

（4）每次测压后及时将三通管转向重量盐水输入通路作持续点滴，防止血凝块堵塞静脉。应用监护仪连续测定中心静脉压时，要采用持续冲洗装置，以保持测压管道的通畅。

（5）需利用测压的静脉通路输液时，可通过连接另一三通管进行。一般情况下，不宜在此输液瓶内加入血管活性药物及其他急救药物或钾溶液，防止测压时中断上述药物的输入或测压后药物随溶液快速输入体内而引起血压或心律的变化，甚至危及生命。

（6）中心静脉压测量应在患者平静的状态下进行，对机械通气治疗时应用呼气末正压通气（PEEP）者，若病情许可应暂时停用 PEEP。患者咳嗽、腹胀、烦躁时，应予以处理，待其安静 10～15 分钟后再行测压。

（7）随时观察测压管内的液平面能否随患者的呼吸而微微地上下波动，以判断测压管是否通畅。若管内液面无波动或液面过低，可能为静脉内导管堵塞、受压、漏液或导管尖端顶于血管壁等原因所致，应及时处理。

（8）防止污染，每天消毒静脉穿刺部位并更换敷料 1 次，定时更换测压管道，严格无菌操作，尽量减少抽血、静脉注射的机会。

（9）拔管指征为：不明原因的发热、有局部炎症表现、不需再测压或输液。

（四）Swan‑Ganz 漂浮导管血流动力学监测

漂浮导管血流动力学监测是指利用气囊漂浮导管（Swan‑Ganz 导管）经外周静脉插入右心系统和肺动脉，进行心脏和肺血管压力，以及心排血量等参数测定的方法，为临床抢救危重患者提供了可靠的血流动力学监测。

通过 Swan‑Ganz 气囊漂浮导管所获得的指标有：①直接指标：右心房压力（RAP）、肺动脉压力（PAP）、肺动脉楔压（PAWP）。②通过热稀释法测量心排血量（CO）。③分别从右心房及肺动脉采血液标本，以进行血气分析。④根据上述所得参数，结合心率、血压等，通过公式计算所获得的间接指标为肺循环阻力（PVR）、体循环阻力（SVR）、每搏功（SW）、左室每搏功（LVSW）、右室每搏功（RVSW）、心脏指数（CI）。

1. 各监测指标正常值及临床意义

（1）右房压（RAP）：经导管中心静脉压孔测得，正常值为 1～6 mmHg。它反映患者的心脏容量负荷。

（2）右室压（RVP）：正常值：收缩压为 15～28 mmHg，舒张压为 0～6 mmHg。它可反映右心室的收缩功能、右心室的后负荷等。

（3）肺动脉压（PAP）：经导管端孔测得，正常值：收缩期为 15～28 mmHg、舒张期为 5～14 mmHg，平均动脉压为 20 mmHg。它可代表右心室收缩期压力，反映肺血管阻力情况。

（4）肺动脉楔压（PAWP）：正常值为 8～12 mmHg。可反映左房平均压及左室舒张末期压，是反映左心室舒张功能的最佳指标。

（5）心排血量（CO）与心排血指数（CI）：心排血量（CO）＝每搏心排血量（SV）×心率（HR），它反映心脏每分钟排出的血容量，是反映左心功能的最重要指标。正常值为 4～8 L/min。心排血指数是根据 CO 计算的参数，CI＝CO/BAS（体表面积），即每平方米体表面积的每分钟心排血量。正常 CI 为 2.6～4.0 L/(min·m²)。通过心排血量、心排血指数测定，可判断心脏功能，诊断心力衰竭和低排综合征，估计预后，指导治疗。

2. Swan‑Ganz 漂浮导管置管常用穿刺部位 颈内静脉、锁骨下静脉。

3. Swan-Ganz 漂浮导管应用的监测要点

(1) 持续心电监护,严密监测心律变化。

(2) 正确掌握测压要点:①压力室内须充满液体,不能有空气进入,压力转换器应与压力计隔膜紧密接触。②根据病情变化及时测定各项压力参数。③每次测压时根据患者体位的变化调整压力转换器的位置,使其与右房水平等高。④及时纠正影响压力测定的因素。测压时应嘱患者平静呼吸,在安静 10~15 分钟后再进行测压。避免咳嗽、呕吐、躁动、抽搐和用力等影响因素。⑤持续缓慢滴注 0.01% 肝素生理盐水,保持各管腔通畅。⑥固定好管道,防止导管移位、打折。

(3) 防治并发症:漂浮导管血流动力学监测的常见并发症如下:

1) 静脉损伤:多发生在腋静脉或锁骨下静脉与腔静脉交界处,与操作过猛有关,受损局部可发生血肿或静脉血栓。

2) 导管打结:导管缠绕心内结构可造成组织损伤。若在气囊充盈状态下拔出导管可损伤肺动脉瓣或三尖瓣,因此在退出导管时应先放尽气囊中气体。插入导管时须在压力监测下充盈气囊,缓缓推进。如已送入较长部分导管,而压力监测仍为同一部位压力图形,则应怀疑导管是否在该部位打圈,此时应放尽气囊内气体,缓缓回撤导管,避免导管打结。如已打结,则须在 X 线透视下操作,使导管系结松解。

3) 导管折断:多由于导管质量问题、操作过猛所致,术前应仔细检查导管性能,术中操作应轻柔、准确。

4) 气囊破裂:导管放置时间过久以致气囊老化是其主要原因。此外,注入过量气体使气囊过度膨胀也易造成气囊破裂。术前应仔细检查气囊,术中尽量使用二氧化碳充盈气囊,勿过量充气。

5) 心律失常:导管通过右心室时可发生心律失常。常见为室早、室速等,这是因为导管尖端室壁所致。此时,可将气囊内气体充足,以减少对室壁的作用。除产生室性心律失常外,还可出现右束支传导阻滞,如原先有左束支阻滞者,则有出现完全性房室传导阻滞的可能。此时,应立即退出导管或预置临时心脏起搏器备用。

6) 血栓形成和肺梗死:血栓形成可发生在导管周围并堵塞静脉,亦可发生在深静脉或上腔静脉内。当静脉栓子脱落进入肺循环或导管持久地嵌入肺小动脉、插管时间过长以致导管变软且随心搏向前推进时,可能发生肺动脉被堵塞而致肺梗死。因此,除静脉内持续注入 0.01% 肝素抗凝外,还应在监护中严密观察肺动脉压图形,若发现图形改变,必要时应调整导管位置。

7) 静脉炎:漂浮导管置入后静脉炎的发生率较高,这与导管对局部刺激有关。轻者可不作处理,重者宜拔出导管后作局部处理。

8) 感染:全身或局部感染均可能发生,因此漂浮导管置入后应常规使用抗生素预防感染。置管的局部要保持清洁、干燥,皮肤穿刺处每天用安尔碘消毒并更换敷料。

(五)末梢循环的监测

皮肤与末梢循环的温度、湿度、颜色、弹性、毛细血管的充盈程度等均可反映外周的循环状态。

三、呼吸功能监护

呼吸功能监测是抢救危重病人的重要内容,连续动态分析各监护指标,可及时发现病情变化、提供科学合理的治疗依据、判断治疗效果。主要包括监测患者的呼吸运动、呼吸功能和呼吸动力等情况。

(一)呼吸运动监测

呼吸运动监测主要包括呼吸频率和呼吸节律的观察。

1. **呼吸频率的观察**　呼吸频率反映患者通气功能及呼吸中枢的兴奋性,正常成人为16～20次/分。呼吸频率明显增快或减慢,提示有呼吸功能障碍可能。呼吸减慢见于碱中毒、严重缺氧及高碳酸血症等。呼吸频率>25次/分,提示呼吸功能不全;>28次/分,可能继发急性呼吸窘迫综合征。

2. **呼吸节律的观察**　观察呼吸频率的同时,应注意呼吸节律是否规则,如呼吸深、大则见于酸中毒;呼吸浅、快则见于限制性呼吸困难;潮式呼吸见于颅内高压。还应观察呼吸幅度大小、双侧胸廓运动是否对称、胸廓起伏活动是否协调等。上呼吸道阻塞时出现呼吸费力、三凹征现象;下呼吸道阻塞时胸廓运动减弱;气胸时胸廓运动不对称。呼吸音减弱见于肺不张,呼吸音减弱甚至消失见于气胸、胸腔积液。

(二)呼吸功能监测

呼吸功能监测包括肺容量、通气功能和换气功能的监测。

1. **肺容量监测**　在肺容量的监测项目中,具有指导意义的是潮气量和肺活量,这也是临床上应用机械通气时常调整的参数。功能残气量可根据需要进行监测。

(1)潮气量(tidal volume, V_T):指静息状态下,每吸或呼一次的气流量。成人 V_T 正常值为400～500 ml。临床上潮气量增加多见于中枢神经系统疾病及酸中毒等所致的过度通气;潮气量减少多见于气道梗阻、间质性肺炎、肺纤维化、肺梗死、肺淤血和肺水肿等。

(2)肺活量(V_C):指最大吸气后所能呼出的最大气量,是反映通气储备能力的基本指标。正常肺活量为30～70 ml/kg,临床上任何引起肺实质损害的疾病,如胸廓活动度减低、膈肌动度减低、膈肌活动受限制或肺扩张受限制的疾病均可使肺活量降低。

(3)功能残气量(function residual capacity, FRC):是平静呼气后肺内所残留的气量。正常人 FRC 约为40 ml/kg体重,或者占肺总量的35%～40%。FRC增多提示肺充气过度,见于肺弹性减退,如肺气肿和支气管哮喘等;FRC减少提示肺内氧合功能改善、分流量下降。

2. **肺通气功能测定**　主要是指肺通气量的测定,是测定单位时间内进出肺的气体量,能反映肺通气功能的动态变化,比肺容量的测定意义大。

每分钟通气量(ventilation volume, V_E):在静止状态下,每分钟呼出或吸入的气量,为潮气量与呼吸频率的乘积,正常值为6～8 L。V_E 可反映患者的通气功能,>10 L为通气过度,<3 L为通气不足。

3. **肺换气功能监测**

(1)肺泡-动脉血氧分压差[$P_{(A-a)}O_2$ 或 A-aDO_2]:$P_{(A-a)}O_2$ 用于判断氧由肺泡进入血液难易的程度,反映氧的交换效率,其正常值在吸空气时为7～15 mmHg,吸纯氧时为50±20 mmHg。$P_{(A-a)}O_2$ 增大伴 $PaCO_2$ 增高,提示通气不足,见于慢性阻塞性肺疾病晚期;如 $P_{(A-a)}O_2$ 增大而 $PaCO_2$ 正常,则提示弥散障碍,见于肺间质纤维化、肺水肿等。

(2)通气/血流比值(V/Q):为肺泡通气量与肺血流量之比。正常人肺泡通气量为4 L/min,肺血流量为5 L/min,因此静息状态下 V/Q 正常值为0.8。若 V/Q<0.8,表示通

气不足,可产生动静脉分流;若>0.8,进入肺泡的部分气体没有机会与血流进行充分换气,因而造成无效通气,说明肺部血流灌注不足。

(3) 氧合指数(OI)与呼吸指数(RI):由于动脉血氧分压和 $P_{(A-a)}O_2$ 随吸入氧浓度不同而异,故常采用氧合指数及呼吸指数作为氧合功能指标。氧合指数为动脉血氧分压与吸氧浓度(FiO_2)的比值,正常值为 400~500,<300 提示呼吸衰竭;呼吸指数为 $P_{(A-a)}O_2$ 与动脉血氧分压的比值,正常值为 0.1~0.37,>1 表示氧合功能明显减退,>2 则应给予机械通气。

4. **动脉血气监测** 血气分析指标包括血液酸碱度、动脉血氧分压、动脉血二氧化碳分压、碳酸氢盐、缓冲碱及剩余碱等,它能更直接地反映肺换气功能及其伴随的酸碱平衡调节状态。

(1) 血液酸碱度(pH):是血浆中 H^+ 浓度的负对数,它是酸碱平衡测定中的重要指标。动脉血中的正常 pH 为 7.35~7.45,平均为 7.40。pH 值是一个综合性指标,既受代谢因素的影响,又受呼吸因素影响。pH>7.45 为失代偿性碱中毒或碱血症,pH<7.35 为失代偿性酸中毒或酸血症。

(2) 动脉血氧分压(PaO_2):是指物理溶解于动脉血中的氧分子所产生的压力。PaO_2 反映了血氧合状态,也是反映肺换气功能的指标。正常值为 90~100 mmHg。PaO_2 检测的临床意义如下:衡量有无缺氧及缺氧的程度;诊断呼吸衰竭;诊断酸碱失衡的间接指标。

(3) 动脉血二氧化碳分压($PaCO_2$):是指物理溶解在动脉血中的二氧化碳分子所产生的压力。正常 $PaCO_2$ 为 35~45 mmHg。$PaCO_2$ 检测的临床意义如下:判断肺泡通气量、判断呼吸性酸碱失衡、判断代谢性酸碱失衡有否代偿及复合性酸碱失衡、诊断呼吸衰竭等。

(4) 动脉血氧饱和度(SaO_2):系指动脉血中单位血红蛋白含氧的百分比。正常值为 93%~100%。SaO_2 与血红蛋白的多少无关,而与 PaO_2 高低、血红蛋白与氧的亲和力有关。

(5) 标准碳酸氢盐(SB)和实际碳酸氢盐(AB):SB 是在标准状态下($PaCO_2$ 为 40 mmHg,温度为 37℃,血红蛋白100%饱和)测得的血浆 HCO_3^- 的含量,不受呼吸因素影响。AB 是直接从血浆中测得的 HCO_3^- 的真实含量,受代谢和呼吸因素的双重影响。两者正常值均为 25±3 mmol/L。

(6) 剩余碱(BE):BE 是指在标准状态下(条件同 SB)将每升动脉血的 pH 滴定到 7.40 时所需要的酸或碱量。若滴定所需要的是酸,说明血内为碱性,BE 为正值;若滴定所需要的是碱,说明血内是酸性的,BE 为负值。正常值为 0±2.3 mmol/L。BE 的正值增大,提示代谢性碱中毒;BE 的负值增大,提示代谢性酸中毒。

(三) 呼吸动力功能监测

呼吸动力功能监测即呼吸力学测定,是从力学的观点对呼吸运动进行分析,它有助于更全面地了解呼吸的生理和病理生理。呼吸动力功能检测包括肺顺应性、气道阻力等内容。

1. **肺顺应性(C)** 指单位压力改变所引起的肺容积的改变。在预定潮气量的情况下,以静态吸气压/潮气量的值代表静态顺应性(反映肺、胸廓的弹性特征),以最大吸气压/潮气量的值代表动态顺应性(反映胸、肺弹性特征和气道阻力状态)。肺动态顺应性正常值为 $0.23~0.35 L/cmH_2O$,肺静态顺应性为 $0.17~0.25 L/cmH_2O$。

2. **气道阻力(AR)** 是气流通过气道时所产生的摩擦阻力,为气道压力差(峰压-呼气末正压)与吸入气流速的比值。正常值为 294.21~686.49 Pa·s/L($3~7 cmH_2O·s/L$)。气道阻力增加的常见原因:①气管内径缩小;②气管导管内径过小或接头过细、过长。

四、肾功能监护

肾脏是调节体液的重要器官,它的基本功能是清除体内代谢产物及某些废物、毒物,同时维持水、电解质及细胞内外渗透压平衡,保证机体内环境相对恒定。然而,肾脏也是最易受损的器官之一,严重的循环功能障碍和呼吸功能不全所造成的低血压以及低氧血症、酸中毒等均可对肾脏构成严重的损害乃至肾衰竭。肾功能监测的主要内容是防止发生急性肾功能不全或急性肾衰竭,以及在发生急性肾衰竭后能给予及时而正确的治疗。

(一) 尿液监测

尿液分析是急性肾衰竭的重要诊断手段。

1. **尿量**　是肾脏滤过率最直接的反映。正常人每小时尿量在 30 ml 以上,昼夜尿量为 1 000～2 000 ml。尿量>2 500 ml/d 为多尿,夜尿增多常是肾衰竭的早期表现。少尿或无尿期出现进行性氮质血症,尿量骤减或逐渐减少,每天尿量持续少于 400 ml 者为少尿,少于 100 ml 者为无尿。多尿期尿量进行性增多,每天可高达 2 000 ml 以上,是肾功能恢复的一个标志。恢复期尿量逐渐恢复正常。

2. **尿色**　红色见于血尿、血红蛋白尿等,前者混浊,后者放置后澄清。

3. **尿沉渣**　大量红细胞管型见于急性、急进性肾小球肾炎,粗大上皮管型为急性肾小管坏死等。

4. **尿相对密度(比重)**　正常尿液呈淡黄色,澄清而透明,相对密度为 1.015～1.025,pH 值为 5～7,呈弱酸性。昼夜各份尿量接近,最高尿相对密度低于 1.018,则表示肾脏浓缩功能不全。若各次尿相对密度固定在 1.010～1.012(等张尿),表示肾功能严重损害。

5. **尿渗透压测定**　尿渗透压随尿量的多少而有相应的变化:尿量多,尿渗透压较小;尿量少,则尿渗透压较大,但都应该高于血液的渗透压。尿渗透压的波动范围为 600～1 000 mmol/(kg·H_2O)。正常 12 小时禁水后尿渗透压>800 mmol/L,低于此值则提示肾浓缩功能不全,见于慢性肾盂肾炎、各种慢性间质性病变及慢性肾衰竭等。

6. **留取尿标本注意事项**

(1) 应留取新鲜尿,以清晨第一次尿为宜。此时的尿液较浓缩,条件恒定,便于对比。急诊病人可随时留取。收集计时尿液标本时应告知病人时间段的起点和终点。婴幼儿尿液标本的收集,可用黏附剂将收集袋黏附于婴幼儿的阴部皮肤。

(2) 使用清洁有盖容器(一次性容器为好),由透明且不与尿液发生反应的惰性材料制成。容器不可重复使用。容器体积>50 ml,直径>4.0 cm 的圆形开口,具有较宽的底部。运送容器应有安全稳妥的密封装置,其密封装置易于操作和开启。

(3) 尿标本应避免经血、白带、精液、粪便等混入。此外,还应注意避免烟灰、糖纸等异物混入。

(4) 标本留取后,应及时送检,以免细菌繁殖、细胞溶解等。

(二) 肾功能血液监测

1. **血清肌酐(Cr)**　检测血清肌酐是临床上了解肾功能的主要方法之一。

(1) 正常参考值:男:62～115 μmol/L;女:35～97 μmol/L。

(2) 临床意义:血清肌酐浓度升高反映肾实质受损、肾小球滤过功能减退。各种类型的肾功能不全时,血清肌酐明显增高。

2. 血清尿素氮(BUN)　血清尿素氮是肾功能主要指标之一。

(1) 正常参考值为 3.2~7.1 mmol/L。

(2) 临床意义:尿素氮增高的程度与病情严重性成正比,故尿素氮对肾衰竭和尿毒症的诊断、病情评估和预后判断具有重要意义。血中尿素氮含量增高的病理因素可分为肾前性、肾性及肾后性三个方面:①肾前性:最重要的原因是失水,见于剧烈呕吐、幽门梗阻、肠梗阻、长期腹泻等;②肾性:急性肾小球肾炎、肾病晚期、肾衰竭、慢性肾盂肾炎及中毒性肾炎等;③肾后性:前列腺肿大、尿路结石、尿道狭窄、膀胱肿瘤等。血清尿素氮含量减少较为少见,常表示严重的肝病,如肝炎合并广泛性肝坏死。

3. 内生肌酐清除率(Ccr)测定　内生肌酐清除率可近似代表肾小球滤过率。

(1) 正常参考值:80~100 ml/min。

(2) 临床意义:内生肌酐清除率升高,常见于:高心排血量、妊娠、烫伤、一氧化碳中毒、高蛋白质食物、分解代谢过度、贫血等。内生肌酐清除率降低,常见于:休克、出血、脱水、充血性心力衰竭、肾病综合征、肾小球性肾炎、肾盂肾炎、淀粉样变性、急性肾小管功能不良、肾后尿路梗阻等。另外,疟疾、多发性骨髓瘤、肾上腺皮质功能减退、肝衰竭等也使内生肌酐清除率降低。

(3) 方法:病人低蛋白质饮食 3 天(每天蛋白质少于 40 g,并禁肉食);第 4 天晨 8 时排尿,然后收集 24 小时尿液,并加甲苯 4~5 ml 防腐;于第 4 天任何时候采取自凝血 5~7 ml,与 24 小时尿同时送检;测定尿及血浆中肌酐浓度,并测量 24 小时尿量。应用下列公式计算出 24 小时内生肌酐清除率:

24 小时内生肌酐清除率＝尿肌酐(mg/L)×24 小时尿量(L)/血肌酐浓度(mg/L)。

(三) 肾功能指标的综合运用

在临床工作中,各项指标往往综合运用,以指导诊断和治疗。可根据不同的情况,进行具体分析,以选择必要的试验来监测肾功能及疾病的发展动态观察。另外,肾脏有强大的储备能力,故当肾损害尚未达到明显程度时,各种试验仍可在正常范围内。

例:肾前性少尿与肾性少尿的鉴别诊断见表 5-1。

表 5-1　肾前性与肾性少尿的鉴别诊断

检查项目	肾前性少尿	肾性少尿
尿钠	<25 mmol/L	>25 mmol/L
尿相对密度(比重)	>1.015	1.010~1.015
尿/血渗透压	>1.5	<1.1
尿/血浆尿素氮	>20	<10
尿/血浆肌酐	>30	<10

(四) 急性肾衰竭危重症的监测及救治

治疗急性肾衰竭原则:积极防治原发病,适时而有效的透析,早期救治危重症,注重防治并发症。

1. 高钾血症　常常没有或很少症状而骤然致心脏停搏,是急性肾衰竭常见的死因之一,故应及早发现、及早防治。血清钾浓度＞5.5 mmol/L 即为高钾血症。心电图的变化早期 T 波高而尖、Q-T 间期延长,随后出现 QRS 波群增宽、P-R 间期延长。高钾血症对心肌有抑制作用,出现心率缓慢、心律不齐,严重时心室颤动、心脏停搏于舒张状态。一旦发现高钾血症时,应立即停止补钾,积极采取保护心脏的急救措施,以对抗钾的毒性作用;促使钾向细胞内转移;排除体内过多的钾,以降低血清钾浓度。

2. **心力衰竭** 也是急性肾衰竭主要的死亡原因之一,常见于少尿期。及时做血液超滤透析,可迅速排出体内液体,以缓解症状。

3. **尿毒症** 表现为全身各系统的症状,包括消化系统、心血管系统、血液系统、精神神经症状等。尿毒症危重患者应给予持续监护,进行生命体征、意识状态和心肺功能的观察。监测液体出入量,尤其注意患者尿量的变化,为治疗提供重要的依据。如发现患者出现血压增高、头痛、呕吐、抽搐、昏迷等脑水肿、尿毒症脑病表现或出现进行性呼吸困难、端坐呼吸、咳粉红色泡沫痰等急性左心衰竭、肺水肿表现,应及时报告医生,立即给予强心、利尿、降压等急救措施。

五、脑功能监护

神经功能的监测主要包括患者的意识、瞳孔大小和反应,以及运动、感觉和反射等神经系统的情况。

(一) 一般监测

1. **意识** 意识监测在神经监测项目中最为重要。意识障碍的程度可视为脑损伤的轻重;意识障碍出现的迟早和有无继续加重,可作为区分原发性和继发性脑损伤的重要依据。意识监测既重要又不易掌握,对意识障碍程度的分级,迄今已有多种方法用于临床,常用于如下两种。

(1) 传统方法:分为意识清楚、意识模糊、浅昏迷(半昏迷)、昏迷、深昏迷五级。

1) 意识模糊:为最轻或最早出现的意识障碍,对外界的反应能力降低,语言及合作能力降低,可有淡漠、迟钝、嗜睡、言语错乱、定向障碍、躁动、谵妄、遗尿等表现。

2) 浅昏迷:患者随意运动丧失,对声、光等刺激无反应,但对剧烈刺激(如疼痛刺激)有防御性反应。

3) 昏迷:对周围事物和各种刺激均无反应,随意动作已丧失,可有鼾声、尿潴留等表现。

4) 深昏迷:对各种刺激全无反应,各种反射全部消失,双瞳散大,对光反射与角膜反射均消失,生命体征紊乱。

(2) Glasgow 昏迷评分法(GCS):从睁眼、言语和运动三个方面分别评分,以三者的积分表示意识障碍的程度,以便比较。方法简单、可靠,已广泛应用于临床。GCS 评分最高分为 15 分,表示意识清楚;8 分以下为昏迷;3 分为最低值(表 5-2)。

表 5-2 GCS 昏迷评分法

睁眼反应	评分	言语反应	评分	运动反应	评分
自动睁眼	4	回答切题	5	遵嘱动作	6
呼唤睁眼	3	回答不切题	4	刺痛能定位	5

续　表

睁眼反应	评分	言语反应	评分	运动反应	评分
刺痛睁眼	2	单音语言	3	对刺痛能躲避	4
不能睁眼	1	呻吟声	2	痛刺激肢体屈曲	3
		不能言语	1	痛刺激肢体伸直	2
				不能运动	1

按 GCS 指数,13～15 分为轻度意识障碍;9～12 分为中度意识障碍;3～8 分为重度意识障碍。评分越低,说明病情越严重,预后越差。

2. **瞳孔**　正常人双侧瞳孔等大,呈圆形,直径 2.5～4 mm。当瞳孔直径<2 mm 或>6 mm 时,为病态。

(1) 一侧瞳孔散大:进行性的瞳孔扩大,对光反应迟钝或消失,多为小脑幕切迹疝;原发性动眼神经损伤为患侧瞳孔散大,直接和间接反射均消失,同时合并相应的眼肌麻痹;视神经或视网膜损伤为患侧瞳孔散大并失明,患侧瞳孔直接对光反应和对侧间接对光反应消失。

(2) 单侧瞳孔缩小:瞳孔缩小、眼裂变窄,眼球轻度内陷,对光反应正常,伴有同侧面部少汗或无汗,称为 Horner 综合征。

(3) 双侧瞳孔缩小:针尖样瞳孔是脑桥损伤的典型表现;蛛网膜下隙出血可引起瞳孔缩小;吗啡类或氯丙嗪类药物也可使瞳孔缩小。

3. **生命体征**　生命体征紊乱是脑干受损的征象。脑干是生命中枢,主管呼吸、脉搏、血压、意识等。患者出现血压逐渐上升、脉压增大、脉搏减慢、搏动强而有力提示有颅内压增高,要引起注意。当颅内压继续上升接近衰竭期时,脉搏渐增快、心跳减弱、血压下降、呼吸不规则或出现潮式呼吸,最后自主呼吸停止。对有枕骨骨折的伤员应特别注意呼吸的变化,呼吸变慢、变深常提示有后颅内血肿,以及枕骨大孔疝的可能。在意识障碍和瞳孔变化的同时出现进行性心率减慢和血压升高,为小脑幕切迹疝所致。

4. **运动、感觉、反射**　脑挫伤后常出现肢体乏力、单瘫、偏瘫及运动性失语等大脑半球局部功能障碍的表现。如损害靠矢状窦时,则下肢瘫痪明显;如损害靠近大脑外侧裂时,则上肢瘫痪比较明显。大脑半球额叶损伤、挫裂伤范围比较广泛时可引起对侧上下肢瘫痪。损害发生在一侧大脑半球深部近内囊处,除了有对侧的偏瘫外还有同向偏盲和偏身感觉障碍。当大脑皮质受到刺激后可出现一侧肢体或两侧肢体的抽搐。如出现共济失调、去大脑强直等症状,说明损伤位于中脑或小脑。下视丘损伤多表现为尿崩症、中枢性高热和血压的改变。视力、视野、听力障碍表示视神经局部受损。

5. **其他**　如出现剧烈头痛、呈喷射性呕吐或烦躁不安症状,可能为颅内压增高或脑疝预兆。

(二) 特殊监测

1. **颅内压监测**　属有创监测,采用压力传感器和监护仪连续测量颅内压的方法,可对患者某一段时间内的颅内压变化进行系统的了解,又可根据压力的变化及时判断病情,制定合适的治疗措施。

(1) 正常值:正常成人平卧时颅内压力为 10～15 mmHg。

(2) 颅内压增高的动态观察:颅内压 15～20 mmHg 为轻度增高;颅内压 20～40 mmHg

为中度增高；颅内压＞40 mmHg 为重度增高。颅脑损伤引起的血肿、脑挫裂伤或脑组织肿胀引起颅腔容积与颅内容物体积之间的平衡失调，超过生理调节功能的限度时会出现颅内压增高，病人可出现剧烈头痛、喷射性呕吐、血压升高（收缩压升高），在观察过程中如发现这些先兆症状时要警惕脑疝的发生，及时与医生联系并采取措施。

2. 脑电监测　通过观察和分析脑诱发电位，了解脑部的病变与功能。脑电监测包括脑电图、脑干诱发电位的监测和脑干听觉诱发电位的监测。脑电图检查方法简单、经济方便，又便于在疾病过程中反复监测，对复苏后脑功能的恢复和预后判断，以及在"脑死亡"判断方面，有着重要的诊断价值。

3. 脑血流监测　通过脑血流监测，也可以反映脑功能状态。目前常用的脑血流测定装置主要有脑电阻（REG）检查、经颅 Doppler 仪 TCD 监测、氦—氖激光多普勒血流监测（LDF）、CT 及磁共振等。

六、凝血系统监护

维持人体正常的止血功能有三个要素，即血管的完整性、血小板的有效性、凝血与纤溶处于动态平衡状态。无论何种原因造成这三个要素动态平衡失调，便会导致凝血功能异常，发生出血或血管内形成栓塞。临床上对凝血功能进行监测，以对血管性疾病、血小板疾病和凝血障碍性疾病作出初步鉴别。

(一) 临床观察

1. 收集资料　重点了解病史、外伤史、原发病和诱因，查找出血原因。

2. 皮肤、黏膜　有无出血点。

3. 全身状况　包括出血的部位、程度，是局部出血还是渗血，止血方式，出血量与输血量，体液及酸碱平衡状况等。体格检查时注意全身淋巴结、肝、脾是否肿大，胸骨有无压痛、叩痛及有无骨关节痛等。

4. 生命体征的观察

5. 尿和粪便的性质、颜色及隐血检查

(二) 实验室监测

代表性的监测指标有：反映血管因素（出血时间、毛细血管脆性试验），血小板因素（血小板计数、血小板黏附试验、血小板聚集试验、血块退缩试验等），凝血功能（凝血时间、凝血活酶试验、凝血酶原时间等）；反映纤维蛋白溶解系统（纤溶酶原测定、纤维蛋白降解产物测定、优球蛋白溶解时间等），血中抗凝物质监测（凝血酶凝固时间、抗凝血酶Ⅲ测定），以及反映体外循环中肝素化效果（激活全血凝固时间）的指标等。

1. 凝血酶原时间（prothrombin time，PT）　是检测外源性凝血系统较为敏感和常用的指标。正常参考值：11～14 秒，超过正常对照值 3 秒为延长。

2. 弥散性血管内凝血（DIC）的监测

(1) 血小板计数＜100×10^9/L，或进行性下降。

(2) 血浆纤维蛋白原减少，持续下降或低于 1.5 g/L。

(3) 凝血酶原时间呈动态变化，缩短或延长 3 秒以上，或 APTT 延长或缩短 10 秒以上。

(4) 纤维蛋白降解产物（FDP）增多＞20 mg/L；血浆鱼精蛋白副凝实验（3P 实验）阳性。

（5）血片中找到破碎红细胞＞2％。

（三）输血监护

输血（blood transfusion）是对创伤、重大手术及出血等ICU病人重要的治疗措施之一。其目的是补充有效循环血量、恢复或维持机体的携氧能力、补充血液成分等。适用于大量失血、贫血或低蛋白血症、重度感染和凝血异常等。根据失血量和病情的不同，可选择输全血、成分血、血浆和血浆代用品等。其中，成分输血因节约血源、针对性强、不良反应少且经济方便等优点成为目前临床常用的输血方法。自体输血（autologous blood transfusion）即收集病人自身血液进行回输，其主要优点是可减少输血反应和疾病传播，且不需检测血型和进行交叉配合试验，已逐渐在外科手术中被广泛使用。

输血可发生各种不良反应和并发症，严重者甚至危及生命。但是，只要严格掌握输血指征，遵守输血操作规程，大多数输血并发症是可以避免的。

1. 同种异体输血的潜在危险

（1）溶血性输血反应：指供血者红细胞或受血者的红细胞发生非生理性的破坏，而在机体中引起的一系列病理反应，可分为血管内溶血和血管外溶血反应。血管外溶血反应一般在输血一周后或更长时间出现，症状较轻，应予查明原因，尽量避免再次输血。

血管内溶血反应多由于血型不合、血液变质、血液过度加温或血中加入高渗、低渗溶液，及其他能影响血液pH的药物所致。其典型症状在输血10～20分钟出现，以后随着输入血量的增加而加重。患者可出现沿输血静脉的红肿及疼痛，寒战、高热、呼吸困难、腰背酸痛、头痛、胸闷、心率加快乃至血压下降、休克，随之出现血红蛋白尿和溶血性黄疸。溶血反应严重者可因免疫复合物在肾小球沉积，或发生弥散性血管内凝血（DIC）及低血压引起肾血流减少而继发少尿、无尿及急性肾衰竭，患者可在短时间内死亡。溶血的主要表现为肾脏损害、凝血障碍和低血压，因此急救措施应包括立即停止输血，输液及利尿，碱化尿液，应用大量皮质激素，必要时行血液透析或换血疗法。

（2）非溶血性输血反应

1）发热反应：在输血中或输血后1～2小时内出现发热、寒战，体温可突然升高至38～41℃；发热持续时间不等，并伴有头痛、恶心、呕吐。轻者减慢输血速度后症状可自行缓解。严重者应立即停止输血，应用抗过敏药物，对症处理，并将输血器、剩余血液连同血袋送往化验室检验。

2）变态（过敏）反应：轻者在输血后发生皮肤瘙痒、荨麻疹等；中度反应者出现血管神经性水肿，多见于颜面、眼睑和口唇等处，还可发生喉头水肿、呼吸困难、支气管痉挛，此时双肺可闻及哮鸣音；反应严重者可发生过敏性休克。应采取急救措施：立即停止输血，皮下注射1∶1000肾上腺素0.5～1 ml，在危急情况下可作静脉注射。并按反应程序予对症处理：轻者给予抗过敏药物，如苯海拉明、异丙嗪、氢化可的松和地塞米松等；呼吸困难者给予吸氧；严重喉头水肿者行气管切开；循环衰竭者应给予抗休克治疗。

3）疾病传染：如乙型肝炎、疟疾、梅毒和艾滋病等。

2. 大量快速输血的并发症　大量输血指输血量在1小时内达血容量一半以上或6小时输血超过5 000 ml。

（1）心脏负荷过重：多发生在老人、小儿及心功能不健全的患者，早期表现为胸部紧迫感、呼吸急促、静脉压增高、颈静脉怒张、脉搏增快、血压下降，处理不及时可引起肺水肿。因此应严格掌握出入量,监测中心静脉压。心力衰竭时应予强心、利尿、加压氧气吸入等。

(2) 凝血功能障碍:输入大量库血后,因库存血中血小板减少及其他凝血因子耗损,可导致受血者自体的凝血因子受到稀释而引起凝血机制的改变。加以纤维蛋白溶解活性增加,可能并发 DIC 和毛细血管功能减低。

(3) 生化及代谢变化:①枸橼酸中毒:库血中的抗凝剂(枸橼酸钠)与血浆钙结合可出现低血钙症状和心肌抑制。发生后除了洋地黄中毒者外,可静脉应用葡萄糖酸钙。②血钾改变:库血中钾离子浓度增高,休克伴酸血症及组织损伤者大量输血时可有血钾升高,如存在代谢性或呼吸性碱中毒,则发生低钾血症。应监测心电图及血清钾浓度,发生变化及时处理。③酸碱平衡失调:库血保存时间越长,血液成分变化越大,pH 值越低。如休克伴代谢性酸中毒的患者,大量输入库血可加重酸中毒。因此,每输血 500 ml 可给予 5% 碳酸氢钠注射液 30~70 ml(从另一静脉输入),或根据血气分析结果补充碱剂。

(4) 物理因素的影响:①体温下降:大量输入库存冷血可使体温下降至 30℃ 以下,引起室颤、心排血量减少。低温能促进低钙血症及酸中毒的形成,并干扰枸橼酸及乳酸代谢,使凝血功能发生障碍。因此,应使库存血在室温下自然升温后再输注。②空气栓塞:由于操作不当或在加压输血时易出现,其临床症状同输液不良反应。③微血栓栓塞:血液库存一周后,凝聚物增多,能通过普通的过滤网。如输入人体,可广泛地堵塞毛细血管,首先受累部位即是肺脏,造成肺栓塞。可使用网孔直径 20~50 μm 的输血滤网或应用新鲜血。

3. 输血注意事项

(1) 取血和输血过程中严格执行查对制度和无菌技术,输血前必须由两名护士进行核对,采血时严禁同时采集两个患者的血标本。

(2) 血液自血库取出后应在 30 分钟内输入,避免血液变质或污染,避免震荡。

(3) 输注两个(或)以上供血者的血液时,应间隔输入少量生理盐水,避免产生不良反应。

(4) 血液内不可随意加入其他药品,以防血液凝集或溶解。

(5) 输血过程中应密切观察患者,如有严重反应,应立即停止输血,保留余血,以备检查分析原因。

(6) 严格掌握输注速度,对年老体弱、严重贫血、心力衰竭者,速度宜慢。

(7) 输完血,血袋送回血库低温保留 24 小时。

七、水、电解质平衡的监护

体液内环境稳定由水、电解质、酸碱和渗透压平衡共同维持,正常情况下处于动态平衡状态,是机体正常新陈代谢所必需的。

体液主要由水及溶解于水的溶质组成,分布于细胞内、外液,对机体所必需的营养物质和代谢产物的转运、维持细胞正常代谢及调节体温等具有重要作用。体液中离子约占其溶质组成的 95%。细胞外液的主要阳离子为 Na^+,主要阴离子是 Cl^-、HCO_3^- 和蛋白质;细胞内液中主要阳离子是 K^+ 和 Mg^{2+},主要阴离子是 HPO_4^{2-}、SO_4^{2-} 和蛋白质。正常情况下,体液酸碱平衡主要通过缓冲系统、呼吸系统和肾脏来调节。

渗透压是溶液中电解质和其他溶质微粒对水的吸引力(或)产生的张力。体液各部分达到平衡时,渗透压为 280~310 mmol/L。

(一) 水、电解质代谢失常

许多器官、系统病变及一些全身性的病理过程都可以引起或伴有水、电解质代谢失常。水、电解质代谢失常可使机体各器官、系统,特别是心血管系统、神经系统的生理功能和机体的物质代谢发生障碍,严重时危及患者生命。因此,必须严密监护,及时发现并纠正水、电解质代谢紊乱。

1. 水、钠代谢紊乱 常同时或先后发生,其关系密切,临床上主要分为脱水(包括失钠)和水过多(或水中毒)。

(1) 脱水:系指体液丢失速率超过摄入,而使细胞外液容量明显减少所表现出的一组临床综合征。监测内容应包括:生命体征、体重、尿量、出入液量,体格检查(评估颈静脉充盈、肺部听诊、水肿、皮肤黏膜温度弹性等情况),实验室参数(血浆渗透压、血清钠、血尿素氮/血肌酐、血细胞比容和尿渗透压等),以及血流动力学情况。

根据 Na^+ 和水丢失比例的不同可分为等渗性脱水、低渗(继发)性脱水和高渗(原发)性脱水三型。

1) 等渗性脱水:水和钠成比例的丧失。血钠浓度维持在 $130\sim145$ mmol/L,渗透压维持在 $280\sim310$ mmol/L。体液在短时间内的丧失量达到体重的 5%,患者可出现血容量不足的症状;当体液继续丧失达体重的 6% 时休克表现将更严重。实验室监测包括:血液浓缩,血红蛋白、红细胞计数、血细胞比容(压积)明显增高;血清 Na^+、Cl^- 降低不明显;测定 CO_2 结合力,以区别有无酸碱平衡失调。

2) 低渗性脱水:失钠多于失水,血清钠浓度 <135 mmol/L,血浆渗透压 <280 mmol/L。实验室监测包括:尿 Na^+、Cl^- 测定缺乏;血清钠降低;血浆渗透压下降;红细胞计数、血红蛋白、血细胞比容、血非蛋白氮和尿素均有增高;尿相对密度(比重)低。

根据缺钠程度,低渗性脱水可分为 3 度:①轻度:血清钠在 135 mmol/L 以下,患者感觉疲乏、头晕、手足麻木,口渴不明显,尿中 Na^+ 减少。②中度:血清钠在 130 mmol/L 以下,除上述症状外,尚有恶心呕吐、脉搏细速、收缩压轻度降低、视力模糊等,尿少,尿中几乎不含 Na^+、Cl^-。③重度:血清钠在 120 mmol/L 以下,患者可有肌肉抽搐、肌腱反射减弱或消失、表情淡漠、木僵,甚至昏迷、休克。

3) 高渗性脱水:失水多于失钠,血清钠 >145 mmol/L,血浆渗透压 >310 mmol/L。实验室监测包括:尿相对密度高;血液轻度浓缩,血红蛋白、红细胞计数、血细胞比容略增高;血清钠升高;血浆渗透压增高。

根据症状轻重将高渗性脱水分 3 度:①轻度:失水量相当于体重的 2%~4%,除口渴外其他症状不明显。②中度:失水量相当于体重的 4%~6%,有极度口渴、乏力、唇舌干燥、眼窝凹陷、皮肤弹性差、尿少、尿相对密度高等症状。③重度:失水量相当于体重的 6% 以上,除上述症状外可出现狂躁、幻觉、昏迷、休克等。

(2) 水过多:系指机体入水总量超过排水量,以致水在体内潴留,引起血液渗透压下降和循环血量增多,也称水中毒或稀释性低钠血症(血清钠 <120 mmol/L)。常规应监测体重和出入液量、电解质和酸碱平衡、心电图、血流动力学等项目。急性水中毒时,脑神经细胞水肿,颅内压增高,患者较早出现神经精神症状,如头痛、失语、精神错乱、定向失常、嗜睡、烦躁等,严重者可发生脑疝而致呼吸、心跳骤停。慢性水中毒患者症状常不明显,可有乏力、恶心、呕吐、嗜睡等,体重明显增加。

2. 钾代谢异常 体内的钾约98%存在于细胞内,在细胞外液中的总量很小;正常血清钾浓度为3.5~5.5 mmol/L。细胞代谢、心肌收缩、神经和肌肉应激性的维持、酸碱平衡的调节等都与钾的正常代谢有关。钾代谢异常可有低钾或高钾血症,以前者常见。监测内容应包括神经-肌肉状态、尿量、血清钾和动脉血气分析、心电监测等。

(1) 低钾血症(hypokalemia):血清钾浓度<3.5 mmol/L。血钾低可引起神经肌肉系统的应激性减退:血清钾低于3.0 mmol/L时可出现肌肉软弱无力;血清钾低于2.5 mmol/L时出现软瘫、腱反射迟钝或消失、吞咽及呼吸困难等。肌张力和腱反射是判断低钾血症程度的重要体征,低钾血症还可致心律失常。其他症状包括厌食、腹胀、肠麻痹、神志淡漠、嗜睡甚至昏迷,以及低钾、低氯性碱中毒。实验室监测有:血清钾低于3.5 mmol/L,ECG为T波降低、U波出现等。

补钾时应注意:不宜过早,见尿补钾,尿量须>40 ml/h;不宜过浓,浓度不超过0.3%,不可将10%氯化钾溶液直接静脉推注,避免血清钾突然升高而引起心脏骤停;不宜过快,成人30~40滴/分钟(小儿酌减);不宜过多,成人每天不超过5 g。

(2) 高钾血症(hyperkalemia):血清钾浓度>5.5 mmol/L,除原发病症状外,高钾血症主要表现为K^+对心肌、骨骼肌的毒性作用,对心脏的抑制作用是导致死亡的重要原因。实验室监测有:血清钾>5.5 mmol/L;ECG为早期T波高而尖、QT间期延长,随后出现QRS波群增宽,PR间期延长。降低血钾浓度可采用静脉应用5% $NaHCO_3$、25%葡萄糖液+胰岛素、10%葡萄糖酸钙等,必要时行腹膜透析或血液透析。

(二) 体液疗法的监护

失水的治疗原则是迅速纠正病因,防止体液进一步丢失;积极补充已丢失液体;注意保持出入液量平衡。补液的原则为先快后慢、先浓后淡、先盐后糖、见尿补钾。治疗中应根据病人的失水类型、程度和机体状况,决定补充液体与电解质的量、种类、途径和速度,并注意输液不良反应的预防和处理。

1. 体液疗法的定量、定性、定时的原则

(1) 定量:每天补液总量包括生理需要量、已丧失量和继续丧失量。①生理需要量:每天正常需水量为2 000~2 500 ml。②已丧失量:按脱水程度计算。轻度脱水需补充的液体量为体重的2%~4%,中度为体重的4%~6%,重度为体重的6%以上。③继续丧失量:又称额外丧失量,包括胃肠道额外丧失量、内在性失液(胸腔积液、腹腔积液等)和发热、出汗,气管切开患者还应增加补液量。

(2) 定性:补液的性质取决于水、电解质及酸碱失衡的类型。高渗性脱水以补充水分为主,常用5%葡萄糖溶液或0.45%氯化钠溶液;低渗性脱水以补充钠盐为主,严重者可补充高渗盐溶液;等渗性脱水补充等渗盐溶液;水中毒者应停止摄入水分,同时应用利尿剂如20%甘露醇,或5% NaCl溶液。严重的代谢性酸碱失衡,需要碱性或酸性液体纠正。电解质失衡,应根据其丧失程度适量补充。

(3) 定时:每天及单位时间内的补液量及速度取决于体液丧失的量、速度及各脏器,尤其心、肺、肝、肾的功能状态。若代偿功能良好,应按先快后慢的原则进行分配,即第一个8小时补充总量的1/2,剩余1/2总量在后16小时内均匀输入。输液后病人精神好转、血管充盈、皮肤和黏膜湿润、脉搏有力、呼吸均匀,血压及尿量达正常范围时提示已补足液体。

2. 输液期间的观察 护士应至少每小时访视病人1次,加强观察和监护,以便及时发现潜在的危险,维持输液期间的安全。

(1) 调控输注速度:常用输液速度是 $3\ ml/(m^2 \cdot min)$,适用于维持和替代输液。应根据病人的体表面积、一般情况、年龄和耐受能力,以及液体组成成分来调控。

(2) 检查输液装置:包括莫菲滴管液面的调节,以及管道漏气或裂痕的检查。

(3) 及时更换输液瓶,以防止针头堵塞和气栓。

(4) 早期发现穿刺部位的渗出和炎症,并进行干预,防止更严重的损伤。

(5) 由于液体中的成分和药物可产生不同的作用,因此对血流动力学、电解质、渗透压、酸碱平衡和心电图的监测亦十分必要。

3. 输液反应的监测与处理

(1) 发热反应:由输入致热物质而引起,表现为畏寒、寒战和发热,轻者应减慢输液速度、保暖,注意观察;重者立即停止输液并进行对症处理。

(2) 急性肺水肿:由于输液速度过快、循环血容量急剧增加、心脏负荷过重所致。患者可出现胸闷、气促、咳嗽、咳泡沫样痰或泡沫样血性痰,严重时稀痰液可由口、鼻涌出,肺部出现大量湿性啰音。应立即停止输液,高流量吸氧,病情允许时让病人端坐、双腿下垂,并遵医嘱予镇静、平喘、强心、利尿和扩血管药物,必要时行四肢轮扎。

(3) 空气栓塞:常见原因有输液导管内的空气未排尽、导管连接不紧、加压输液或输血时无人看护、液体输完未及时拔针等。患者突然胸闷、胸骨后疼痛、眩晕、有濒死感,检查可见血压降低、呼吸困难、严重发绀,听诊心前区可闻及响亮的、持续的"水泡声"。一旦发生空气栓塞,应立即使患者偏向左侧、头低足高位(使气体漂向右心室尖部,随着心脏舒缩与血液混成泡沫,分次小量进入肺动脉),给高流量吸氧。

(4) 静脉炎:是由于长期输入浓度较高、刺激性较强的药物或静脉内置管时间太长而引起的化学性或机械性炎症,也可因输液过程中无菌操作不严格而引起局部静脉感染。表现为沿静脉走向出现条索状红线,局部组织红、肿、热、痛,有时伴畏寒、发热等全身症状。应停止在此血管输液,将患肢抬高、制动,并予局部处理。

(5) 其他:包括变态(过敏)反应、细菌污染反应、微粒污染反应及药液外渗等。

4. 输液注意事项

(1) 严格执行查对制度和无菌操作原则。

(2) 根据病情及药物性质,掌握注入药液的速度,随时听取患者主诉,观察用药反应并及时处理。

(3) 对长期静脉用药患者,保护和合理使用静脉。静脉注射有强烈刺激性药物前应证实针头确实在血管内,可先用少量生理盐水引注,确定后再将药物注入;注射完毕后用少量生理盐水冲洗血管。

(4) 同时应用两种以上药物,注意药物配伍禁忌和相互作用。按病情需要安排各种药物的输液顺序。

(5) 输液过程中加强巡视,及时处理输液故障,并做好记录。

(6) 持续输液者,每天更换输液皮条;采用静脉留置针要严格掌握留置时间。

(三) 酸碱失衡的判断方法

正常情况下细胞外液 $[H^+]$ 维持在 $35\sim46\ mmol/L$ 水平,酸碱失衡时 $[H^+]$ 显著改变,当细胞外液 $[H^+]$ 溶度升高 $>46\ mmol/L(pH<7.35)$ 即为酸血症;$[H^+]<35\ mmol/L(pH>7.45)$,

则为碱血症。

1. **单纯性酸碱失衡**   血 pH 与 $[H^+]$ 的改变可以是由 $PaCO_2$ 的变化或血浆 $[HCO_3^-]$ 浓度改变所引起。由于 $PaCO_2$ 主要受呼吸调节,当酸碱失衡是因原发性 $PaCO_2$ 改变所致时,称呼吸性酸中毒($PaCO_2$ 增高)或呼吸性碱中毒($PaCO_2$ 降低);当酸碱失衡是因原发性的 $[HCO_3^-]$ 改变所致时,称代谢性酸中毒(HCO_3^- 减少)或代谢性碱中毒(HCO_3^- 增高)。

出现酸碱失衡时,肾脏或是呼吸代偿机制发挥作用,通过改变 $PaCO_2$ 或 $[HCO_3^-]$,力图使 $PaCO_2/[HCO_3^-]$ 维持在一适当的比例,减少 $[H^+]$ 的改变,使 pH 回复或趋近正常。

2. **复合性酸碱失衡**   除了单纯性酸碱失衡外,临床上还可出现复合性酸碱紊乱。例如,慢性呼吸性酸中毒的病人可因酮中毒、肾功能不全或低血容量而合并代谢性酸中毒;原有代谢性酸中毒的病人可因肺炎、误吸、全麻等合并呼吸性酸中毒。幽门梗阻病人可因过度通气而出现代谢性与呼吸性碱中毒。

思 考 题

1. 简述 ICU 的监测分级。各级的监测要求有哪些?
2. 简述中心静脉压(CVP)的正常值、临床意义,以及 CVP 的监测要点。
3. 简述脑功能监护中意识判断的两种方法。
4. 简述水、电解质失衡体液疗法的监护内容。

(许方蕾)

第六章 常见急危重症救护

第一节 昏 迷

昏迷是由于大脑皮质及皮质下网状结构发生高度抑制而造成的最严重的意识障碍,分为浅昏迷和深昏迷两种,是临床常见的危重病症之一。护士应该迅速、敏捷、熟练、准确地对昏迷患者进行病因和发病机制的分析、昏迷程度的判断、有效的救治和护理,达到最高的抢救成功率。

一、病情评估

(一) 健康史采集

1. **主观资料收集** 迅速询问病史,包括起病方式、首发症状、伴随症状、发生环境及既往史等。

2. **客观资料收集**

(1) 重点进行身体评估,如生命体征、瞳孔、巩膜、面容、唇色、口腔及耳部情况、呼气的气味、神经体征和脑膜刺激征等。

(2) 必要的辅助检查,如血象、尿液、肛指、胃内容物、X 线胸透、心电图、超声波、脑脊液、颅脑 X 线摄片、CT 及 MRI 等。

(二) 分析病因和发病机制

根据健康史、身体评估及辅助检查结果以明确病因。

1. **病因**

(1) 颅脑疾患:①脑血管病,如脑出血、脑梗死、蛛网膜下隙出血等;②颅脑感染,如各种细菌、病毒、真菌引起的脑炎和脑膜炎;③颅内占位性病变,如脑肿瘤、脑脓肿、脑寄生虫病及脑内肉芽肿等;④颅脑外伤,如脑外伤、颅内血肿、硬膜外或硬膜下血肿等;⑤其他,如颅内压增高综合征、脑疝、癫痫等。

(2) 全身疾病

1) 感染性疾病:①病毒感染,如流行性乙型脑炎、森林脑炎、脑膜脑炎、肠道病毒性脑炎、流行性出血热脑炎型、流行性感冒等;②寄生虫感染,如脑型疟疾、急性脑型血吸虫病、弥漫性脑囊虫病等;③感染中毒性脑病,如中毒性肺炎、中毒性痢疾、败血症等;④立克次体感染和螺旋体感染。

2)内分泌及代谢障碍性疾病:糖尿病酮症酸中毒、自发性低血糖、慢性肾衰竭、肝性昏迷、肺性脑病、心脑综合征、胰腺病、脑病、甲状腺危象垂体性昏迷、慢性肾上腺皮质功能减退性昏迷、乳酸性酸中毒、妊娠中毒症等。

3)电解质紊乱:低氯血性或高氯血性碱中毒、稀释性低钠血症等。

4)其他:脑膜白血病、癫痫持续状态、高血压、窒息、循环骤停等。

(3)急性中毒:①气体类中毒,如一氧化碳等;②农药类中毒,如急性有机磷杀虫药等;③药物类中毒,如巴比妥类、吗啡类、乙醇(酒精)等;④植物类中毒,如苦杏仁等;⑤动物类中毒,如毒蛇咬伤等;⑥物理因素,如急性中暑、溺水、触电等。

2. 发病机制

(1)颅内病变机制:颅内病变可直接或间接损害脑干网状结构上行激活系统,造成其抑制或两侧大脑皮质广泛性受损,使觉醒状态减弱、意识内容减少或改变而导致意识障碍。因为觉醒状态有赖于脑干网状结构上行激活系统的完整,意识内容与行为有赖于大脑皮质的高级神经活动的完整。

(2)颅外疾病机制:颅外病变所引起的缺血缺氧,一可致脑水肿、脑疝,二可使兴奋性的神经介质去甲肾上腺素合成减少或停止,两者均可间接影响脑干网状结构上行激活系统,影响神经递质和脑的能量代谢,从而影响意识。

(三)昏迷程度判断

1. 昏迷程度判断三阶段

(1)轻度昏迷:即浅昏迷,意识大部分丧失,无自主运动,对声、光刺激无反应,对疼痛刺激尚可出现痛苦的表情或肢体退缩等防御反应。角膜反射、瞳孔对光反射、眼球运动、吞咽反射、腱反射等可存在,生命体征无明显改变。

(2)中度昏迷:对周围事物及各种刺激均无反应,对于剧烈刺激可出现防御反射。角膜反射减弱,瞳孔对光反射迟钝,眼球无转动。可有轻度生命体征的改变。

(3)深度昏迷:自发性动作完全消失,全身肌肉松弛,对外界刺激无任何反应。深、浅反射全部消失。可有明显的生命体征的改变。呼吸不规则,血压下降。病理征继续存在或消失。

2. 格拉斯哥昏迷评分(Glasgow coma scale, GCS) 格拉斯哥昏迷评分方法主要依据睁眼反应、语言反应和运动反应情况对意识障碍的程度进行评估,其检查内容及评估法如表6-1。分别对3个方面进行评分,再将这个项目的总分值相加求其总分,即可得到意识障碍程度的客观评分。GCS总分15分,最低3分。按得分多少,评定其意识障碍程度:14~15分为正常,8~13分为意识障碍,≤7分为浅昏迷,<3分为深昏迷。评估中注意运动反应的刺激部位以上肢为主,以最佳反应记分。

表6-1 格拉斯哥昏迷评分表

评分项目	反 应	得 分
睁眼反应	正常睁眼	4
	呼叫后睁眼	3

评分项目	反　应	得　分
	疼痛刺激后睁眼	2
	任何刺激物睁眼反应	6
运动反应	可按指令动作	5
	对疼痛刺激能定位	4
	对疼痛刺激有肢体退缩反应	3
	疼痛刺激时肢体过屈(去皮质强直)	2
	疼痛刺激时肢体过伸(去大脑强直)	1
语言反应	能准确回答时间、地点、任务等定向问题	5
	能说话,但不能准确回答时间、地点、人物等定向问题	4
	用字不当,但字意难辨	3
	言语模糊不清,字意难辨	2
	任何刺激无语言反应	1

(四) 昏迷的鉴别诊断评估

昏迷必须与类昏迷鉴别。所谓类昏迷是指病人的临床表现类似昏迷或貌似昏迷,但实际上并非真昏迷的一种状态或症候。昏迷的鉴别诊断评估包括昏迷状态的鉴别和昏迷病因(如前所述)的鉴别。下面主要介绍昏迷状态的鉴别评估。

1. **假性昏迷**　是指意识并非真正丧失,但不能表达也不能作出反应的一种精神状态。主要包括癔症性不反应状态、木僵状态、闭锁综合征。

(1) 癔症性不反应状态:①有眼睑眨动、瞬目反应和开眼反应;②暴露部位感觉消失,而隐蔽部位感觉存在;③脑干反射如瞳孔对光反射等存在,无病理反射;④脑电图呈觉醒反应;⑤暗示治疗可恢复常态。

(2) 木僵状态:①开眼存在;②有蜡样屈曲、违拗症、情感反应;③夜间入静时可稍有活动或自进饮食,询问时可低声回答;④脑干反射存在;⑤脑电图正常。

(3) 闭锁综合征:①能以开眼或闭眼表示"是"或"否"和周围人交流;②第Ⅴ对脑神经以上的脑干反射存在,如眼球运动、瞳孔对光反射存在;③脑电图多数正常。

2. **醒状昏迷**　是指觉醒状态存在、意识内容丧失的一种特殊的意识障碍。语言和运动反应严重丧失,而皮质下的大多数功能和延髓的自主神经功能保存或业已恢复,自发性开眼反应及觉醒—睡眠周期等都存在。可见于去皮质状态、无动性缄默及植物状态。

(1) 去皮质状态:临床表现为意识内容完全丧失,病人对自身及外界环境毫不理解,对言语刺激无任何意识性反应,常伴有去皮质强直、大小便失禁。但觉醒—睡眠周期保存或紊乱。

(2) 无动性缄默症:缄默不语,疼痛刺激多无逃避反应,貌似四肢瘫痪。可有无目的睁眼或蜓瞿运动,睡眠—觉醒周期可保留或有改变,如呈睡眠过度状态,伴有自主神经功能紊乱,无锥体束征。

(3) 植物状态:①意识丧失、无认知功能、没有运动行为;②能自发睁眼或在刺激下睁眼;③可有无目的性的眼球跟踪运动;④睡眠—觉醒周期存在;⑤丘脑下部和脑干功能保存;⑥大小便失禁;⑦脑神经(瞳孔、延脑、角膜、眼-前庭、咽)和脊髓反射保存。

二、救治与护理

(一) 救治

1. **对因治疗**　针对病因给予相应的急救措施。

2. **对症治疗**

(1) 保持呼吸道通畅：吸痰，给氧，注射呼吸中枢兴奋剂，必要时行辅助呼吸。

(2) 维持有效的循环功能：给予强心、升压药物，纠正休克。

(3) 降低颅内压：给予脱水、降颅压药物，如皮质激素、甘露醇、呋塞米(速尿)等，必要时行脑室穿刺引流等。

(4) 防治感染：抗菌药物。

(5) 控制血压、体温，控制抽搐：给予降血压及镇静止惊药物，并予物理和药物降温。

(6) 纠正水、电解质平衡紊乱：静脉补液，补充营养。

(7) 给予脑代谢促进剂及苏醒剂：脑代谢促进剂，如 ATP、辅酶 A、胞磷胆碱等；苏醒剂，如甲氯芬酯(氯酯醒)、醒脑静(即安宫牛黄注射液)等。

(二) 护理要点

1. **体位护理**　患者取仰卧位或侧卧位，头偏向一侧，以免呕吐物误入气管。取下义齿。翻身采用低幅度、操作轻柔，使肌肉处于松弛状态，以免肢体肌肉和关节挛缩。

2. **呼吸道护理**　病人肩下垫高，使颈部伸展，防止舌根后坠，并保持呼吸道通畅。备好吸痰器、雾化吸入器、吸氧导管、辅助呼吸用具等。应使 PaO_2 至少维持在 80 mmHg 以上，$PaCO_2$ 至少维持在 30～35 mmHg。

3. **病情观察**　①昏迷过程、昏迷程度；②体温、脉搏、呼吸、血压；③偏瘫、颈强直及瞳孔变化等。

4. **营养支持**　维持水、电解质平衡：鼻饲富有营养的流质，如牛奶、豆浆、混合奶、菜汤、肉汤等，每次 250 ml 为宜，每天 6～8 次，鼻饲管应每周清洁和消毒。

5. **抽搐的护理**　按医嘱给予镇静止惊药物，目前首选的药物是地西泮(安定)10～20 mg，静脉注射，抽搐停止后可静脉滴注苯妥因钠 0.5～1.0 g，在 4～6 小时内重复给药。避免坠床，不可强力按压肢体，以免骨折。

6. **生活护理**

(1) 眼睛护理：眼内有分泌物时应用热毛巾或 1%～2% 温硼酸液浸泡的脱脂棉擦净。眼睑不能闭合者应每天用生理盐水洗眼一次，并涂抗生素眼膏，然后用消毒凡士林纱条覆盖保护。

(2) 口腔护理：除下义齿，每天清洁牙齿两次；黏膜溃疡或破溃处可涂锡类散、溃疡膏；口唇干裂有痂皮者涂液状石蜡；张口呼吸者易致呼吸道感染，应将消毒纱布沾湿温水盖在口鼻上。

(3) 皮肤护理：昏迷病人不能自己转动体位，最易发生压疮，应定时翻身、按摩，每 2 小时一次，已有压疮可用 0.5% 氯己定(洗必泰)擦拭，保持疮面干燥，可局部照射紫外线等。有大小便失禁、呕吐及出汗等应及时擦洗干净，保持床铺和皮肤的清洁干燥。

(4) 二便护理：长期尿失禁者酌情留置导尿管，定期开放和更换，清醒后及时拔除，诱导自主排尿，保持会阴部清洁、干燥，防治尿路感染和压疮发生。昏迷病人若要有排便感时往往往会出现不安的表情和姿势,可试用大便器;便秘3天以上的病人应根据病情及时给予腹部按摩、缓泻剂、导泻剂、灌肠等处理,以防因用力排便,引起颅内压增高;大便失禁,应注意肛门及会阴部卫生,可涂保护性润滑油。

第二节 急 腹 症

急腹症是腹部急性疾患的总称,其特点是起病急骤、发展迅速、病情严重、病因复杂、病种诸多。以急性腹痛为主要表现,亦可出现呕吐、腹胀、便血、便秘,甚至休克。常见的急腹症包括:急性阑尾炎、溃疡病急性穿孔、急性肠梗阻、急性胆道感染及胆石症、急性胰腺炎、腹部外伤、泌尿系结石及宫外孕破裂等。此外,某些全身性或其他系统的疾病,也可出现类似急腹症的表现。

一、病情评估

(一) 健康史采集

1. 主观资料收集　迅速询问腹痛的部位、性质、起病急缓、发生时间,腹痛是持续还是间歇,腹痛的程度,腹痛的放射或转移,伴随症状,诱发因素,既往史,妇女月经情况和诊治经过等。

2. 客观资料收集

(1) 重点观察患者的生命体征、神志、舌苔、病容、痛苦程度、体位、皮肤黏膜情况,有无贫血、黄疸。

(2) 腹部身体评估:①腹部外形有无膨隆、有无弥漫性胀气、有无肠型及蠕动波、腹式呼吸是否受限等;②腹膜刺激征;③腹部有无肿块;④肝浊音界变化和移动性浊音;⑤肠鸣音的改变;⑥直肠、阴道触诊检查。

(3) 辅助检查评估:①实验室检查:血白细胞计数及分类计数,尿、粪常规,酮体及血清淀粉酶,尿紫质与尿铅等。②作X线胸腹透视、腹部平片、钡灌肠检查。③B型超声诊断,如经导尿管生理盐水灌注,使膀胱在短时间内充盈,达到B超的要求。这一做法便于尽早明确诊断,缩短抢救时间。④诊断性穿刺:目前较多采用超声定位下的细针穿刺,且对穿刺物立即作常规、涂片显微镜检查及细胞培养。⑤手术探查:在诊断不能确定、内科治疗不见好转而病情转危的紧急情况下,为挽救生命应考虑剖腹探查。⑥其他:对妇科急腹症患者有时需作阴道后穹隆穿刺或腹腔镜检查。

(二) 分析病因和发生机制

1. 腹部病变

(1) 腹膜刺激或炎症:是指细菌感染或化学刺激引起的病变。

(2) 空腔脏器的梗阻:由于炎症、溃疡、蛔虫、结石、肿瘤等引起的胃与十二指肠、小肠、结肠、胆管、胰管等部位的梗阻。

(3) 供血失常:①肠系膜上动脉栓塞和血栓形成;②绞窄性疝、肠扭转、囊肿蒂扭转等。

(4) 支持组织的紧张与牵拉,如肝包膜张力的剧增、肠系膜或大网膜的牵拉等。

(5) 腹壁肌肉的损伤或炎症。

2. 腹外邻近器官的病变

（1）胸腔病变：肺炎常有上腹部的牵涉痛；冠状动脉供血不足常有胸骨后、剑突下疼痛并放射至左臂。

（2）胸腰椎病变：有时疼痛在上腹部，并可因增加脊柱的屈曲度而加重。

（3）盆腔病变：包括输尿管、膀胱、生殖系，如输尿管结石的疼痛常在腹部两侧，向后腰及腹股沟放射。

3. 新陈代谢紊乱与各种毒素的影响　糖尿病酮症酸中毒、尿毒症、化学毒物可引起腹痛。此外，卟啉病或一些过敏性疾病亦可发生腹痛。

4. 神经源性疾病　①功能性：中空脏器的痉挛，肠运动功能失调及精神性腹痛等；②器质性：脊髓结核、带状疱疹、末梢神经炎等。

5. 腹痛的发生机制　目前认为在炎症、组织坏死、缺血、缺氧等情况下，组织可释放一些激素或体液物质，如乙酰胆碱、5-羟色胺、组胺、缓激肽等来激活痛觉受体（游离的神经末梢），引起疼痛。其中缓激肽是疼痛的强刺激物，并且，这些化学物质还可能激发局部平滑肌收缩而引起疼痛。

从疼痛的神经机制可将腹痛分为以下 3 种类型：

（1）单纯性内脏疼痛：腹内某一器官受到刺激，信号经交感神经通路传入脊髓。

（2）牵涉痛：腹部脏器引起的疼痛，刺激经内脏神经传入，影响相应脊髓节段而定位于体表。

（3）躯体性腹痛：体神经或脊髓神经参与疼痛的机制。腹膜壁层及腹壁的痛觉信号经体神经传至脊神经根，反映到相应脊髓节段所支配的皮区。

（三）症状与体征的评估

急腹症的主要表现形式为腹痛。

1. 腹痛的特点

（1）部位：腹痛的部位常提示病变的所在部位，有定位价值；疼痛的放射部位亦有一定的诊断意义，如胆道疾病常有右肩背部的放射痛，胰腺炎的疼痛常向腰背部放射，肾绞痛则多向会阴部放射等。

（2）程度：胃肠道穿孔、肝脾破裂、急性胰腺炎、胆绞痛、肾绞痛等疼痛较为剧烈，消化性溃疡等疼痛相对轻缓。疼痛的感觉因人而异，老年人由于感觉迟钝，或反应差，有时病人病变虽重，但疼痛却表现不明显。

（3）性质：疼痛的性质描述为刀割样痛、绞痛、钻顶痛、酸痛、胀痛、烧灼样痛等。如肠梗阻、胆结石、肾结石等可表现为绞痛，常有阵发性加重；胆道蛔虫常有剑突部位的钻顶痛；消化性溃疡穿孔多为烧灼样或刀割样的锐痛，可迅速扩散到全腹；肠系膜淋巴结炎、肠管胀气扩张等表现为胀痛。

（4）时间：腹痛发生的时间，如发病时间很短而全身情况恶化或伴有休克，常提示有严重的腹膜炎或内出血；发病突然常提示胃肠道穿孔或肠扭转等；有些炎症则起病缓并呈逐渐加重；持续的疼痛常提示炎症或血运障碍；间歇而阵发性加重的疼痛常表示空腔脏器的梗阻或结石。

（5）诱因：急腹症的发生常和某些诱发因素有关。如饮酒和进油腻食物可诱发急性胰腺炎或胆道疾病，暴饮暴食后可发生急性胃扩张或溃疡穿孔，饮食不洁可致急性胃肠炎。此外,创伤、受凉、精神因素等都可诱发某些急腹症。

2. 腹痛的伴随症状

(1) 伴发热提示炎症性病变。

(2) 伴吐泻提示食物中毒或胃肠炎,仅伴腹泻的为肠道感染,伴呕吐可能为胃肠梗阻、胰腺炎。

(3) 伴黄疸提示胆道疾病。

(4) 伴便血提示肠套叠、肠系膜血栓形成。

(5) 伴血尿、膀胱刺激征提示结石或泌尿系感染。

(6) 伴腹胀提示为肠梗阻。

(7) 伴休克提示内脏破裂出血、胃肠道穿孔并发腹膜炎等。

3. 腹部的体征

(1) 压痛与反跳痛:①全腹压痛还是局部压痛,全腹压痛表示病灶弥散,局部压痛病灶为某部位,如麦氏点压痛为阑尾炎的体征。②肌紧张往往提示为炎症。③反跳痛则表示病变涉及腹膜壁层。

(2) 腹块:触及有压痛和边界模糊的腹块,多提示为炎症;无明显压痛,边界亦较清晰的肿块,提示有肿瘤的可能性,肿瘤性的肿块质地皆较硬;扪及病变的肠曲提示肠套叠、肠扭转、闭襻性肠梗阻;老年人结肠中的粪便亦可能被当作"腹块"扪及。

(四) 临床常见类型的腹痛评估

临床常见类型的腹痛评估见表6-2。

表6-2 临床常见类型的腹痛评估要点

常见病变	腹部内脏神经分布 体表标记	腹痛特点
食管	脊髓节段为胸1~胸6	①部位在胸骨后;②疼痛常在病变水平;③可伴有吞咽困难和疼痛
胃与十二指肠	脊髓节段为胸7~胸9	①部位在中上腹,可偏左或偏右;②进食、服用抗酸剂或呕吐而减轻;③有时夜间加重;④有节律性和季节性
胰腺	脊髓节段为胸12~腰2	①疼痛在上腹部,范围广泛,大多胰头部病变位于中线右侧,胰体病变在脐周或中线部位,胰尾病变在中线左侧;②放射至腰背部;③疼痛持续性且较重,有时轻微
胆管	脊髓节段为胸6~胸10	①胆囊的疼痛在右上腹;②胆管的疼痛位于剑突下或中上腹;③放射到右肩部;④剧烈绞痛,常伴发热与黄疸
小肠	脊髓节段为胸10	①部位在脐周;②呈绞痛
结肠	脊髓节段为胸8~胸12	①横结肠和乙状结肠的疼痛在脐与耻骨之间,升结肠在脐右,降结肠在脐左,直肠在耻骨上或腰骶部;②呈绞痛;③因排便或排气而减轻;④伴有脓血或黏液便
肾与输尿管	脊髓节段为胸12~腰1	①部位在腹膜后,属于躯体痛,在患侧腰部可有压痛和叩击痛;②泌尿系结石呈绞痛,向下放射至会阴部和大腿内侧;③伴有尿痛或血尿
妇科疾病	宫外孕、卵巢囊肿破裂或肿瘤扭转	①疼痛部位在下腹;②与月经有关;③内出血症状;④阴道、腹部双合诊时可触及有压痛的肿块

二、救治与护理

(一) 救治

1. 分诊

(1) 外科急腹症:外科急腹症腹痛的典型临床特点为起病急、病情重、变化快。

1) 腹内脏器发炎:急性阑尾炎、急性胆囊炎、急性胰腺炎等,腹痛呈持续性,随炎症加重而腹痛逐渐加剧。早期腹痛部位不太明确,待病变涉及壁层腹膜时,定位明确,白细胞计数及体温都有不同程度的升高。

2) 腹内空腔脏器的穿孔:胃、十二指肠溃疡穿孔或外伤性肠穿孔等,腹痛突然发生,呈刀割样并迅速向全腹扩散,有明显的腹膜刺激征。

3) 腹内实质脏器破裂出血或肠血管出血:腹痛突然发生,有较广泛的腹膜炎,但程度较炎症穿孔轻,出现贫血和出血性休克。

4) 腹内脏器的空腔管道梗阻:肠梗阻等发病急,腹痛剧烈呈持续疼痛阵发性加剧,常伴停止排气、排便,有腹胀及呕吐。

(2) 内科急腹症:大多以发热、腹泻、心悸等为早期及主要症状,但腹部体征无明确压痛点,腹肌柔软。如膈胸膜炎或急性心肌梗死可产生放射性腹痛;急性胃肠炎、过敏或代谢紊乱等可致痉挛性腹痛。

(3) 妇科急腹症:腹痛部位以下腹盆腔为主,急性腹痛常伴阴道流血、白带增多或月经失调等。宫外孕破裂时有停经史和阴道流血,急性盆腔炎时常伴发热、白带增多。

2. 急腹症手术探查指征 ①剧烈腹痛伴有休克,经抗休克治疗无明显好转;②腹痛伴有腹内包块者,如套叠、蛔虫性梗阻、绞窄性肠梗阻、卵巢囊肿蒂扭转等;③明显腹痛有广泛的腹膜刺激征,如穿孔、绞窄性肠扭转或内出血等;④肠梗阻有血运供应障碍和绞窄坏死者。

3. 控制感染应用抗生素 腹腔内感染几乎都是多种细菌引起的混合感染,如 G^- 杆菌、G^+ 球菌、需氧菌和厌氧菌等。故抗生素治疗腹腔各部位感染必须合理使用。

(1) 应用原则:①争取尽早用药,且采用广谱抗生素;②采集感染标本进行细菌培养和药敏试验;③选用抗生素时要考虑到细菌的耐药状况,主张联合用药;④选用会引起明显不良反应的抗生素要慎重;⑤对合并严重感染时,在抗生素剂量用足的情况下,可加用肾上腺糖皮质激素;⑥始终坚持临床为主原则,药物敏感性报告出来后,应重新评估原有用药方案,若原有治疗确实有效,即使与化验结果不相符,也不要轻易更改,为稳妥起见,可在原有方案基础上加用一种药敏报告为敏感的抗生素。

(2) 常用的抗生素:头孢菌素三代、四代(头孢噻肟、头孢曲松、头孢哌酮、头孢他啶、头孢吡肟),青霉素类(氨苄西林、哌拉西林、替卡西林),喹诺酮类(环丙沙星、左旋氧氟沙星),硝唑类(甲硝唑),林可霉素类抗生素(克林霉素),氨基糖苷类(庆大霉素),β 内酰胺类抗生素(亚胺培南、美洛培南)等。

4. 对症处理

(1) 体位:一般情况下取平卧位,无休克的急性腹膜炎患者应取半卧位。休克患者可采用休克位,即头部稍垫高和下肢抬高 20°～30°。

(2) 控制疼痛:对诊断明确、剧烈腹痛的急腹症患者可用止痛剂;对诊断未明,不可轻易用吗啡等止痛剂,以免掩盖病情。

（3）纠正水、电解质和酸碱平衡失调：根据全身情况补充液体、电解质，纠正酸碱失衡。

（4）其他：缺氧者给予氧疗；呼吸困难者尽早行机械辅助呼吸；对感染性休克或失血性休克者采取相应措施。

（二）护理要点

1. 一般护理

（1）卧床休息：病人须绝对卧床休息，切忌走动或随意搬动。

（2）遵循"四禁"原则：急腹症患者在没有明确诊断之前，应严格执行四禁，即禁用止痛剂、禁饮食、禁用泻药及禁止灌肠，以免掩盖病情，增加消化道负担或造成炎症扩散。对已有初步诊断的患者，可根据医嘱使用解痉止痛剂。

（3）心理护理：急腹症患者常可出现焦虑、烦躁、惊恐、悲观和期待心理，因此护士应以热情主动、和蔼的态度来接诊；正确分析诊断，使患者角色适应；以过硬的专业技术和娴熟的操作技术，保持在紧张状态下沉着、镇静，稳定患者情绪，有条不紊地进行诊治或抢救，给患者及家属以信赖感，取得患者家属的配合和支持，重视身心整体护理。

2. 病情观察

（1）一般状态：注意患者的神态、面色、生命体征和特殊体位；注意有无脱水或早期休克的现象。

（2）主要症状和体征的观察：腹痛及腹部体征的观察，及时与医生联系。

（3）伴随症状的观察：①恶心与呕吐：认真观察呕吐物性状、呕吐量、颜色和气味。腹腔炎症引起反射性呕吐，吐出胃内物或伴少量的胆汁；十二指肠下端梗阻呕吐大量胆汁；高位性肠梗阻呕吐早而频繁，多呈持续性；低位性肠梗阻呕吐较晚，多有粪样呕吐物。②发热：要定时测体温，对高热患者视病情及时进行物理和药物降温。③腹胀：观察腹痛过程中大便次数、性质和排气情况，肠梗阻时因近端肠腔大量积气、积液可引起严重腹胀，患儿腹腔炎症常伴麻痹性肠梗阻也可引起腹胀。

3. 特殊护理

（1）胃肠减压：急性腹痛大多需要禁食一段时间，故常需作胃肠减压，其主要的目的是通过胃肠减压可减轻消化道积气、积液，缓解消化道梗阻，减轻腹腔污染。因此，应保持胃肠减压管道通畅，观察引流物量及性质。

（2）补液护理：遵医嘱补液以维持生理需要，纠正水、电解质和酸碱平衡紊乱，特别是对休克患者要建立两条静脉通路，一路应用血管活性药物维持血压；另一路扩容使用，按医嘱给予生理盐水、低分子右旋糖酐、足量抗生素、止血药等，以疏通微循环，防止休克进一步发展。

（3）辅助检查护理：急腹症患者常需进行各项常规检查及生化检查，应做好抽血及各种标本试管的准备，并做好胸腹 X 线透视、腹腔穿刺、B 超及导尿等的准备工作。

4. 术前护理　根据病情一旦决定手术，应迅速做好术前准备：①向患者说明手术的必要性，争取其合作，消除紧张情绪；②常规化验检查和必要的辅助检查；③做好输液、抗感染的工作；④配血、备血、定血型；⑤按医嘱给予术前用药；⑥备皮：做好皮肤准备；⑦留置胃管、导尿管，重症者须置中心静脉测压管等。

5. 术后护理

（1）定时观察病情

1) 观察生命体征变化:尤其是休克病人,应观察患者神志、面色、皮肤色泽与温度、湿度、尿量、表浅静脉充盈与否,判断休克的程度与转化。

2) 观察腹部情况:肠蠕动,肛门排气的时间,作为进食的参考。

3) 观察术后伤口:观察伤口和各种引流管有无出血,观察敷料有无被浸湿。

4) 观察肠蠕动恢复情况:腹胀是急腹症病人术后的常见症状,故观察术后有无排气是非常重要的。正常情况下应在24~72小时内肠蠕动恢复,若术后2~3天内病人出现"气胀痛",说明肠蠕动恢复较慢,提示胃肠蠕动抑制或低血钾。

5) 观察体温变化:术后48小时内体温不超过38℃为吸收热,超过38℃且持续升高,提示腹腔感染可能,应及时查看伤口、敷料,有无红肿、渗出,并配合医生做妥善处理。

6) 观察呼吸、循环系统和肾功能的变化,便于及时抢救。

7) 观察药物的不良反应,特别是对造血、泌尿、消化三系统的不良反应。

(2) 做好腹部各种导管的护理:了解麻醉方法、手术方法和手术效果,需负压引流的及时装好负压器;了解各管道作用,密切观察引流物量、色、质;作可靠固定,防治导管可能引起的并发症,更换收集袋要注意符合无菌要求。

(3) 预防并发症护理:①定期更换切口敷料和拆线等,以防伤口感染;联合应用抗生素,预防和控制全身感染;麻醉清醒后生命体征平稳6小时以上,应取半卧位,并鼓励与帮助其多翻身,早期下床活动,有利于腹腔引流和减少毒素吸收,改善肺部气体交换,增加肺活量,促进呼吸道分泌物排出,预防肺部并发症;促进胃肠功能恢复,减少腹胀,增进食欲,预防肠粘连;促进血液循环,减少静脉淤血,预防下肢静脉血栓形成。②支持治疗护理:补充足够胶体和晶体液,维持电解质平衡,必要时输血等;待肛门排气后,可给少量的流质和半流质。

6. 护理记录　护理记录既是诊断治疗和护理的重要资料又是法律的重要依据,每一位护理人员必须将急腹症护理的一切措施及病情变化给予及时记录,正确无误,并注明时间。

第三节　出　　血

一、鼻出血

鼻出血又称鼻衄,是临床常见症状之一,多因鼻腔病变引起,也可由全身疾病所引起,偶有因鼻腔邻近病变出血经鼻腔流出者。鼻出血多为单侧,亦可为双侧;可间歇反复出血亦可持续出血;出血量多少不一,轻者仅鼻涕中带血,重者可引起失血性休克;反复出血则可导致贫血,多数出血可自止或将鼻捏紧后自止。

(一) 病情评估

1. 健康史采集

(1) 主观资料收集:要迅速询问病史,如出血时间、每次出血量多少、患者能否自行止血、有无高血压病史或其他相关病史、有无其他部位出血,积极寻找鼻出血的原因。如果当时条件不允许或来不及去医院,可就地处理。应首先询问病史,即近期有无感冒或外伤史,既往有无反复鼻出血史。对儿童单侧鼻出血者应考虑鼻腔异物,对中老年患者要询问有无高血压及动脉硬化史。

（2）客观资料收集

1）重点进行身体评估：让患者取坐位，测量血压、脉搏，检查一般状态，并仔细检查鼻腔和鼻咽部。若鼻腔内有填塞物及血块，要先进行清理，再仔细检查，必要时可用卷棉子轻擦易出血区或可疑出血处，寻找到出血点。

2）必要的辅助检查：根据前鼻镜和鼻内镜检查结果，迅速查明出血点，必要时做血常规、出凝血时间、细菌学、心电图检查，X 线平片、CT 鼻扫描等。

2. 分析病因和发病机制

（1）病因

1）局部原因

a. 外伤：①鼻和鼻窦外伤可合并颅前窝底或颅中窝底骨折，损伤筛前动脉或颈内动脉，大多出血较剧；②鼻或鼻窦手术损伤血管未及时发现或未妥善处理；③其他：挖鼻、用力捏鼻、剧烈喷嚏、鼻腔异物、经鼻插管以及气压急骤变化等损伤鼻黏膜血管。

b. 鼻腔和鼻窦炎症：各种鼻腔和鼻窦炎症均可因黏膜病变损伤血管而出血。

c. 鼻中隔病变：鼻中隔各型偏曲，鼻中隔糜烂、溃疡或穿孔。

d. 肿瘤：血管良性肿瘤，如鼻咽血管纤维瘤和血管瘤出血一般较剧。鼻、鼻窦或鼻咽部恶性肿瘤溃烂出血，早期常反复少量出血，晚期破坏大血管可致大出血。

e. 其他：气压性损伤、鼻腔异物等。

2）全身原因：血液病，急性传染病，心血管疾病（高血压、动脉硬化症、肺水肿等），静脉压增高（二尖瓣狭窄、纵隔和颈部巨大肿块、肺气肿、支气管肺炎等），维生素 C、维生素 K、维生素 P 及微量元素钙等缺乏，化学药品及药物中毒，内分泌失调，风湿热，肝、肾慢性疾病等。

（2）发生机制：局部病变造成血管损伤，黏膜血管扩张或破裂出血，全身原因使血小板量或质的异常、凝血机制的异常、动脉压或静脉压过高，以及鼻黏膜严重充血、干燥等均易发生鼻出血。

（3）症状与体征评估

1）出血部位：大多在鼻中隔前下方，即利特尔动脉丛和克氏静脉丛；儿童鼻出血几乎全部发生在鼻腔前部；青年人以鼻腔前部出血多见，少数严重的出血发生在鼻腔后部；中老年人的鼻出血常见于鼻腔后部。

2）出血分类：急诊鼻出血患者大致可分为 3 种：①出血量不多，且已停止；②正在出血；③已发生失血性休克或可能产生严重并发症。按鼻出血发生的部位分为上鼻出血、前鼻出血和后鼻出血 3 个易出血区。

3）出血量评估：大量鼻出血需注意，小量的出血亦应提高警惕。

（二）救治与护理

1. 救治

（1）正在出血的处理

1）患者取坐位，清理鼻腔内填塞物及血块。

2）指压法：用干净棉花堵塞鼻孔，再用手指捏住两侧鼻翼，稍用力压迫 5～10 分钟，即能止住。

3）鼻腔填塞法：①用 1% 麻黄碱或 1‰ 肾上腺素棉片紧塞出血处，5 分钟～2 小时取出；②将海绵填塞材料裁剪卷曲成适当形状，填塞于出血处以止血；③前后鼻孔填塞术：对于出血较剧、渗血面较大或出血部位不明者,用凡士林纱条自前鼻孔堵塞整个鼻腔,压迫止血,必要时可作后鼻孔填塞止血;④把适量的云南白药等药物放在棉球上,填塞在出血的鼻腔内。

4) 烧灼法:适用于反复小量鼻出血,并能找到出血点者。具体方法:①化学烧灼法:在鼻黏膜局部表面麻醉后,用金属卷棉子蘸少许铬酸,在酒精灯上烧成球状;也可用棉签蘸50%硝酸银或25%～100%三氯醋酸直接烧灼出血点。②电烧灼法:电烧灼或 CO_2 激光烧灼止血。

5) 冷冻止血法:在颈部、顶部、头部施行冷敷,以减少出血;对鼻腔前部出血较为适宜。

6) 翼腭管注射法:即腭大孔注射法,将注射器针头在第三磨牙内侧刺入腭大孔内,注入含少量肾上腺素的1%利多卡因3 ml。针头刺入不宜超过28 mm,以免将药液注入圆孔或眶内。注射后可封闭上颌动脉的分支蝶腭动脉。适用于对鼻腔后部出血。

7) 中医化滞安血调理疗法:制止鼻出血。

8) 手术治疗:根据手术适应证,可施行鼻中隔黏膜下矫正术,或施行颈外动脉结扎术、筛前动脉结扎术、筛后动脉结扎术或超选择性动脉栓塞等。

9) 其他局部治疗:局部麻醉,再行激光、电凝或微波止血。

10) 全身治疗:①病因治疗:寻找出血病因,积极治疗;②给予足量的维生素 C、维生素 K、维生素 P 等;③给予适量的镇静剂,以消除恐惧;④静脉注射50%葡萄糖液、5%氯化钙,每天2次肌肉注射氨甲环酸(凝血酸)3～4 ml,以促进凝血;⑤适当应用止血剂,如氨甲苯酸(抗血纤溶芳酸)、氨基己酸、酚磺乙胺(止血敏)或云南白药等;⑥反复鼻腔填塞时间较长者,应加用抗生素预防感染。

(2) 已发生失血性休克或可能产生严重并发症患者的处理

1) 抗休克;

2) 止血措施;

3) 防止误吸:可行气管内插管;

4) 积极治疗全身性疾病;

5) 前后鼻孔填塞治疗;

6) 必要时可行选择性血管结扎术、介入疗法,以彻底止血;

7) 有感染者,行抗感染治疗。

2. 护理要点

(1) 休息:半座位休息,如鼻及上唇不能揉(尤其是中隔前部出血特别要注意),不能擤鼻,尽量不低头,勿剧烈运动,控制喷嚏。

(2) 饮食护理:饮食宜清淡,注意营养,给予高热量易消化饮食。要十分重视补充对止血有利的维生素 A、维生素 E 和维生素 C 等,宜多食新鲜蔬菜及水果,如荠菜、芹菜、马兰头、莲藕、柑、橙、橘、苹果、酸枣等。

(3) 保持大便通畅:适量多进食富含粗纤维和水分的食物,同时,要在日常餐饮中补充足量的植物油脂类或通便食品,如黑芝麻、香蕉、蜂蜜等。

(4) 必须禁烟酒,少吃或不吃辛辣和油煎炙炸之物。

(5) 输血、输液护理。

(6) 心理护理:鼻出血一般属于急症,病人和陪伴者多精神紧张,甚至于恐惧,此时医生要镇静,安慰并鼓励病人,消除病人的紧张情绪,必要时可使用地西泮(安定)等镇静剂。

二、咯血

咯血是指喉及喉部以下的呼吸道任何部位的出血,并经口腔咯出者。

(一) 病情评估

1. 健康史采集

(1) 主观资料收集:即刻询问病史:①咯血量、性状、发生和持续时间,咯血的发作史。②吸烟史,痰液的特征以及伴随症状。③发病的年龄,如青壮年咯血常见于肺结核、支气管扩张症、二尖瓣狭窄等;40 岁以上的有长期吸烟史者,应高度注意支气管肺癌的可能性。④危险因素:有无自身免疫病、酒精中毒、滥用药物、脑血管意外、肺栓塞、结核及寄生虫病接触情况等。

(2) 客观资料收集

1) 重点进行身体评估:应重点评估肺部,可用听诊法。如咯血开始时,一侧肺部呼吸音减弱或出现啰音,对侧肺部呼吸音良好,常提示出血即在该侧;如听到二尖瓣舒张期杂音则有利于风湿性心脏病的诊断。同时要检查有无杵状指。

2) 必要的辅助检查:①实验室检查:血常规、有关的凝血检查、痰内抗酸杆菌和癌细胞、痰普通培养及真菌培养等;②X 线检查:胸部 X 线透视,摄片、体层及 CT 摄影;③支气管镜检查。

2. 分析病因和发病机制

(1) 支气管疾病:支气管扩张、支气管肺癌、支气管内膜结核和慢性支气管炎等。炎症、肿瘤、结石致支气管黏膜或毛细血管通透性增加,红细胞自扩张的微血管内皮细胞间隙进入肺泡,或黏膜下血管破裂而造成不同程度的咯血。

(2) 肺部疾病:肺结核、肺炎、肺脓肿等。结核病变使毛细血管通透性增高,血液渗出,导致痰中带血或血块;如病变累及小血管使管壁破溃,则造成中等量咯血;如空洞壁肺动脉分支形成的小动脉瘤破裂或继发的结核性支气管扩张形成的动静脉瘘破裂,则造成大量咯血,甚至危及生命。

(3) 心血管疾病:二尖瓣狭窄。肺淤血造成肺泡壁或支气管内膜毛细血管破裂和支气管黏膜下层支气管静脉曲张破裂所致。

(4) 其他:血液病等。由于凝血功能障碍或气管、支气管子宫内膜异位症等均可引起咯血。

3. 临床表现的评估

(1) 咯血量:每日咯血量在 100 ml 以内为小量,100~500 ml 为中等量,500 ml 以上或一次咯血 300~500 ml 为大量。大量咯血常表现为咯出满口血液或短时间内咯血不止,常伴呛咳、脉速、出冷汗、呼吸急促、面色苍白、紧张不安和恐惧感,有时可阻塞呼吸道造成窒息。

(2) 颜色和性状:不同病因引起的咯血,颜色和性状也不一样,如肺结核、支气管扩张症、肺脓肿和出血性疾病为鲜红色;肺炎球菌性肺炎为铁锈色;肺炎克雷白杆菌性肺炎为砖红色胶冻样;急性肺水肿为大量粉红色泡沫样;肺梗死为黏稠暗红色。

(3) 确定是否咯血:应与口、鼻腔出血或上消化道呕血相鉴别。咯血与呕血的区别,见表 6-3。

表 6-3　咯血与呕血的鉴别

鉴别要点	咯　血	呕　血
病史	呼吸系统疾病、心血管疾病等	消化性溃疡、肝硬化等
出血前症状	喉部痒感、胸闷、咳嗽等	上腹部不适、恶心、呕吐等
出血方式	咯出	呕出,可为喷射状
出血颜色	鲜红	棕黑色或暗红色,有时鲜红色
血内混有物	泡沫和(或)痰	食物残渣、胃液
黑便	无(如咽下血液时可有)	有,可在呕血停止后持续数日
酸碱反应	碱性	酸性
出血后痰性状	痰中带血	无痰
并发症	窒息	失血性休克

（4）咯血窒息的评估

1）咯血窒息的先兆表现：咯血突然减少或停止,有咽喉发痒、胸部不适、口渴、紧张不安和恐惧、出冷汗、呼吸急促、面色苍白等。其中以咽喉发痒和胸部不适较多见。

2）咯血窒息的表现：在咯血过程中,患者突然胸闷加剧、挣扎坐起,继而气促、发绀、张口瞪目、牙关紧闭和神志不清等。

（5）咯血的伴随症状评估

1）咯血伴发热：多见于肺炎、肺结核、肺脓肿等。

2）咯血伴胸痛：多见于肺炎球菌肺炎、肺结核、肺梗死、支气管肺癌等。

3）咯血伴呛咳：多见于支气管肺炎、支原体肺炎等。

4）咯血伴脓痰：多见于支气管扩张症、肺脓肿、空洞型肺结核继发细菌感染等。

5）咯血伴皮肤黏膜出血：可见于血液病、风湿病及流行性出血热等。

6）咯血伴杵状指：见于支气管扩张症、肺脓肿、支气管肺癌等。

（二）救治与护理

1. 救治

（1）一般处理：①大量咯血应绝对卧床休息,以患侧卧位为宜,尽量避免血液溢入健侧肺；②对精神紧张、恐惧不安者,应解除不必要的顾虑,必要时可给少量镇静药,如地西泮(安定)10 mg口服或肌注；③咳嗽剧烈的大咯血者,可适当给予镇咳药,如可待因、咳美芬、二氧丙嗪(克咳敏),禁用吗啡,以免过度抑制咳嗽,使血液及分泌物淤积气道,引起窒息；④补充血容量。

（2）止血措施

1）应用止血药

a. 垂体后叶素：内含催产素与加压素,加压素有强烈的血管收缩作用,可使肺小动脉收缩,使血管破裂处血栓形成而止血。用法为 5～10 u,用 5%～25%葡萄糖液 20～40 ml 稀释后缓慢静脉注射,5～20 分钟注完,仍有出血用 10 u 溶于生理盐水或 5%葡萄糖液 100～500 ml 内静脉点滴,维持 3～5 天,亦可每次 5～10 u,肌肉注射。

b. 卡巴克络(安络血)：能降低毛细血管渗透性,缩短出血时间。用法为每次 10 mg,每天 2 次,肌肉注射。

c. 氨基己酸(6-氨基己酸)：能抑制纤维蛋白溶酶原的激活因子,使纤维蛋白溶酶原不能激活为纤维蛋白溶酶,从而抑制纤维蛋白的溶解,达到止血作用。用法为每次 4～6 g,以5%～10%葡萄糖液或生理盐水 100 ml 稀释,15～30 分钟内滴完,然后以 1 g/h 维持 12～24 小时或更长。

d. 酚磺乙胺(止血敏):能促使血小板循环量增加,增强血小板功能及血小板黏附性,增强毛细血管抵抗力,缩短凝血时间。用法为每次 0.25～0.75 g,肌注或静注,每天 2～3 次。

e. 维生素 K:能促使肝脏合成凝血酶原,促进血凝。用法为维生素 K_1 每次 10 mg 肌注或缓慢静脉注射,每天 1～2 次;维生素 K_3 每次 4～8 mg,每天 2～3 次,肌注或口服。

f. 普鲁卡因:0.5%普鲁卡因 10 ml,用 25%葡萄糖液 40 ml 稀释后缓慢静脉注射,每天1～2 次。适用于大量咯血不能使用垂体后叶素者。

g. 酚妥拉明:10～20 mg 加入 5%葡萄糖液或 5%葡萄糖盐水 500 ml,静脉滴注,滴速每分钟 5～8 ml,每天 1 次,连用 5～7 天,亦有报道对大咯血者治疗有效。其止血机制推测是酚妥拉明为 α 肾上腺素能阻滞剂,有直接扩张血管平滑肌作用,使肺血管阻力降低、肺动静脉压降低、肺淤血减轻而使咯血停止。

h. 云南白药:每次 0.3～0.5 g,每天 3 次,口服。

2) 其他措施

a. 紧急外科手术治疗:手术治疗的适应证为:①大咯血内科治疗未止血者;②反复大量咯血,有发生窒息及休克者;③一叶肺或一侧肺有慢性不可逆病变,如纤维空洞、肺不张、毁损肺、支气管扩张症、慢性肺化脓症,对侧肺健全或病变已稳定,适于手术治疗者;④大咯血全身情况及主要器官可接受大手术者;⑤大咯血出血部位明确者。

b. 选择性支气管动脉造影及栓塞治疗:对药物治疗无效,又不宜行手术治疗的大咯血者可采用。

c. 支气管镜止血:用硬质气管镜和纤维支气管镜插入出血侧支气管,将血液吸出,注入血管收缩剂、止血药或作气囊填塞,控制出血,或对有肺叶切除术适应证者作术前准备。

d. 萎陷疗法:经各种方法治疗,咯血仍不能控制者,可用萎陷疗法。若出血部位明确,可采用人工气胸法,若出血部位未明或出血来自下肺者,可用人工气腹疗法。

(3) 大咯血窒息的抢救

1) 当出现窒息征象者,立刻进行体位引流,置病人头低脚高位(头部倾斜 40°～60°),轻拍背部促使咳出血凝块。

2) 迅速清除口、鼻腔内血凝块,或迅速用鼻导管接吸引器插入气管内抽吸,以清除呼吸道内的积血。必要时立即行气管插管或气管镜直视下吸取血块。

3) 气管血块清除后,若病人自主呼吸未恢复,应行人工呼吸,给高流量氧气吸入或应用呼吸兴奋剂。

4) 密切观察血气分析和凝血功能,警惕再出血引起窒息的可能。

(4) 积极治疗咯血的原发病和引起咯血的诱发因素。

2. 护理要点

(1) 一般护理

1) 休息与体位:小量咯血者应静卧休息,大量咯血者应绝对卧床休息,取平卧位,头偏向一侧,或取患侧卧位。若有窒息征象立即采取头低脚高位,轻叩背部,排出血块,必要时做好气管插管或气管切开的准备。

2) 饮食护理:大量咯血者暂禁食,小量咯血或大咯血停止后,宜进少量凉或温的流质饮食,多饮水、多食含纤维素食物,以保持大便通畅,避免腹压增大而引起再度咯血。

3) 充分做好抢救准备:备好各种抢救用品,如吸引器、抢救车、吸痰管开口器、气管切开包等,检查抢救器械是否齐全,性能是否良好,保证抢救时能正常运转。检测血常规,做好配血、备血、定血型及输液和输血的准备。

(2) 用药护理:根据医嘱应用各类药物,保证静脉输液通畅,并正确计算滴速。使用垂体后叶素时,要控制滴速,密切观察有无恶心、便意、心悸、面色苍白等不良反应。严格掌握用药禁忌证,如高血压、冠心病、心力衰竭患者和孕妇。对烦躁不安者禁用吗啡、哌替啶,以免抑制呼吸。剧烈咳嗽者可遵医嘱应用小剂量止咳剂,但对年老体弱、肺功能不全者要慎用强咳剂,以免发生窒息。

(3) 病情观察

1) 监测血压、脉搏、呼吸、心率、意识状态等方面的变化并详细记录。

2) 观察咯血的色、质、量及出血的速度。

3) 密切观察大咯血的窒息先兆和已窒息的表现。

(4) 窒息的抢救配合:配合医生对窒息患者采取适宜的体位,清除气道内积血,做好保持呼吸道通畅的各项措施。

(5) 心理护理:大咯血患者精神紧张、恐惧,会出现濒死感,可使血压升高,加重咯血。咯血患者往往由于恐惧而抑制血的咯出,增加窒息的危险。大咯血时护理人员应陪在患者床旁,鼓励患者将血咯出,并指导患者正确咯血,告知患者及家属咯血通畅是防止窒息的关键,并及时倒掉咯出的血液和更换被血液污染的被服,减少对患者的不良刺激。

三、上消化道出血

上消化道出血是指屈氏韧带以上的消化器官,包括食管、胃、十二指肠、空肠上段、肝、胆、胰疾病或全身性疾病所引起的出血,主要表现为呕血和黑粪。

(一) 病情评估

1. 健康史采集

(1) 主观资料收集:询问上消化道出血的部位、颜色、性状、速度、持续时间及次数,有无消化性溃疡、肝硬化、急性糜烂性胃炎、胃癌等病史或其他相关病史。

(2) 客观资料收集

1) 重点进行身体评估:测量患者的生命体征、营养状况,以及引起上消化道出血的一些常见疾病的重要体征。如消化性溃疡可有剑突下固定而局限的轻压痛;胃癌可出现上腹包块、左锁骨上窝淋巴结肿大;肝硬化门静脉高压引起的胃底食管静脉曲张有蜘蛛痣、脾大、腹腔积液等。

2) 必要的辅助检查

a. 实验室检查:包括血常规、血型、出凝血时间、大便隐血试验、肝功能及血肌酐、尿素氮、网织红细胞计数、血细胞比容(压积)等。

b. 特殊检查:纤维胃镜检查、X线钡剂造影、选择性动脉造影、放射性核素扫描等。

2. 分析病因和发病机制

(1) 病因:引起上消化道出血的病因很多,包括食管疾病,胃、十二指肠疾病,肝、胆疾病,胰腺疾病;全身性疾病,如血液疾病、感染性疾病、结缔组织病、尿毒症、肺源性心脏病、呼吸功能衰竭、胸主动脉瘤破裂进入食管、腹主动脉瘤破裂进入十二指肠等。其中最为常见的是消化性溃疡、食管胃底静脉曲张、急性胃黏膜病变以及胃癌。

(2)发病机制

1)消化性溃疡:因胃小弯穿透溃疡或十二指肠球部后壁腐蚀黏膜下小动脉或静脉所致。

2)肝硬化:因肝硬化门脉高压所致食管胃底静脉曲张破裂出血。

3)急性糜烂性胃炎:因胃黏膜片状糜烂和渗血所致。

4)胃癌:多数情况下伴有慢性、少量出血,但当癌组织糜烂或溃疡侵蚀血管时可引起大出血。

3. 临床表现评估

(1)主要症状:呕血与黑便是上消化道出血的主要症状,呕血前常有上腹不适和恶心,随后呕吐出血性胃内容物,继而排出黑便。一般呕血都伴有黑便,而黑便不一定都伴有呕血。通常幽门以上部位出血以呕血为主并伴有黑便;幽门以下部位出血多以黑便为主。

(2)出血的颜色与性状:呕血的颜色视出血量的多少、在胃内停留时间以及出血的部位而不同。出血量多、在胃内停留时间短而未与胃酸充分混合,或出血位于食管则血色鲜红或混有凝血块,或为暗红色,如食管胃底静脉曲张破裂出血多以呕鲜红色血为主,其量大,可呈喷射状;当出血量较少或在胃内停留时间长,则因血红蛋白与胃酸作用形成酸化正铁血红蛋白,呕吐物可呈咖啡渣样棕褐色。黑便的颜色与形状取决于出血量及肠蠕动的快慢,如出血量大或肠蠕动快时,血液在肠道内停留时间短,形成紫红色稀便;反之,血液在肠道内停留时间长,形成较稠厚的黑便。

(3)出血量的评估:见表6-4。

表6-4 出血量的评估

出血量	占全身总血量(%)	临 床 表 现
>5 ml		粪便隐血试验阳性
>60 ml		黑便
250～300 ml		呕血
<400 ml		一般不引起全身症状
>400～500 ml	10～15(轻度)	全身症状:皮肤苍白、头晕、发冷;血压正常;脉搏正常或稍快;尿量减少
>1 000 ml	20(中度)	失血性周围循环障碍:冷汗、四肢厥冷、心慌、脉搏增快等急性失血症状,血压下降,脉搏100～110次/分,尿量明显减少
>1 500 ml	30(重度)	失血性周围循环衰竭:面色苍白、烦躁不安、大汗淋漓、四肢厥冷、意识模糊、呼吸增快等休克表现;血压显著下降,脉搏>120次/分,尿少或尿闭

(4)出血是否停止的判断评估

1)出血停止者临床症状明显好转,肠鸣音无亢进,生命体征稳定,胃管抽吸液的颜色由血性变清,大便隐血试验转阴,血尿素氮(BUN)恢复正常。

2)继续出血或再出血的表现:①心率增快,血压下降;②反复呕血或黑便增多,稀薄便,甚至呕鲜红色血,解暗红色粪便;③虽经输液、输血等,但周围循环衰竭的表现未见明显改善,或虽暂时好转而又恶化;④血红蛋白浓度、红细胞计数与红细胞比容等持续下降,网织细胞计数持续升高;⑤补液与尿量足够的情况下,血尿素氮持续或再次增高;⑥不见脾回复肿大。

（5）伴随症状的评估

1）伴周期性、节律性、反复发作的上腹痛者多为消化性溃疡。

2）慢性上腹痛,疼痛无明显规律性并伴有厌食、消瘦或贫血者,应警惕胃癌。

3）脾肿大,有蜘蛛痣、肝掌、腹壁静脉怒张或有腹腔积液,化验有肝功能障碍,提示肝硬化门脉高压。

4）伴黄疸、发热及全身皮肤黏膜有出血倾向者,见于某些感染性疾病,如败血症及钩端螺旋体病等。

5）伴胸骨后不适、咽下困难,可考虑食管癌、食管炎症、溃疡、食管憩室炎等。

6）伴皮肤黏膜出血,应考虑血液疾病及凝血功能障碍的疾病。

（6）心理评估:大多患者出现恐惧和焦虑心理。

（二）救治与护理

1. 救治

（1）迅速补充血容量

1）补液原则:主张先输液,或者紧急时输液、输血同时进行。

2）输入液体:立即静脉输入 5%～10% 葡萄糖液,或是低分子右旋糖酐等。

3）注意事项:①不主张一开始单独输血而不输液,因为病人急性失血后血液浓缩,血较黏稠,此时输血并不能更有效地改善微循环的缺血、缺氧状态。②当收缩压在 50 mmHg 以下时,输液、输血速度要适当加快,甚至需加压输血。③对肝硬化或急性胃黏膜损害的患者,尽可能采用新鲜血;对于有心、肺、肾疾病及老年患者,要防止因输液、输血量过多、过快引起的急性肺水肿。④必要时通过测定中心静脉压来监测输入量。

4）血容量已补足的指征:四肢末端由湿冷、发绀转为温暖、红润;脉搏由快、弱转为正常、有力;收缩压接近正常,脉压＞30 mmHg;肛温与皮温差从＞3℃转为＜1℃,尿量＞30 ml/h;中心静脉压恢复正常(5～13 cmH$_2$O)。

（2）止血措施

1）非食管静脉曲张出血的治疗

a. 应用组胺 H$_2$ 受体拮抗剂和抗酸剂:胃酸在上消化道出血发病中起着重要作用,因此抑制胃酸分泌及中和胃酸可达到止血的效果。消化性溃疡、急性胃黏膜损害、食管裂孔疝、食管炎等引起的出血,用该法止血效果较好。常用药物:西咪替丁一般用口服,400 mg,每天 2 次;禁食者用静脉制剂,每次 400 mg,每 4～6 小时 1 次。雷尼替丁每次口服 150 mg,早晚各 1 次;静脉滴入每次 50 mg,每 8 小时 1 次。质子泵阻滞剂奥美拉唑(洛赛克)口服 20 mg,每天 1 次。

b. 去甲肾上腺素:该药可以刺激 α-肾上腺素能受体,使血管收缩而止血。胃出血时可用去甲肾上腺素 8 mg,加入冷生理盐水 100～200 ml,经胃管灌注或口服,每 0.5～1 小时灌注 1 次,必要时可重复 3～4 次。

c. 内镜下止血法:①内镜下直接对出血灶喷洒止血药物:如孟氏液是一种碱式硫酸铁,具有强烈收敛作用,常用浓度 5%～10%,每次 50～100 ml;去甲肾上腺素 8 mg 加入等渗盐水 20 ml 使用,止血有效率80%。②高频电凝止血:是用凝固电流在出血灶周围电凝,使黏膜下层或肌层的血管凝缩,最后电凝出血血管。③激光止血:作止血的激光有氩激光及石榴石激光,通过光凝作用,使照射局部组织蛋白质凝固,小血管内血栓形成。④局部注射血管收缩药或硬化剂:经内镜用稀浓度肾上腺素作出血灶周围黏膜下注射,使局部血管收缩,周围组织肿胀压迫血管,起暂时止血作用。注射硬化剂:无水乙醇(酒精)、鱼肝油酸钠、乙氧硬化醇。⑤放置缝合夹子:内镜直视下放置缝合夹子,把出血的血管缝夹止血。⑥动脉内灌注血管收缩药或人工栓子:经选择性血管造影导管向动脉内灌注垂体加压素,0.1~0.2 u/min 连续 20 分钟,仍出血不止时,浓度加大至 0.4 u/min。止血后 8~24 小时减量。注入人工栓子一般用吸收性明胶海绵,使出血的血管被堵塞而止血。

2) 食管静脉曲张出血的治疗

a. 气囊填塞:一般用三腔二囊管或四腔二囊管填塞胃底及食管中下段止血。气囊填塞常见并发症有以下几项:①气囊向上移位,堵塞咽喉引起窒息死亡;②吸入性肺炎;③食管黏膜受压过久发生坏死,食管穿孔。

b. 药物止血:①加压素(血管加压素)+硝酸甘油:加压素强烈收缩内脏小血管,降低门脉及侧支循环的压力。近年采用外周静脉持续性低流量滴注法,剂量为 0.2~0.3 u/min,止血后减为 0.1~0.2 u/min,维持 8~12 小时后停药。不良反应有腹痛、腹泻、诱发心绞痛、血压增高等,故高血压、冠心病患者使用时要慎重。当有腹痛出现时可减慢速度。②生长抑素:作用机制是减少内脏血流、降低门脉压力。常用药物:14 肽天然生长抑素(施他宁),首剂 250 μg 缓慢静推,250 μg/h 持续泵入,半衰期短,用药过程中不可中断 5 分钟。8 肽生长抑素(奥曲肽),半衰期长,首剂 100 μg 缓慢静推,25~50 μg/h 持续泵入。③注射硬化剂,如无水乙醇(酒精)、鱼肝油酸钠、乙氧硬化醇。

(3) 对症处理:烦躁者给予镇静剂,门脉高压出血患者烦躁时慎用镇静剂;气促者给予吸氧等。

(4) 手术治疗。

2. 护理要点

(1) 一般护理

1) 绝对卧床休息至出血停止。呕血患者侧卧位或半坐卧位,防止误吸。注意保暖。

2) 饮食护理:呕血明显时禁食,出血停止后给予温凉流质、半流质及易消化的软饮食;出血后 3 天未解大便患者,慎用泻药。

3) 口腔护理:出血期禁食者需每天 2 次清洁口腔。呕血时随时保持口腔清洁、无味。

4) 便血护理:大便次数频繁,每次便后应擦净,保持臀部清洁、干燥,以防发生湿疹和压疮。

5) 心理护理:耐心细致地做好解释工作,安慰体贴患者的疾苦,消除紧张、恐惧心理。

(2) 病情观察

1) 观察生命体征、神志、面色、末梢循环、尿量,呕血及便血的色、质、量,以及全身症状等。

2) 在大出血时,每 15~30 分钟测脉搏、血压,有条件者使用心电血压监护仪进行监测。

3) 观察患者出血是否停止,有无继续或再出血。

(3) 配合医生进行抢救

1) 立即通知医生,备齐一切抢救药物。

2）迅速建立静脉通路,配血、备血、定血型,补充血容量。

3）按医嘱处理:①止血药物,如抑制胃酸分泌药物、去甲肾上腺素、硬化剂等;②止血措施,如三腔管压迫止血、内镜直视下止血等;③注意禁用吗啡、巴比妥等镇静药。

4）对症护理:①休克体位,平卧位时双下肢略抬高;②保持呼吸道通畅,保证氧供;③呕吐时头偏向一侧或负压吸出呼吸道血液、分泌物、呕吐物等。

5）严密观察病情,详细记录。

（4）三(四)腔气囊管的应用护理

1）插管前护理:检查 2 管是否通畅,2 囊是否密封,并测压,做好标记。

2）协助医生插管:清洁鼻腔,管道前段涂液状石蜡润滑,由鼻腔或口腔插管至胃内 65 cm 时抽取胃液。注气先向胃囊内注气 200～300 ml,使压力达 50～70 mmHg,然后向食管囊注气 100～150 ml,压力达 35～45 mmHg,密封管腔。

3）牵引护理:牵引角度为 45°,管外段以绷带连接 0.5 kg 重量经牵引架做持续牵引,或采用头箍式三腔管牵引。

4）拔管护理:拔管前应先放气,放气前口服液状石蜡 20 ml,气囊充气加压 12～24 小时应放松牵引,放气 15～30 分钟,防止食管黏膜损伤。若未再出血,气囊不再充气,保留胃管在胃内 24 小时,仍未再出血可拔除胃管。拔管前口服液状石蜡 20～30 ml,抽尽囊内气体,轻巧拔管。气囊压迫 3～4 天为宜,继续出血可延长压迫时间,但不超过 7 天。

5）清洁护理:应用三(四)腔气囊管期间做好口腔护理、鼻腔护理,严密观察有无憋气、发绀及再出血。

6）紧急处理:胃囊破裂食管囊上移造成窒息,或昏迷病人有呼吸困难和窒息时,应立即放出食管囊内气体,拔出管道,也可用剪刀剪断管道。

四、脑出血

脑出血又称脑溢血,是指原发性非外伤性脑实质内血管破裂引起的出血,多发生于基底节区出血(内囊出血)。它是急性脑血管疾病即"中风"中死亡率和致残率最高的疾病,尤其是起病 24 小时以内的重症患者,死亡率更高。本病常发生于 45～70 岁,绝大多数是高血压伴发的脑小动脉病变,在血压突然升高时破裂所致,故也称高血压性脑出血,其他各种原因引起的脑出血较为少见。

（一）病情评估

1. 健康史采集

（1）主观资料收集

1）起病状况:高血压性脑出血多为急骤发生的意识障碍或昏迷。

2）主要症状与伴随症状:意识障碍前或发生意识障碍时有发热、头痛、呕吐、呕血、咯血、黄疸、水肿、血压变化、尿便异常、抽搐等,注意这些症状与意识障碍的先后次序。

3）诱发因素:情绪激动、过度劳累、用力排便、吸烟酗酒等。

4）相关病史:有无高血压动脉硬化、糖尿病史,以及烟酒嗜好史,既往有无类似发作,家族中有无类似病人等。

（2）客观资料收集

1）重点进行身体评估:①检查患者的生命体征,有无高热、脉搏和呼吸的频率和节律、血压状况的改变;②检查患者意识障碍的程度,是否已昏迷;③瞳孔大小、对光反射;④神经反射:角膜反射、巴彬斯基征、脑膜刺激征等;⑤检测肌力:了解瘫痪的类型。

2) 必要的辅助检查:①心电图及胸部 X 线摄片:了解高血压对心脏的改变;②CT 检查:能直接显示脑出血灶,了解血肿的形态、部位、吸收及囊变等情况,以及明确是否破入脑室及蛛网膜下隙,同时也能够显示血肿周围的水肿、中线结构是否移位;③磁共振成像(MRA)检查:进一步明确病变性质及位置;④数字减影动脉造影(DSA)检查:怀疑脑出血为颅内动脉瘤及血管畸形所致可进行该项检查;⑤脑脊液检查:在急性期一般不提倡。

2. 分析病因和发病机制

(1)病因

1)基本病因:最常见的病因是高血压和动脉粥样硬化,尤其是高血压,大多数是两者并存,其次为先天性脑血管畸形或动脉瘤、血液病、脑外伤、抗凝或溶血栓治疗、淀粉样血管病等。

2)诱发因素:①精神因素:脾气急躁或情绪紧张,多发生于情绪激动或和他人争吵后;②过度劳累:体力和脑力劳动过度、排便用力、超负荷运动等;③不良嗜好:如吸烟酗酒、高盐饮食、过度饱餐、体重过重等;④血压波动:如高血压患者近期没有服用降压药物或紧张、焦虑、生气、心急等引起血压增高。

(2)发病机制:一般认为单纯的血压升高不足以引起脑出血,脑出血常在脑血管病变的基础上发生。

1)因脑内小动脉壁长期受高血压引起的张力影响,使血管壁薄弱部位形成囊状微动脉瘤,当血压突然升高时,这种囊性血管容易破裂造成脑出血。

2)长期高血压对脑实质动脉管壁内膜起到损害作用,血浆内的脂质经损害的内膜进入内膜下,使管壁增厚,以及血浆细胞浸润,形成脂肪玻璃样变,导致管壁纤维坏死,当血压或血流急剧变化时容易破裂出血。

3)大多数高血压患者的动脉内膜同时存在局部脂肪和复合糖类积聚、出血、血栓、纤维组织增长和钙沉着,脑动脉粥样硬化患者易发生脑梗死,在大块脑缺血软化区内的动脉易破裂出血,形成出血性坏死病灶。

4)大脑中动脉与其所发生的深穿支-豆纹动脉呈直角,这种解剖结构在用力、激动等因素促发下使血压骤然升高,豆纹动脉容易破裂出血。

3. 临床表现评估

(1)起病状况评估:一般为突然发生,发病前常无预感,往往在数分钟或数小时内达到高峰。出血前多无预兆,少数有头昏、头痛、肢体麻木和口齿不清等前驱症状。临床表现有所不同主要取决于出血部位、出血量多少及患者所处的状态。

(2)出血部位评估:高血压脑出血的常见部位为大脑基底节区、脑叶、脑桥、小脑、脑室。其中最常见的出血部位是基底节区(内囊出血),主要包括壳核和丘脑出血,壳核位于内囊外侧,丘脑位于内囊内侧。

(3)主要表现评估

1)早期症状评估:剧烈头痛、恶心、呕吐。

2)主要症状和体征:偏瘫,偏身感觉障碍、失语、意识障碍、面色潮红、大汗淋漓、大小便失禁、脉搏缓而有力、呼吸深沉呈鼾性呼吸、血压升高,重者深昏迷、潮式呼吸或不规则呼吸、抽搐、脑疝。

（4）各部位出血的特点评估

1）内囊出血：最典型的表现为"三偏征"，即偏瘫、偏盲和偏身感觉障碍，即出血病灶的对侧肢体发生瘫痪，对侧偏身感觉减退，对侧视野缺损。

2）脑叶出血：①起病突然、头痛、昏迷；②相应脑叶的症状，如额叶、颞叶出血常出现精神症状；额叶、顶叶出血常出现偏瘫失语等症状；枕叶出血常出现偏盲等症状。

3）脑桥出血：①突然起病，头痛、呕吐，数分钟内进入昏迷状态；②出血自一侧开始，迅速影响到对侧，出现两侧面部及四肢瘫痪，特征性症状为瞳孔呈针尖样缩小；③持续高热状态；④双侧脑桥出血，因脑干呼吸中枢受影响，病情极为严重，早期即出现呼吸困难、呼吸不规则，死亡率高；⑤一侧脑桥出血，病情较轻，预后良好。

4）小脑出血：大多发生在一侧小脑半球，当高血压病人突然发生一侧后枕部剧痛、频繁呕吐、严重眩晕、瞳孔缩小、意识障碍逐步加重，且无明显瘫痪者，必须警惕小脑出血的可能。大量出血导致急性颅内压升高、脑干受压，甚至发生脑疝。

5）脑室出血：原发性脑室出血少见，可见头痛、呕吐、脑膜刺激征，无意识障碍及局灶性神经体征，可完全恢复。但小脑和脑桥出血破入到第四脑室，病人就会在起病后1～2小时内陷入深度昏迷。

（二）救治与护理

1. **救治** 急救原则：防止进一步出血，降低颅内压，控制脑水肿，维持生命功能和防治并发症。具体措施是：

（1）就地抢救：最好就地抢救，或者送往附近医院抢救。保持安静，不要随意搬动病人，尤其是长途转运，往往促使脑内向血室破溃而使病情恶化，甚至死亡。如果患者在狭小场所发病则要尽快设法移到宽敞的地方，原则是尽量不要震动头部，保持头部水平位搬运，以免堵住呼吸道。

（2）调整血压：对血压较高的脑出血患者可用小量利舍平（利血平）治疗或25%硫酸镁10 ml深部肌内注射，神志清楚的给予口服降压药物。降压不宜过快或过低。

（3）控制脑水肿：20%甘露醇125～250 ml快速静滴，每6～8小时1次；也可用呋塞米（速尿）、布瑞得等，但要慎用糖皮质激素。

（4）保持呼吸道通畅：让患者侧身仰卧，下颌略向前突，松解衣领取下义齿，便于口腔分泌物自行流出，并及时清除口腔呕吐物，一旦窒息尽快掏净口腔分泌物并进行人工呼吸。如患者抽搐，可置其平卧位，按压人中穴。昏迷患者可取头侧位以防舌后坠而堵塞气道，及时翻身拍背、勤吸痰或雾化吸入，以利痰液的湿化排出。有呼吸道阻塞的征象时应及时气管切开，以免缺氧而加重脑水肿。有条件者可吸氧。

（5）合理应用镇静药和止血药物：对烦躁不安或癫痫者可应用镇静止痉和止痛药，常用地西泮（安定）等；常用的止血药物有酚磺乙胺（止血敏）、氨甲苯酸（抗纤溶芳酸）、维生素K、云南白药、奥美拉唑、巴曲酶等，但止血药用量不可过大，种类也不宜过多。

（6）维持营养和水、电解质平衡：每天输液量以1 500～2 000 ml为宜，应用大剂量脱水剂需注意钾的补充，要防止和纠正酸中毒。昏迷或不能进食者第3天可插胃管鼻饲流质，以保障营养供应，必要时给脂肪乳剂注射液（脂肪乳）、人血白蛋白、氨基酸或能量合剂等。

（7）外科治疗：对血肿大、中线结构移位明显者，须及时手术，主张尽早手术甚至在发病6

小时内的早期手术,可最大限度地减轻继发性损害,提高抢救成功率,降低致残率。

2. 护理要点

(1) 一般护理

1) 卧床休息:急性期应绝对卧床休息,头抬高 15°～30°,以利于静脉回流,使颅内压下降。头部置冰袋可降低头部温度,增加脑组织对缺氧的耐受力。保持安静,减少不必要的搬运,严格探视,避免各种刺激,以防出血加重。

2) 饮食护理:昏迷病人 24～48 小时内禁食,以防呕吐物反流至气管造成窒息或吸入性肺炎。发病 3 天后从鼻饲给予高蛋白、高热量、低脂、低盐、易消化、营养丰富的流质。

3) 气道通畅:及时清理呼吸道分泌物,保持呼吸道通畅,吸氧,防止脑缺氧。

4) 大便通畅:便秘者,用缓泻剂或开塞露等协助排便。

5) 生活护理:加强口腔护理,防止口腔细菌感染并发症。定时翻身,保持皮肤清洁干燥,预防压疮发生。尿潴留者应置留导尿管定时放尿。置留导尿管时严格无菌操作,防逆行泌尿系统感染。

(2) 临床观察

1) 连续监测:体温、脉搏、呼吸、血压,心电等变化,每 0.5～2 小时测量、记录 1 次,每 4 小时测量体温,观察体温变化的规律。

2) 脏器功能监测:①脑功能:重点观察意识和瞳孔的变化;②心功能:24 小时动态心电监护,观察心率、心律及 ECG 图像的变化;③肺功能:观察呼吸的频率、节律及深浅度,双肺呼吸音;④肾功能:尿量、尿相对密度(比重)、血肌酐、血尿素氮、内生肌酐清除率、尿浓缩和稀释功能等。

3) 并发症的观察和护理

a. 脑疝:重点观察神志、瞳孔、生命体征等。如意识障碍加重、躁动不安、频繁呕吐、双瞳孔不等大、对光反应迟钝、脉搏缓慢、呼吸不规则、血压升高,说明已有脑疝发生,应及时按医嘱用脱水剂,要求快速静滴,30 分钟内滴完。

b. 感染:如病人有咳脓痰、发热、气促、口唇发绀,提示肺部感染。应翻身拍背,及时吸痰和吸氧等。如发现病人尿液混浊、发热,是泌尿系感染的征兆,应鼓励病人多饮水,以达到清洁尿路的目的,并注意会阴部的清洁,预防交叉感染。

c. 便秘:瘫痪病人多有便秘,可因用力排便致使脑出血再次发生。因此需注意饮食结构,多进高蛋白、高能量、低脂及含粗纤维的蔬菜、水果等,并给予足够水分;定时、定点给便器排便,必要时应用通便药物等。

d. 压疮:曾称褥疮。病人瘫痪在床,枕骨粗隆、肩胛部、髋部、骶尾部、足跟部等骨骼突出处易发生压疮。护士应用软枕或海面垫保护骨隆突处,每 2～3 小时翻身一次;床铺经常保持干燥清洁,定时温水擦洗皮肤并按摩,促进局部血液循环,改善局部营养状况。

e. 深静脉血栓形成:观察病人有无不明原因的发热、下肢肿痛。为预防深静脉血栓形成,应每天行四肢向心性按摩,每次 10～15 分钟。

f. 上消化道出血:重点观察患者有无呕吐咖啡样胃内容物或黑便,并记录量、色、性状及出血时间,定期做隐血试验,协助医生抢救。

(3) 心理护理:脑出血的病人常有紧张、焦虑、烦躁、易怒、恐惧、忧郁、沮丧、悲观失望等情绪反应。因此,护士应从心理上关心体贴病人,多与病人交谈,安慰鼓励病人,耐心地解释病情,消除病人的不良情绪,加强战胜疾病的信心。

(4)康复指导:恢复期主要帮助病人进行语言和肢体的功能训练,保持瘫痪肢体功能位,鼓励病人自行功能锻炼,如上肢和下肢功能锻炼、日常生活动作锻炼,逐渐训练,直至生活自理。

第四节　抽搐与惊厥

抽搐是指全身或局部骨骼肌群非自主性的抽动或强烈收缩,常可引起全身性、对称性关节运动和强直,其同义词为痉挛。惊厥是指肌群收缩表现为强直性、阵挛性和混合性,且伴有意识丧失。小儿惊厥的发病率很高。

一、病情评估

(一)健康史采集

1. **主观资料收集**　病史询问的主要内容:①抽搐与惊厥的相关病史:分析抽搐病因,如颅内外疾病、神经官能症、癔症、高热等。②诱发因素:高钾血症、低钠血症、低血钙、低血糖、低血镁、碱中毒、缺血、缺氧、洋地黄中毒、饮水过量、饮食过多、饥饿、睡眠不足和熬夜、脑力和体力劳累、精神紧张、情绪激动、感冒、刺激性食物、兴奋药等。③抽搐与惊厥发生的季节:引起抽搐与惊厥的某些传染病其发生具有明显的季节性。冬春季应注意流行性脑脊髓膜炎及其他呼吸道传染病,夏秋季应多考虑乙型脑炎及肠道传染病,如菌痢、伤寒等。冬末春初时易发生维生素D缺乏性手足搐搦症及一氧化碳中毒。④抽搐与惊厥的特点:明确抽搐的类型和抽搐性质,发作的持续时间、间隔时间、发作频率,抽搐与惊厥的部位、顺序、性质以及发作后情况如何等。⑤抽搐与惊厥的伴随症状:脑膜刺激征、瞳孔扩大、意识丧失等。

2. **客观资料收集**

(1)重点进行身体评估:重点是内科和神经系统方面的身体评估,即:①全面身体评估,如一般状态、头面部、颈部、胸部、腹部、四肢和脊柱;②神经系统和精神状态评估,如神情,以及神经反射、肌力等。

(2)必要的辅助检查:①实验室检查:血液生化(血糖、电解质等),血气分析,心、肝、肾功能测定及内分泌等检查,脑脊液常规、生化及细胞学检查。②其他辅助检查:包括毒物分析、心电图、超声心动图、B超、脑电图、SPECT扫描和PET扫描、头颅X线摄片、脑CT和MRI、脑血管功能检测仪、肌电图、椎管造影、体感或脑干诱发电位等。

(二)分析病因和发病机制

1. **病因**　抽搐并不是一种疾病,而是疾病严重的临床征象,或是某些疾病的主要表现。应综合分析,才能明确其发生原因。

(1)头颅疾病

1)感染:脑炎、脑膜炎、脑脓肿、脑结核、脑灰质炎等。

2)外伤:产伤、颅脑外伤等。

3）肿瘤：原发性肿瘤、脑转移瘤。

4）脑血管病：脑出血、蛛网膜下隙出血、高血压脑病、脑栓塞、脑血栓形成、脑缺氧等。

5）寄生虫病：脑型疟疾、脑血吸虫病、脑包虫病、脑囊虫病等。

6）脑先天性疾病：脑穿通畸形、小头畸形、脑积水、胎儿感染、各种遗传性疾病等。

（2）全身性疾病

1）感染：急性胃肠炎、中毒型菌痢、链球菌败血症、中耳炎、百日咳、狂犬病、破伤风等。小儿高热惊厥主要由急性感染所致。

2）中毒：①内源性，如尿毒症、肝性脑病；②外源性，如乙醇（酒精）、苯、铅、砷、汞、氯喹、阿托品、樟脑、白果、有机磷、一氧化碳等中毒。

3）心血管疾病：高血压脑病或阿—斯综合征等。

4）代谢障碍：低血糖、低血钙、低血钾、低镁血症、低钠血症、高钠血症、水中毒、高碳酸血症、急性间歇性血卟啉病、子痫、维生素 B_6 缺乏、维生素 D 缺乏等。其中低血钙可表现为典型的手足搐搦症。

5）风湿病：系统性红斑狼疮、结节性硬化症、脑血管炎等。

6）其他：突然撤停安眠药、抗癫痫药，热射病、溺水、窒息、休克、触电、急性大出血等。

（3）神经官能症、癔症性抽搐和惊厥。

（4）高热惊厥：典型的高热惊厥多见于 6 个月～3 岁小儿，6 岁以后罕见。大多于病初体温骤升时出现惊厥，以上呼吸道感染时多见。

2. 发生机制　抽搐与惊厥发生机制尚未完全明了，可能是中枢神经系统功能或结构异常，或是周围神经乃至效应器的异常，也可能是两者兼并。

（1）大脑生理功能及结构异常：导致神经元兴奋阈降低和过度同步化放电。

（2）非大脑功能障碍：主要是脊髓的运动或周围神经受损，导致持续性肌强直性抽搐。

（3）与多种因素相关：可由代谢、营养、脑皮质肿物或瘢痕等激发，也与遗传、免疫、内分泌、微量元素、精神因素等有关。

（三）临床表现评估

1. 抽搐分类评估

（1）全身性抽搐：以全身骨骼肌痉挛为主要表现，典型者为癫痫大发作，表现为强直-阵挛性抽搐；破伤风则是持续强直性抽搐。

（2）局限性抽搐：局限性抽搐以身体某一局部连续性肌肉抽动为主要表现，大多见于口角、眼睑、手足等。而手足搐搦症则表现间歇性双侧强直性肌痉挛，以上肢手部最典型，呈"助产士手"表现。踝关节伸直，足趾下屈，足呈弓状，似"芭蕾舞脚"。

2. 抽搐与惊厥的伴随症状评估

（1）伴意识丧失、大小便失禁，瞳孔扩大与舌咬伤，见于癫痫大发作等。

（2）伴脑膜刺激征，可见于脑膜炎、脑膜脑炎、假性脑膜炎、蛛网膜下隙出血等。

（3）伴角弓反张、牙关紧闭、苦笑面容和肌肉剧烈疼痛，常见于破伤风。

（4）伴颅内高压及局部脑功能障碍症状，常见于脑肿瘤。

（5）惊厥发作前有剧烈头痛，可见于高血压、急性感染、蛛网膜下隙出血、颅脑外伤、颅内占位性病变等。

二、救治与护理

(一) 救治

1. 现场处理

(1) 将患者抬到平坦、柔软的地方放平,解开衣领和腰带,平卧,头偏向一侧,以防分泌物或呕吐物进入气管发生窒息。

(2) 用毛巾放入患者一侧上下牙之间,以防止病人咬伤舌头。

(3) 发作时用指甲按压人中、百会、合谷、涌泉等穴位。

(4) 清理呼吸道:去除口内食物和分泌物,保持气道通畅,伴呕吐者头应侧卧,防止误吸。

(5) 伴高热者可予物理降温,宽衣、冷水或冰水擦浴等。

(6) 注意安全,防治跌伤,不要用力按压抽搐的肢体,以免造成骨折。

(7) 低血糖者可口服糖水或点心等。

2. 院内处理

(1) 药物止痉:①首选地西泮(安定)10 mg,小儿每次 0.1～0.3 mg/kg,缓慢静脉注射,小婴儿一次量不超过 5 mg,较大小儿一次最多不超过 10 mg。②苯巴比妥(鲁米那),小儿每次 5～10 mg/kg,肌内注射。③低钙惊厥,可用 10％葡萄糖酸钙 5～10 ml/次,以 25％葡萄糖液 20 ml 稀释后,缓慢静注或静滴。④10％水合氯醛溶液 20～30 ml 灌肠。⑤无效可改用氯硝西泮、硫喷妥钠及丙戊酸钠等。

(2) 保持呼吸道通畅:去除口腔内异物,病人取侧卧位防止误吸;用裹纱布的压舌板放在上、下后牙之间,或口腔内上、下牙之间置一牙垫,或使用开口器,防止惊厥时咬伤舌和口唇。

(3) 针刺疗法,发作时可针刺人中、百会、合谷、涌泉等穴位。

(4) 氧气吸入:避免和减轻脑缺氧损害。

(5) 对症处理:①高热:给予物理降温和药物降温;②低血糖:口服糖水或静脉注射葡萄糖;③脑水肿:用 20％甘露醇,每次 1～2/kg,静脉注射,6～12 小时重复使用,以降低颅内压,减轻脑部组织的损伤;④发生代谢性酸中毒:给予 5％碳酸氢钠 1～2 ml/kg,静脉滴注;⑤水、电解质失衡应予及时纠正。

(6) 病因治疗:针对病因进行治疗。

(二) 护理要点

1. 安置病人并作好抢救准备　选择室内空气新鲜、温湿度适宜、环境安静的病室,病室的光线不可过强,禁止一切不必要的刺激;取侧卧位或仰卧位头偏一侧,松解衣扣,清除口鼻咽喉分泌物和呕吐物,保持呼吸道通畅。进食宜清淡、富有营养、易消化的高蛋白及高热量流质和半流质食物。禁食辛辣刺激性和生冷食物,不能进食者给鼻饲,注意速度宜缓慢,以免食物反流入呼吸道引起窒息。重点询问关键病史,积极寻找原发病因,备好各种抢救用物及药物,迅速建立静脉通路,配合医生进行抢救。

2. 抽搐护理

(1) 药物止惊护理:按医嘱使用地西泮(安定)、苯巴比妥(鲁米那)、10％葡萄糖酸钙、10％水合氯醛溶液等。注意观察药物不良反应和静脉滴注速度。

(2) 安全护理:反复抽搐时护士应用清洁纱布包裹压舌板插入白齿之间,或用牙垫或开口器置于上下白齿之间,也可用舌钳将舌拉出,防止咬伤舌头,防止舌后坠堵塞呼吸道;当牙关紧闭时,应用压舌板从口角一侧进入,不能强行撬开,以免对患者造成伤害。四肢抽搐时,要保护好抽动的肢体,不能强行、用力按压,防止肢体骨折或脱臼;派专人守护,加强巡视,每15～30分钟巡视1次,在做完各种治疗后应随时拦起床档,防止坠床及碰伤。

3. 降温护理

(1)物理降温:①用温水擦浴或温水沐浴;②用25%～30%乙醇擦浴或擦大血管部位;③用冰袋置于前额、颈部、双侧腋窝、腹股沟等,2～3分钟更换1次,连续15～20分钟。

(2)药物降温:按医嘱应用冰冻输液、解热镇痛药,亚冬眠疗法使全身降温;小儿可口服小儿回春丹3～5粒/次,或用安乃近滴鼻。应注意观察用药后出汗情况,防止虚脱。必要时药物降温和物理降温配合应用,减轻脑代谢和脑损伤。

(3)针刺降温:针刺大椎、曲池、合谷等穴位。

4. 病情观察

(1)观察面色:热症面容多为高热惊厥;面色灰白、发绀,则预示脑水肿加重或脑疝的发生。

(2)观察意识:神志模糊甚至昏迷则为脑部器质性病变。惊厥发作时,患儿意识丧失,如是高热引起的惊厥,发作后意识很快恢复;如持续或反复多次发作或两次发作间歇意识不能恢复者,提示严重感染,病情危重。

(3)观察瞳孔:观察双侧瞳孔是否等大等圆,对光反射的灵敏度,了解有无颅内高压的表现。

(4)生命体征:体温的观察对疾病的确诊非常重要,如惊厥伴有高热,大多由脑炎、中毒性菌痢等疾病引起;如惊厥不伴有发热,大多由颅内出血、脑肿瘤、新生儿破伤风、婴幼儿手足抽搐症等引起。应每2小时测体温、呼吸、心率、血压1次,体温超过38.5℃,即给予物理降温。并观察出汗情况,及时为患者擦干净汗液,更换衣服及被褥,以防感受风寒。另外,注意呼吸节律,若不规则则提示呼吸中枢受损。

(5)观察四肢:观察肢体运动、肌张力情况。不同的表现有不同的处理,如是强直性痉挛则应使用镇静止惊的药物。

(6)观察皮肤:注意身体其他部位有无感染灶、皮肤是否有破损、全身有无皮疹或出血点。

(7)观察惊厥状态:仔细观察抽搐状态是全身性强直、局限性抽搐,还是阵挛性抽搐,并详细记录时间、次数、部位、程度及诱发因素,以了解疾病过程及脑损伤程度。

5. 对症护理

(1)躁狂、抽搐连续发作伴有缺氧、发绀者,及时给氧吸入。

(2)昏迷护理:遵医嘱给予吸痰,帮助刺激喉反射,及时给予翻身、拍背,促使痰液排出,防止压疮及坠积性肺炎;注意口腔及皮肤的护理,用生理盐水或碳酸氢钠清洁口腔;对不能进食的患者,要给予鼻饲,供给足够的热量。

(3)并发症护理:①保持床单位清洁、平整、干燥,加强受压部位的皮肤护理,补充足够的水分,及时更换汗湿的衣物,注意皮肤的清洁卫生,以防皮肤感染及压疮的发生。②眼睛不能闭合者,可盖上凡士林纱布,以免因干燥而发生结膜炎。③每天多次进行口腔护理,防止口腔炎的发生。

6. **心理护理**　抽搐与惊厥发作时,双眼上翻,四肢强直,甚至出现呼吸暂停,家属没有足够的心理准备,内心非常恐惧,常把症状与死亡先兆联系在一起,容易失去治疗信心,甚至放弃治疗。因此,护士一定要与家属沟通,安抚家属的情绪,告知其配合医护人员抢救和治疗工作的重要性。

思 考 题

1. 遇一急诊昏迷病人,护士应如何对昏迷程度进行判断?
2. 怎样加强对昏迷病人的生活护理要求?
3. 如何评估急腹痛的特点? 其病情观察有什么要求?
4. 现场遇一鼻出血患者,怎样进行一般救治?
5. 如何评估咯血与呕血?
6. 怎样配合医生抢救上消化道出血?
7. 发现有一抽搐病人应如何进行现场处理?
8. 怎样加强对脑出血病人的临床表现评估? 如何预防并发症的发生?

（王　骏）

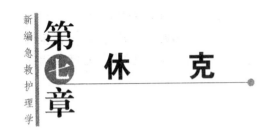

第七章 休克

休克(shock),是由各种严重致病因素引起机体有效循环血容量不足的急性微循环障碍,是一种神经体液因子失调导致重要生命器官缺血、缺氧及细胞受损的病理过程的反应。所谓有效循环血量,是指单位时间内通过心血管系统进行循环的血量,依赖于充足的血容量、有效的心排血量和良好的周围血管张力。在休克的发生和发展中,这三个因素常都累及并相互影响。

休克是涉及临床各科的常见危重病症,由于死亡率高,发病机制尚未完全阐明,一直受到医学界的重视。1731年,法国Le Dran首次将休克一词用于医学,并认为休克是由于中枢神经系统功能严重紊乱而导致器官功能衰竭的一种危重状态。随着基础与临床研究的共同发展,人们开始认识到,休克发病的主要环节不在血压而在于血流,主要是微循环障碍、血液淤滞、细胞组织缺氧和代谢障碍,低血压只是这个病理过程中的表现。因此,治疗上不应单纯强调提升血压,而应注意改善微循环。最近10年,在休克复苏治疗学上的重要进展是衡量复苏的效果,以纠正细胞缺氧和维护正常的细胞功能为最终目标。

第一节 概 述

一、休克的定义

休克是由各种原因引起血管内有效血容量减少和循环功能不全的急危重症。主要的发病机制是组织的氧供和氧需之间失衡、全身组织发生低灌流,并伴有静脉血氧含量减少和代谢性酸中毒(乳酸酸中毒)。

二、休克的分类

(一) 按病因分类

休克的分类方法很多,按病因可将休克分为以下五类。

1. 低血容量性休克(hypovolemic shock) 由大量出血(内出血或外出血)引起,一般血容量锐减20%以上即可发生。而严重的失液(严重呕吐和腹泻、糖尿病酮症酸中毒、大量利尿等),以及严重灼伤或创伤等亦可造成大量的细胞外液和血浆的丧失,引起休克。此类又可分为失血性休克和创伤性休克。

(1) 失血性休克(hemorrhagic shock):休克的发生不仅取决于失血的量,还取决于失血的速度。多见于大血管破裂,腹部损伤所致的肝、脾破裂,胃、十二指肠出血,门静脉高压所致的食管、胃底静脉曲张破裂出血,宫外孕出血等。

(2) 创伤性休克(traumatic shock):休克的病因除了失血,还有创伤对神经的强烈刺激,使交感神经兴奋、周围毛细血管收缩、静脉回流减少,同时心率增快,影响心排血量。多见于撕裂伤、挤压伤、爆炸伤、冲击波伤、骨折、大手术等。

2. 感染性休克(septic shock) 主要由细菌产生的毒素引起,也可由病毒、真菌、立克次体、衣原体、原虫等微生物感染引起,又称中毒性休克、脓毒性休克,如为革兰阴性杆菌引起的也可称为内毒素性休克。常见于胆道感染、绞窄性肠梗阻、大面积烧伤、尿路感染、急性弥漫性腹膜炎、中毒性菌痢、中毒性肺炎等。

3. 心源性休克(cardiogenic shock) 由于心脏排血功能急剧减退所致。引发因素主要有广泛的心肌损伤或坏死、严重的缓慢性或快速性心律失常、心脏机械功能障碍所致的严重血流动力学异常,以及慢性心力衰竭的终末阶段等。与失血性因素相对照,其病因的基础是液体超过了心脏负荷能力,引起心排血量明显减少,有效循环血量和组织灌注量下降。常见于大面积急性心肌梗死、急性心肌炎、严重心律失常、心包填塞等。

4. 过敏性休克(anaphylactic shock) 由人体对某些生物性或化学性物质产生的速发型变态反应所致。变应原刺激致敏细胞释放的血清素、组胺等血管活性物质,可使血管扩张、血浆渗出、血压下降而发生休克。最常见的是青霉素过敏。另外,破伤风抗毒素、昆虫蜇伤、食物、吸入物及接触物等也可诱发。

5. 神经源性休克(neurogenic shock) 由外伤、剧痛、脊髓损伤、麻醉意外等导致血管扩张,周围血管阻力减低,有效血容量不足而发生的休克。病人一般不会出现反射性心动过速,四肢也保持温暖。

(二) 按病理生理学分类

Weil等人于1975年提出一种休克早期分类的方法,按照血流动力学机制、血容量分布,将休克分为以下几种。

1. 低血容量性休克(hypovolemic shock) 基本机制为循环血量减少。外源性因素包括失血、烧伤或感染所致的血容量丢失,呕吐、腹泻、脱水、利尿等原因所造成的水、电解质丢失。内源性因素主要为血管通透性增高,容量血管外渗,可由感染、过敏和一些内分泌功能紊乱引起。

2. 心源性休克(cardiogenic shock) 基本机制为泵功能衰竭。病因主要为心肌梗死、急性二尖瓣关闭不全、室间隔破裂、心力衰竭、心律失常等。

3. 分布性休克(distributive shock) 基本机制为血管收缩、舒张调节功能异常。一部分表现为体循环阻力正常或增高,主要是由于容量血管扩张、循环血量不足所致。常见原因为神经节阻断、脊髓休克等神经损害或麻醉药物过量。另一部分是以体循环阻力降低为主要表现,导致血液重新分布,主要是感染因素所致,即感染性休克。

4. 梗阻性休克(obstructive shock) 基本机制为血流的主要通道受阻,如腔静脉梗阻、心包填塞、肺动脉栓塞及主动脉夹层动脉瘤等。

（三）按休克时血流动力学特点分类

根据休克时的血流动力学变化特点,将休克分为低动力型和高动力型休克两类。低动力型休克又称低排高阻型休克或"冷休克",其血流动力学变化的特点是心排血指数低、外周阻力高、中心静脉压多降低(心源性休克时中心静脉压可升高)、血压低,临床表现为皮肤苍白湿冷并发绀,以及脉细速、血压下降、尿量减少、表情淡漠等,见于低血容量性休克、心源性休克和大部分感染性休克。高动力型休克又称高排低阻型休克或"暖休克",其特点是心排血指数高、外周阻力低、中心静脉压高,临床表现为皮肤潮红干燥、呼吸急促、脉充实有力,主要见于某些类型的感染性休克。临床以低动力型休克多见,高动力型休克亦可转变为低动力型休克。

三、休克的病理生理

各种原因引起的休克虽各有特点,但最终导致的生理功能障碍大致相同,有效循环血量不足是主要因素。心排血量下降是直接过程,血管床的容积扩大、微循环淤血、器官功能障碍是最终结果。休克发生的病理生理变化如下。

（一）循环变化

1. **血容量减少** 出血、血浆渗出或其他体液的额外丢失,静脉回流减少,心排血量减少。如血容量减少超过机体代偿的限度,将出现心功能降低等不良后果。

2. **心功能障碍** 如心肌梗死等缺血性病变,且有心肌抑制因子(MDF)的释放,心排血量减少。

3. **血液分布异常** 如感染、变态(过敏)反应、神经因素等,使血管功能失常,血液大量滞留于周围血管床,甚至有血液成分渗漏,静脉回心血量减少。

4. **微循环障碍**

（1）微循环收缩期:机体有效循环血量显著减少,动脉血压下降,机体通过一系列代偿机制调节和纠正所发生的病理变化。此期全身小血管持续痉挛,动静脉短路和直接通道开放,组织灌流量减少,保证心脑等重要器官的有效灌注。但微循环内因前括约肌收缩而致"只出不进",血量减少,组织仍处于低灌注缺氧状态。

（2）微循环扩张期:毛细血管前括约肌舒张,而毛细血管后的小静脉仍处于收缩状态,大量血液滞留在毛细血管网内,使循环血量进一步减少;同时,毛细血管网扩大开放范围,使毛细血管容积增大,血液停滞在内,使回心血量大减,心排血量进一步降低,血压下降。

（3）微循环衰竭期:淤滞在微循环内的黏稠血液在酸性环境中处于高凝状态,红细胞和血小板容易发生聚集,并在血管内形成微血栓,甚至引起弥散性血管内凝血。血液灌流停滞,细胞缺氧更为严重,造成细胞自溶,并损害其他细胞,最终引起大片组织、整个器官乃至多个器官功能受损。

（二）代谢变化

机体在应激状态下,儿茶酚胺和肾上腺皮质激素明显升高,从而抑制蛋白质生成、促进蛋白质分解,还可促进糖异生、抑制糖降解,导致血糖水平升高。由于组织灌注不足和细胞缺氧,体内的无氧糖酵解过程成为获得能量的主要途径。随着无氧代谢的加重,乳酸盐不断增加,丙酮酸盐则下降,此时因微循环障碍及肝代谢能力下降,使乳酸盐不断堆积,产生代谢性酸中毒。

代谢性酸中毒和能量不足还影响细胞各种膜的屏障功能。细胞膜受损后除通透性增加外,还出现细胞膜上离子泵的功能障碍,如 Na^+-K^+ 泵和钙泵。钠、钙离子进入细胞内,而钾离子从细胞内向细胞外逸出,导致血钠降低和血钾升高,细胞外液随钠离子进入细胞内,引起细胞外液减少和细胞肿胀、死亡。大量钙离子进入细胞之后除激活溶酶体外,还使线粒体内钙离子升高,损害线粒体功能。溶酶体膜破裂后,释放如水解酶、心肌抑制因子(MDF)、缓激肽等毒性因子,还会释出可引起血管收缩的血栓素、白三烯等,对机体不利。线粒体的破裂使三磷腺苷(ATP)生成减少,对细胞代谢及其功能都有严重影响。

第二节　休克的诊断与分期

一、休克的诊断标准

休克的诊断首要是医生对病人症状和体征做周密观察和检查,即一看、二问、三摸、四听。一看,即观察病人的肤色和表情;二问,即询问病史,根据病人回答问题的情况,便可了解他的神志是否清晰;三摸,即触摸病人的脉搏,了解它的强弱、快慢和节律是否规则,并触摸病人皮肤的温度和干湿情况;四听,即听病人的心音和测量血压。

1982 年全国急性"三衰"会议制定的休克诊断试行标准为:①有诱发休克的病因;②意识异常;③脉细速,超过 100 次/分或不能触及;④四肢湿冷,胸骨部位皮肤指压阳性(指压后再充盈时间>2 秒),皮肤花纹,黏膜苍白或发绀,尿量<30 ml/h 或尿闭;⑤收缩压<80 mmHg;⑥脉压<20 mmHg;⑦原有高血压者收缩压较原水平下降30%以上。凡符合以上①,以及②、③、④ 中的两项,和⑤、⑥、⑦中的一项者,可诊断为休克。

二、休克的分期

根据休克的发病过程可分为休克早期和休克期,也可以称为休克代偿期和休克抑制期。

(一) 休克早期(休克代偿期)

休克刚开始时,人体对血容量减少有一定的代偿能力,这时中枢神经系统的反应是兴奋性提高,病人表现为精神紧张、兴奋或烦躁不安。血容量减少的症状还不是很明显,病人开始出现皮肤苍白、四肢发冷、心跳呼吸加快、尿量减少等症状。如果在休克早期能够及时诊断、治疗,休克很快就会好转,但如果不能及时有效治疗,休克则会进一步发展,进入休克期。

(二) 休克期(休克抑制期)

休克早期没有得到及时治疗,就会进一步发展并超过人体的代偿能力而进入休克期。病人表现为出冷汗、四肢冰凉、皮肤很明显的苍白、口唇肢端发绀;脉搏细速、血压进行性下降。严重时全身皮肤黏膜有明显发绀、脉搏摸不清、血压测不出、尿少甚至无尿等症状。神经系统由兴奋转为抑制,表现为表情淡漠、反应迟钝,严重时出现意识模糊、昏迷。如消化道出血或皮肤、黏膜出现瘀斑,则提示病情已经发展至弥散性血管内凝血的阶段。如果出现进行性呼吸困难、脉速、烦躁、发绀,而且通过吸氧也不能改善症状,就应考虑合并急性呼吸窘迫综合征(表7-1)。

表7-1 休克程度的判断

分期	程度	神志	口渴	皮肤黏膜 色泽	皮肤黏膜 温度	脉搏	血压	体表血管	尿量
休克代偿期	轻度	神志清楚,伴有痛苦表情,精神紧张	口渴	开始苍白	正常,发凉	100次/分以下,尚有力	收缩压正常或稍升高,舒张压增高,脉压缩小	正常	正常
休克代偿期	中度	神志尚清楚,表情淡漠	很口渴	苍白	发冷	100~200次/分	收缩压为70~90 mmHg,脉压小	表浅静脉塌陷,毛细血管充盈迟缓	尿少
休克抑制期	重度	意识模糊甚至昏迷	非常口渴,可能无主诉	显著苍白,肢端发绀	厥冷(肢端更明显)	速而细弱,或摸不清	收缩压在70 mmHg以下,或测不到	毛细血管充盈非常迟缓,浅表静脉塌陷	尿少或无尿

第三节 休克的病因鉴别及并发症

一、休克的病因鉴别

传统上休克分为:心源性休克(心肌梗死或缺血、瓣膜疾病、心律失常、心脏填塞);低血容量性休克(出血、烧伤、无感觉的液体丢失、腹泻、呕吐、大的骨折、肠梗阻);感染性休克;神经源性休克和各种各样的休克(过敏性休克、药物过量及其他)。

如有喉头水肿、哮鸣音以及用药或虫咬史,应高度怀疑过敏性休克;有晕厥史且血红蛋白进行性下降应考虑失血性休克;有明确呕吐、腹泻史,失液量大或有急腹症合并休克者应考虑低血容量性休克;有颈静脉怒张、心音低、肝大者应考虑心源性休克;有颈椎损伤、四肢瘫痪,应考虑神经源性休克。四种常见休克的临床鉴别见表7-2。

表7-2 四种常见休克的鉴别

	低血容量性休克	感染性休克	心源性休克	神经源性休克
皮肤颜色和温度	苍白、发凉	有时红、暖	苍白、发凉	红润、温暖
外周静脉充盈度	萎陷	不定	收缩、萎陷	充盈良好
血压	↓	↓	↓	↓
脉率	↑	↑	↑或↓	正常或↓
尿量	↓	↓	↓	正常或↓
中心静脉压	↓	↑或↓	↑	正常

续　表

	低血容量性休克	感染性休克	心源性休克	神经源性休克
PaO_2	初期↑,晚期↓	↓	↓	正常
$PaCO_2$	↓	↓或↑	初期↓	正常或↓
pH	↓	↓	↓	不定
血细胞比容		正常	正常	正常

注:↓示降低、减慢或减少;↑示升高或加快。

二、休克的并发症

(一) 休克时各重要脏器功能的继发性损害

1. **肺**　休克时,在低灌注和缺氧状态下,肺毛细血管的内皮细胞和肺泡上皮细胞均受到损害,肺泡表面活性物质生成减少,复苏过程中输血如使用大量库存血,则所含较多的微聚物可造成肺微循环栓塞,使部分肺泡萎陷和不张、水肿,部分肺血管嵌闭或灌注不足,产生"肺内分流"和"无效腔通气"现象,使病人的缺氧状态加重。在临床上,表现为进行性呼吸困难,即急性呼吸窘迫综合征(ARDS),常发生于休克期内或稳定后48~72小时内。一旦发生ARDS,后果极为严重,死亡率很高。

2. **肾脏**　因血压下降、儿茶酚胺分泌增加使肾的入球血管痉挛和有效循环容量减少,肾滤过率明显下降而发生少尿。休克时,肾内血流重新分布,近髓循环的短路大量开放,使血流主要转向髓质。以致滤过尿量减少,肾皮质肾小管发生缺血坏死,引起急性肾衰竭。表现为少尿(每天尿量<400 ml)或无尿(每天尿量<100 ml)。

3. **心脏**　冠状动脉血流量明显减少,由此引起的缺血、缺氧和酸中毒可导致心肌损害。当心肌微循环内血栓形成时,还可引起心肌局灶性坏死。心肌因含有黄嘌呤氧化酶系统,易遭受缺血-再灌注损伤,电解质异常将影响心肌的收缩功能。

4. **脑**　脑灌注压和血流量下降,导致脑缺氧。缺血、缺氧和酸中毒会引起脑细胞肿胀、血管通透性增加,可继发脑水肿并出现颅内压增高。病人可出现意识障碍,严重者可发生脑疝、昏迷。

5. **胃肠道**　休克时胃肠道的变化对病情的发展有重要影响。当有效循环血量不足和血压降低时,胃肠等内脏和皮肤、骨骼肌等外周的血管首先收缩,以保证心、脑等重要生命器官的灌注。此时腹腔动脉阻力较休克前明显增高,比全身外周血管阻力的增高更为显著。这种代偿机制如果未能及时解除,就会带来严重的后果。胃肠道可因严重的缺血和缺氧而有黏膜细胞受损,可使黏膜糜烂、出血。另外,受损细胞可释放具有细胞毒性的蛋白酶以及多种细胞因子,促使休克恶化。正常的肠道屏障功能遭到破坏之后,肠道内的细菌或其毒素可发生移位。这是休克继续发展,并发生多器官功能不全综合征的重要因素。

6. **肝**　在缺血、缺氧和血流淤滞的情况下,肝细胞受损明显。肝窦和中央静脉内可有微血栓形成,致肝小叶中心坏死。肝的解毒和代谢能力均下降,可发生内毒素血症,并加重已有的代谢紊乱和酸中毒。

（二）休克的主要并发症

1. **急性肾衰竭** 是休克的常见并发症和主要死亡原因之一。通常表现为少尿、无尿，持续1～3周，随后进入多尿期。急性肾衰竭产生的临床问题主要为高钾血症和尿毒症。若血肌酐升高幅度成倍增加，表示病情严重，预后较差。

2. **弥散性血管内凝血（DIC）** DIC为休克的主要并发症之一，常见于革兰阴性菌所致脓毒性休克。主要表现为出血，但临床标志是血管内凝血和纤维蛋白溶解同时存在，死亡率很高。

3. **急性呼吸窘迫综合征（ARDS）** ARDS是各种休克的常见并发症，发生非常迅速，多于休克后1～2小时内或原发病发生后24～48小时出现。死亡率超过50%，并发于脓毒性休克时死亡率高达90%，合并MODS时死亡率更高。

4. **多器官功能障碍综合征（MODS）** MODS是指心、脑、肺、肾、肝等重要器官系统在短时间（一般24小时）内出现两个或两个以上功能障碍。常在休克晚期发生，是休克的重要死亡原因。若三个器官系统发生功能障碍，死亡率可高达80%以上。

第四节　休克的病情评估

一、一般临床观察

1. **精神状态** 精神状态能够反映脑组织灌注的情况。病人神志清楚、反应良好表示循环血量已能满足机体需要。神志淡漠或烦躁、头晕、眼花或从卧位改为座位时出现晕厥，常表示循环血量不足，休克依然存在。

2. **肢体温度、色泽** 是体表灌流情况的标志。如病人的四肢温暖、皮肤干燥，轻压指甲或口唇时局部暂时苍白而松压后迅速转为红润，表示末梢已有改善。四肢皮肤苍白、湿冷，轻压指甲或口唇时颜色变苍白而松压后恢复红润缓慢，表示末梢循环不良，休克依然存在。

3. **血压** 维持稳定的血压在休克治疗中十分重要。但是，血压并不是反映休克程度最敏感的指标。在判断病情时，还应兼顾其他的参数进行综合分析。在观察血压情况时，还要强调应定时测量、比较。通常认为收缩压<90 mmHg、脉压<20 mmHg是休克存在的表现；血压回升、脉压增大则是休克好转的征象。

4. **脉率** 脉率的变化多出现在血压变化之前。当血压还较低，但脉率已恢复且肢体温暖者，常表示休克趋向好转。常用脉率/收缩压（mmHg）计算休克指数，帮助判定休克的有无及轻重。休克指数为0.5，表示无休克；1.0～1.5，表示存在休克；>2.0，表示休克严重。

5. **尿量** 是反映肾血液灌注情况的有用指标。尿少通常是早期休克和休克复苏不完全的表现。尿量<25 ml/h，相对密度（比重）增加者表明仍存在肾血管收缩和供血不足；血压正常但尿量仍少且相对密度偏低者，提示有急性肾衰竭可能。当尿量维持在30 ml/h以上时，则休克已纠正。此外，创伤危重病人复苏时使用高渗溶液者可能产生明显的利尿作用；涉及垂体后叶的颅脑损伤可出现尿崩现象；尿路损伤可导致少尿与无尿，判断病情时应予注意鉴别。

6. 呼吸　休克早期,呼吸浅而快,多有代偿性过度通气。出现代偿性呼吸性酸中毒时,呼吸深而快。严重的代谢性酸中毒时,呼吸深而慢。休克晚期发生心力衰竭时,可出现呼吸困难或潮式呼吸。

7. 体温　感染性休克时可出现寒战、高温。但老年、体弱或免疫功能减低者体温可正常甚至降低。有条件者可监测中心温度和外周温度差,正常情况下相差 0.5~1℃,如>2~3℃提示外周微循环收缩,皮肤循环血流灌注不足。

二、实验室检查评估

1. 血常规　创伤性休克、失血性休克早期,由于血液浓缩,血红蛋白和血细胞比容可高于正常;大量失血数小时后,红细胞和血红蛋白才会显著降低。休克合并感染和全身炎症反应时,血中白细胞计数可明显升高,而随着休克的进一步发展,血小板计数逐渐降低。

2. 动脉血气分析　休克时可因肺换气不足,出现体内 CO_2 聚积致 $PaCO_2$ 明显升高;相反,病人原来并无肺部疾病,因为过度换气可导致 $PaCO_2$ 较低;若病人通气良好,但 $PaCO_2$ 仍超过 45~50 mmHg 时,常提示严重肺泡功能不全;$PaCO_2$ 高于 60 mmHg,吸入纯氧仍无改善者则可能是 ARDS 的先兆。动脉血液酸碱度(pH)正常为 7.35~7.45。通过监测 pH、碱剩余(BE)、缓冲碱(BB)和标准重碳酸盐(SB)的动态变化有助于了解休克时酸碱平衡的情况。

3. 电解质测定　动态监测可以及时了解有无电解质紊乱。休克时常见有血钾和血镁升高,血钠降低。

4. 凝血功能及酶学检查　休克时较易出现凝血和纤溶系统功能障碍,后期易发展成弥散性血管内凝血(DIC),因此需要定时检查凝血和纤溶系统功能。对疑有 DIC 的病人,应测定其血小板的数量和质量、凝血因子的消耗程度及反映纤溶活性的多项指标。当下列五项检查中出现三项以上异常,结合临床上有休克及微血管栓塞症状和出血倾向时,便可诊断DIC。包括:①血小板计数低于 $80×10^9/L$;②凝血酶原时间比对照组延长 3 秒以上;③血浆纤维蛋白原低于 1.5 g/L 或呈进行性降低;④3P(血浆鱼精蛋白副凝)试验阳性;⑤血涂片中破碎红细胞超过 2% 等。

三、血流动力学监测

1. 中心静脉压(CVP)　CVP 代表了右心房或者胸腔段静脉压力的变化,在反映全身血容量及心功能状况方面一般比动脉压要早。CVP 的正常值为 5~12 cmH_2O。在低血压的情况下,中心静脉压<5 cmH_2O 时,表示血容量不足;>12 cmH_2O 则提示心功能不全、静脉血管床过度收缩或肺循环阻力增加;若 CVP 超过 20 cmH_2O 时,提示存在充血性心力衰竭。临床上,通常进行连续测定,动态观察其变化趋势以准确反映右心前负荷的情况。

2. 肺毛细血管楔压(PCWP)　应用 Swan-Ganz 漂浮导管可测得肺动脉压(PAP)和肺毛细血管楔压(PCWP),有助于了解肺静脉、左心房和左心室舒张末期的压力,以此反映肺循环阻力的情况。肺毛细血管楔压正常值为 6~15 mmHg,增高表示肺循环阻力增高。肺水肿时,肺毛细血管楔压>30 mmHg。当肺毛细血管楔压已升高时,即使中心静脉压虽无增高,也应避免输液过多,以防引起或加重肺水肿。

3. 心排血量(CO)和心脏指数(CI) CO、CI可通过漂浮导管测得。心排血量(CO)是心率和每搏排血量的乘积,成人CO的正常值为4～6 L/min。单位体表面积上的心排血量称为心脏指数(CI),正常值为2.5～3.5 L/(min·m²)。对心排血量和心脏指数进行监测,有助于判断休克的类型、分期、治疗效果和预后。

4. 心电监测 心电改变显示心脏的即时状态。在心脏功能正常的情况下,血容量不足及缺氧均会导致心动过速。

5. 血压 血压是休克诊断及治疗中最重要的观察指标之一。休克早期,剧烈的血管收缩可使血压保持或接近正常,以后血压逐渐下降。收缩压<90 mmHg,脉压<20 mmHg,是休克存在的依据。血压回升,脉压增大,表示休克好转。

四、肾功能监测

休克时,应予动态监测尿量、尿相对密度(比重)、血肌酐、血尿素氮、血电解质等。尿量是反映肾灌注情况的指标,同时也反映其他器官灌注情况,以及临床补液和应用利尿、脱水药物是否有效的重要指标。休克时应留置导尿管,动态观察每小时尿量,抗休克时尿量应>20 ml/h。尿量稳定在30 ml/h以上时,表示休克已纠正。尿相对密度主要反映肾血流与肾小管功能,抗休克后血压正常,但尿量少且相对密度增加,表示肾血管收缩,仍存在血容量不足。

五、微循环灌注的监测

微循环监测指标如下:①体表温度与肛温。正常时两者之间相差约0.5℃,休克时增至1～3℃,两者差值越大,预后越差。②血细胞比容。末梢血比中心静脉血的血细胞比容大3%以上,提示有周围血管收缩,应动态观察其变化幅度。③甲皱微循环。休克时甲皱微循环的变化为小动脉痉挛、毛细血管缺血,甲皱苍白或色暗红。

休克的预后取决于病情的轻重程度、抢救是否及时、措施是否得力。早、中期休克经过积极合理治疗,一般预后较好;晚期休克因多系统、多器官衰竭,预后极差。预防休克的关键措施在于积极治疗原发疾病,早期发现,早期治疗。

第五节 休克的治疗与护理

一、休克的治疗

尽管各类休克病因不同,但治疗原则及方法基本相似,主要是迅速补充血容量,增加心排血量,适当使用血管活性药物、纠正酸中毒、改善微循环,并治疗器官功能障碍、防治弥散性血管内凝血,进行彻底的病因治疗。

(一) 一般处理

1. 积极处理原发病及创伤 如能早期控制引起休克的原发病则休克可得以终止。对大出血的病人,立即控制出血,可采取加压包扎、扎止血带、上止血钳等措施,必要时使用抗休克裤。

2. 体位　休克时应采取平卧位,或将下肢抬高 30°(平卧位有利于脑部血液供应,仰卧中凹体位有利于呼吸和增加回心血量)。心源性休克病人因气急不能平卧时,应取半卧位,注意保持环境安静、避免远距离搬运。

3. 体温　休克病人体温常低于正常,但感染性休克可有高热。护理时应注意保暖,如盖被、低温电热毯或空气调温等,但不宜用热水袋加温,以免烫伤和使皮肤血管扩张,加重休克。高热病人可以采用冰袋、冰帽或低温等渗盐水灌肠等方法物理降温,也可配合室内通风或药物降温法。

4. 保持呼吸道通畅　休克昏迷者,应防止其舌根后坠,及时清除呼吸道分泌物,并给氧。一般用鼻导管吸氧,流量 2～4 L/min,严重缺氧或发绀时应增加至 4～6 L/min,或根据病情采用面罩或正压给氧。严重呼吸衰竭不能维持呼吸功能者进行气管插管,在动脉血气分析的指导下建立人工呼吸。

5. 尽快建立静脉通路　浅表静脉较细、循环路径长、不利于快速补液,且休克发生后浅表静脉萎陷,不易穿刺,因此应采取锁骨下静脉、颈内静脉或股静脉穿刺。应根据需要开放多条静脉通道,并测量中心静脉压以指导补液。

6. 镇静止痛　因剧痛引起的神经源性休克,若诊断明确,可肌内或皮下注射盐酸哌替啶(50～100 mg)或盐酸吗啡(5～10 mg)以镇静止痛。

7. 饮食　休克期间应禁食,待情况好转后给予流质或半流质饮食。如有上消化道大出血,应止血后方可进食。

(二) 扩容治疗

补充血容量,及时纠正缺氧和恢复血流灌注,是抗休克的基本措施。应在连续监测动脉血压、尿量和中心静脉压(CVP)的基础上,结合病人皮肤温度、末梢循环、脉搏幅度及毛细血管充盈时间等微循环情况,判断补充血容量的效果。

扩容所用液体应包括胶体和晶体,各种液体的合理组合才能维持机体内环境的平衡。胶体液有低分子右旋糖酐、血浆、白蛋白和全血等;晶体液中碳酸氢钠复方氯化钠液较好。休克早期有高血糖症,加之机体对糖的利用率较差,且高血糖症能导致糖尿和渗透性利尿带出钠和水,故此时宜少用葡萄糖液。

扩容输液程序、速度和输液量:一般先输低分子右旋糖酐(或平衡盐液),有明显酸中毒者可先输给 5%碳酸氢钠,在特殊情况下可输给白蛋白或血浆。滴速宜先快后慢,用量应视病人具体情况和心、肾功能状况而定:对有明显脱水、肠梗阻、麻痹性肠梗阻以及化脓性腹膜炎等病人,补液量应加大;而对心脏病病人则应减慢滴速并酌减输液量。在输液过程中应密切观察有无气促和肺底啰音出现,必要时可在 CVP 或肺毛细血管楔压(PCWP)监测下输液。如能同时监测血浆胶体渗透压和 PCWP 的梯度,对防止肺水肿的产生有重要参考价值。若两者的压差>8 mmHg,则发生肺水肿的危险性较小。

扩容治疗要求达到:①组织灌注良好:病人神情安宁、口唇红润、肢端温暖、发绀消失;②收缩压>90 mmHg、脉压>30 mmHg;③脉率<100 次/分;④尿量>30 ml/h;⑤血红蛋白恢复基础水平,血液浓缩现象消失。

(三) 血管活性药的应用

1. 扩血管药物　必须在充分扩容的基础上使用,适用于低排高阻型休克(冷休克)。

（1）α受体阻滞剂：酚妥拉明作用快而短，易于控制。剂量为 0.1～0.5 mg/kg 加入 100 ml 5％葡萄糖液中静脉滴注，情况紧急时可以 1～5 mg 稀释后静脉缓注，余量静滴。不宜用于心肌梗死、心力衰竭者，必要时应与等量去甲肾上腺素同时滴注，以防血压急骤下降而造成不良后果。

（2）抗胆碱能药：有阿托品、山莨菪碱等。山莨菪碱不良反应轻、毒性低，可作为首选。剂量和用法：山莨菪碱每次 0.3～0.5 mg/kg，阿托品每次 0.03～0.05 mg/kg，东莨菪碱每次 0.01～0.03 mg/kg，静脉注射，每 10～30 分钟静注 1 次。病情好转后延长给药间隔，连续用药 l0 次无效者可改用或加用其他药物。不良反应有口干、皮肤潮红、散瞳、兴奋、心跳加快、灼热等。青光眼病人忌用。

（3）β受体兴奋剂：异丙肾上腺素 0.1～0.2 mg/100 ml，滴速成人为 2～4 μg/min，儿童为 0.05～0.2 μg/kg。多巴胺具有多受体兴奋作用，视剂量大小而定：剂量为每分钟 2～5 μg/kg 时，主要兴奋多巴胺受体，使内脏和肾血流量增加；剂量为 6～15 μg/kg 时，主要兴奋β受体，起强心扩血管作用；当剂量＞20 μg/kg 时，则主要兴奋α受体。常用剂量为 l0～20 mg/100 ml，滴速 2～5 μg/（kg·min），为目前应用较多的血管活性药物。

2. 缩血管药物　在下列情况下可考虑应用：①冷休克伴有心力衰竭者，可在应用扩血管药的同时，加用缩血管药以防血压骤降，并加强心剂。②应用扩血管药病情未见好转者可使用缩血管药。常用者为去甲肾上腺素，剂量为 0.5～1 mg/100 ml，间羟胺剂量为 10～20 mg/100 ml，滴速为每分钟 20～40 滴。

（1）多巴胺：为去甲肾上腺素的前体，通过兴奋心脏β-肾上腺素能受体而增加心肌收缩力和心排血量，对外周小动脉和冠状动脉有扩张作用，可增加肾血流量。

（2）间羟胺：具有兴奋α和β受体的作用，能增加心肌力和心排血量，增加冠状动脉血流量，使小血管收缩，升高血压。但同时会收缩血管，减少肾血流量。可与多巴胺合用。

（3）去甲肾上腺素：作用与间羟胺相同，但作用较强而持久。对α受体的兴奋作用强于β受体，因此使皮肤、肌肉、内脏和肾血流量明显减少，但能增加冠状动脉和脑的血供。主要用于血压极低或其他升压药无效时，可以同多巴胺合用。

（四）纠正酸碱平衡失调

休克病人由于组织灌注不足和细胞缺氧常有不同程度的酸中毒，而酸性内环境对心肌、血管平滑肌和肾功能均有抑制作用。在休克早期，又可能因过度换气，引起低碳酸血症、呼吸性碱中毒。按照血红蛋白氧合解离曲线的规律，碱中毒使血红蛋白氧离曲线左移，氧不易从血红蛋白释出，可使组织缺氧加重。故不主张早期使用碱性药物。而酸性环境有利于氧与血红蛋白解离，从而增加组织供氧。机体在获得充足血容量和微循环改善后，轻度酸中毒常可缓解而不再需要用碱性药。但重度休克合并酸中毒经扩容治疗不满意时，仍需使用碱性药物。用药前需保证呼吸功能正常，以免引起 CO_2 潴留和继发呼吸性酸中毒。

（五）维护重要脏器功能

1. 强心药物的应用　顽固性休克与心力衰竭有密切关系。老年人和幼儿尤易发生，应及时纠正上述诱发因素，并给予快速强心药物如毛花苷 C 或毒毛花苷 K，以降低心脏前后负荷,能量合剂可纠正细胞代谢失衡状态。

2. **维护呼吸功能,防治成人呼吸窘迫综合征(ARDS)** 经鼻导管或面罩间歇加压吸氧,保持气道通畅,必要时考虑气管插管或切开行辅助呼吸(间歇正压),如仍不能使 PO₂ 达到 70~80 mmHg 水平,及早给予呼气末正压呼吸(PEEP)。大剂量肾上腺皮质激素可促进肺水肿消退,尤适用于幼儿。替补肺表面活性物质(天然或人工合成者)有助于 ARDS 的逆转。抗 TNF 抗体静注或喷雾给药亦适用于 ARDS 病例。

3. **急性肾衰竭的防治** 如血容量已补足,血压亦基本稳定,而尿仍少时,应快速给予 20%甘露醇 250 ml 或利尿合剂;若尿量>40 ml/h 可继续使用,也可用呋塞米。以上处理仍无效时,应按急性肾衰竭处理。

4. **弥散性血管内凝血(DIC)的治疗** 应在迅速有效控制感染、抗休克改善微循环和去除病灶的基础上及早给予肝素治疗,剂量为首剂 1 mg/kg,静注或静滴,每 4~6 小时一次,使凝血时间(试管法)延长至 20 分钟左右,待 DIC 完全控制以及休克的病因控制后可停用。如合用双嘧达莫(潘生丁),肝素的剂量可酌减。

5. **脑水肿的防治** 及早给予山莨菪碱等脑血管解痉剂、大剂量肾上腺皮质激素,并给渗透性脱水剂。

(六) 各型休克的对症处理

1. **低血容量性休克** 及时补充血容量、积极处理原发病和制止继续失血、失液是治疗的关键。由于创伤性休克属于低血容量性休克,故其急救也需要扩张血容量。但由于创伤可有血块、血浆和炎性渗液积存在体腔和深部组织,必须详细检查并准确估计丢失量。创伤后疼痛刺激严重者需适当给予镇痛镇静剂;妥善固定(制动)受伤部位;对危及生命的创伤如开放性或张力性气胸、连枷胸等,应作必要的紧急处理。手术和较复杂的其他处理,一般应在血压稳定后或初步回升后进行。

2. **过敏性休克** 首先要找出致敏原,并尽快脱离之,尽快改变机体的异常免疫反应,阻止变态反应的发生和发展。治疗要立足于早和快,必须当机立断,不失时机地积极处理。发现休克应立即停止进入,并移去可疑的过敏原或致病药物。结扎注射或虫咬部位以上的肢体以减缓吸收,也可注射或受螫的局部以 0.005%肾上腺素封闭注射。然后立即给予 0.1%肾上腺素,先皮下注射,紧接着作静脉穿刺注入,继以 5%葡萄糖液滴注,维持静脉给药畅通,再进行抗过敏及其对症处理。常用的药物是氯苯那敏(扑尔敏)或异丙嗪肌肉注射,同时予平卧、吸氧,保持呼吸道畅通。

3. **感染性休克** 原则是休克未纠正前,着重治疗休克,同时治疗感染;休克纠正后,着重治疗感染。控制感染的主要措施是应用抗生素和处理原发感染灶。对病原菌不明的病人,可根据临床判断最可能的致病菌种应用抗生素,或选用广谱抗生素。已知致病菌时,可选用敏感抗生素。同时纠正酸碱失衡,可短期、大量使用肾上腺皮质激素。

4. **心源性休克** 治疗的目的是重建冠状动脉血流,恢复梗死区心肌血氧供给,使心排血量达到保证周围器官有效灌注的水平。主要救治措施包括给氧;静脉输液,补充血容量;保持有效通气,纠正酸中毒;合理使用血管活性药物、强心药和利尿剂等;采用主动脉内球囊反搏术辅助循环治疗;冠状动脉旁路移植术等外科手术治疗。

5. **神经源性休克** 治疗原则是去除神经刺激因素,立即平卧,并皮下或肌肉注射肾上腺素;迅速补充有效血容量;应用肾上腺皮质激素,维持正常血压;同时查清病因进行治疗,如了解有无颅脑和脊髓外伤史,使精神紧张者保持安静,必要时给予地西泮(安定)、多塞平、巴比妥类镇静药。对功能性神经性休克经常发作者,可给予精神营养药,如谷氨酸、γ氨酪酸、能量合剂、维生素及胞磷胆碱和脑活素等,也可予神经调节药谷维素。

(七) 治疗最新进展

休克治疗的最新进展是延迟(液体)复苏(delayed resuscitation),延迟(液体)复苏是近10余年提出的一种抢救创伤性休克新理念,也可称为限制性液体复苏、低血压性液体复苏。随着休克病理生理、发病机制的不断深入,早期复苏的成功率已明显提高,但休克的病死率仍很高。有人认为,在直接因创伤致死的病人中,除了严重的颅脑损伤和难以控制的大出血外,主要是由于早期复苏不力而死于"难治性休克"。因而提出了一个新的策略以降低休克的病死率,即延迟复苏。具体方法是对创伤病人,在手术前只给小量平衡盐液,使血压维持在生命可以耐受的低水平,而不是快速、即刻复苏。该理念认为使用大量液体可迅速使血压恢复至正常水平,将导致血液稀释、失血量增加、死亡率增加,是导致难治性休克的重要原因。

延迟液体复苏较即刻液体复苏者无论是失血量,还是存活时间或存活率,其结果均有显著改善,并已被大量动物实验和一些临床实践所证实。该液体复苏策略只适于未控制的活动性失血性休克,尤其是对于有活动性出血的胸腹贯通伤病人、战伤病人。

在强调早期止血的基础上,止血前延迟复苏可改善预后,但对于合并心脑血管病的老年人、钝性损伤后需要长途运送的病人则不适合延迟复苏,特别是对于合并颅脑损伤的多发伤病人。颅脑损伤后颅内压明显增高,此时若机体血压过低,则会因脑血液灌注不足而继发脑组织缺血性损害,进一步加重颅脑损伤。故对于合并颅脑损伤的多发伤,一般认为宜早期、快速、大量输液以维持血压,必要时合用血管收缩剂,而不宜延迟输液或限制输液。肢体伤的临时止血并不需要耗费多少时间,如果临时止血已控制了活动出血,则快速液体复苏、尽量缩短休克的持续时间十分必要。而对于伴有内出血的多发伤病人,事实上最有效的救治策略是积极、快速液体复苏的同时立即实施以控制出血为目标的紧急手术(DCS)。这样的病人,即使有即刻大量液体复苏,往往也很难使其血压达到生命可以耐受的水平,DCS应该是最佳选择,此时不应对液体复苏加以限制。

二、休克的护理要点

(一) 补充血容量、恢复有效循环血量

1. **建立静脉通路** 迅速建立两条及以上静脉通路。若病人周围血管塌陷或肥胖病人外周静脉穿刺困难时,或根据病情的严重程度,立即行中心静脉插管,同时监测中心静脉压(CVP)[有条件者可同时动态监测动脉血压(ABP)]。

2. **合理补液** 休克病人一般需要快速输入晶体液,如生理盐水、平衡盐溶液等以增加回心血量和心排血量。后输入胶体液,如全血、血浆、人体白蛋白等,以减少晶体液渗入人体第三间隙,从而维持血压。根据血流动力学监测情况合理调整输液速度(表7-3)。

表 7 - 3 **CVP 和 ABP 作为扩容的监测**

CVP	ABP	临床意义	处理原则
低	低	有效循环血容量严重不足	充分补液
低	正常	有效循环血容量不足	适当补液
高	低	容量负荷过重或右心衰竭	使用强心、利尿药,纠正酸中毒,舒张血管
高	正常	容量血管过度收缩	舒张血管

3. 记录出入量　准确记录输入液体及药物的种类、数量、剂量、使用时间和补液速度,并详细记录 24 小时出入量,以指导后续治疗,并为其提供依据。

4. 严密观察病情变化　每 15～30 分钟监测体温、脉搏、呼吸和血压一次。观察病人的神志、意识和表情、口唇色泽、皮肤肢端温度和颜色、瞳孔及尿量情况。若病人从烦躁转为平静,由淡漠迟钝转为对答自如,口唇转红润,肢端转暖,尿量＞30 ml/h,提示休克好转。

（二）改善组织灌注

1. 休克体位　松解病人紧身的领口、衣服,使病人平卧,或将病人头和躯干抬高 20°～30°,下肢抬高 15°～20°,可防止膈肌及腹腔脏器上移,影响心肺功能(平卧位有利于脑部血液供应,仰卧中凹体位有利于呼吸和增加回心血量)。

2. 抗休克裤的使用　抗休克裤充气后在腹部和腿部加压,使下肢和腹腔的血液回流入心脏,改善组织灌注,同时控制下肢或腹腔出血。当休克纠正后,由腹部开始缓慢放气,并每 15 秒测量一次血压,若血压下降超过 5 mmHg,应停止放气,并重新注气。

3. 血管活性药物的使用　使用血管活性药物应从低浓度、慢滴速开始,并严密监测血压。每 5～10 分钟测量一次,血压平稳后改为 15～30 分钟测量一次,并按药物浓度和血压情况严格控制滴数,有条件者使用输液泵或微泵准确控制滴速。严防药液外渗,有条件者经深静脉滴入。一些血管活性药物渗漏可造成组织坏死,使用时必须加以注意,若注射部位出现红、肿、痛等反应,应立即更换注射部位并局部用 0.25% 普鲁卡因封闭。待血压平稳后,逐渐降低药物浓度,减慢滴速,后撤除,避免突然停药引起不良反应。

（三）保持呼吸道通畅

(1) 密切观察呼吸节律和形态,动态监测血氧饱和度,了解病人的缺氧情况。

(2) 病情许可的情况下,鼓励病人做深、慢呼吸及有效咳嗽。

(3) 协助病人做双上肢运动,促进肺扩张,以改善机体缺氧状况。

(4) 遵医嘱给予氧气吸入,鼻导管吸氧,氧浓度在 40%～50% 为宜,有严重呼吸困难者,给面罩加压给氧,必要时可行气管插管或气管切开,并尽早使用呼吸机辅助呼吸。

(5) 昏迷病人,应头偏向一侧,或放置口咽通气道,以免舌头后坠。及时清除口鼻腔分泌物,以防窒息。

（四）调节体温

1. 观察　密切观察体温的变化,定时测量体温并做好记录,观察体温曲线图的变化。

2. 保暖　休克时体温降低,应予以保暖。可采用盖棉被、毛毯等措施,调节室内适宜的温湿度,室温 22～28℃,湿度 70% 左右。切忌用热水袋、电热毯等方法提升病人的体表温度,以防烫伤及皮肤血管扩张而增加局部组织耗氧量,并加重组织缺氧以及引起重要脏器的血流灌注进一步减少。

3. **降温** 对感染性休克高热病人应予物理降温,必要时按医嘱使用药物降温。此外,注意病室内定时通风以调节室内温度;及时更换被汗液浸湿的衣裤等,并做好病人的皮肤护理。

4. **库存血的复温** 低血容量性休克病人,要快速补充血容量,但在短时间内大量输入低温保存的库存血,极易使病人的体温进一步降低。因此,输血前应将库存血在常温下复温后再行输注。

(五)预防感染

(1)严格执行无菌技术操作规程。

(2)遵医嘱应用有效抗生素,并观察药物的疗效和不良反应。

(3)做好各导管的相关护理。

(4)协助病人咳嗽、咳痰,及时清理呼吸道分泌物,必要时予化痰药物作雾化吸入,每天2次,有利于痰液稀释和排出,以防发生坠积性肺部感染。

(5)保持床单位清洁、平整、干燥。一旦被体液或汗液等污染潮湿,立即予以更换。病情许可者,每2小时协助病人翻身、拍背一次,并按摩受压部位的皮肤,预防压疮的发生。

(六)预防意外伤害发生

(1)休克病人病情危重,应置于危重病房或独立单间,并设专人护理。

(2)对烦躁或神志不清的病人,加用床旁护栏,防止病人发生坠床。

(3)输液肢体可用夹板固定,以防意外拔针。

(4)有气管插管、气管切开或深静脉置管的病人,应妥善固定各导管,防止非计划性拔管发生,影响抢救和治疗。必要时可使用约束带。

(5)使用约束带时,应做好其巡回记录,定时观察约束带的松紧是否适宜,观察被约束肢体的末梢循环情况,防止约束过度,引起末梢循环障碍,导致肢体坏死。

(七)心理护理

外伤等引起休克的强烈刺激、抢救的紧急和措施繁多,以及各抢救仪器的使用,易使病人倍感自己病情危重,从而产生面临死亡的恐惧、焦虑、紧张、烦躁不安等情绪。如果亲属的承受能力、应变能力也随之下降,则将严重影响病人及家属对医疗、护理的配合。因此,应做好以下护理。

(1)护士应积极主动配合医生的抢救,认真、准确无误地执行医嘱。

(2)医护人员保持镇定,忙而不乱、快而有序地进行抢救工作,以稳定病人和家属的情绪,并取得他们的信赖以及主动配合抢救。

(3)待病情稳定后,及时做好安慰和解释工作,指导病人如何配合治疗及护理,调动患者及家属的主观能动性,帮助他们树立战胜疾病的信心。

(4)保持安静,整洁舒适的环境,减少噪声以保证病人休息。

(5)做好家属的解释和宣教工作。将病人病情的危险性以及治疗、护理方案实施和病情预后告诉他们,让他们理解疾病的发生、发展过程,并做到心中有数。同时,协助医护人员做好病人的心理支持,以利于早日康复。

三、休克抢救预案

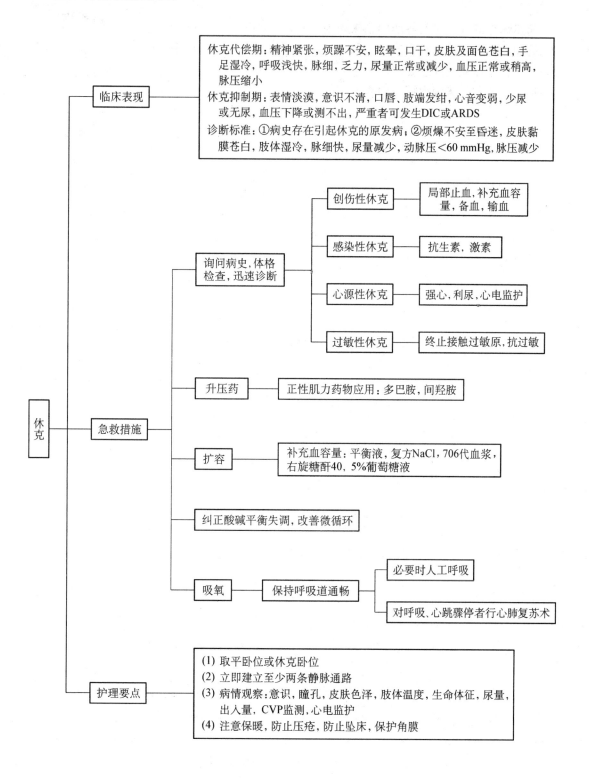

休克

临床表现
- 休克代偿期：精神紧张，烦躁不安，眩晕，口干，皮肤及面色苍白，手足湿冷，呼吸浅快，脉细，乏力，尿量正常或减少，血压正常或稍高，脉压缩小
- 休克抑制期：表情淡漠，意识不清，口唇、肢端发绀，心音变弱，少尿或无尿，血压下降或测不出，严重者可发生DIC或ARDS
- 诊断标准：①病史存在引起休克的原发病；②烦躁不安至昏迷，皮肤黏膜苍白，肢体湿冷，脉细快，尿量减少，动脉压<60 mmHg，脉压减少

急救措施
- 询问病史，体格检查，迅速诊断
  - 创伤性休克 —— 局部止血，补充血容量，备血，输血
  - 感染性休克 —— 抗生素，激素
  - 心源性休克 —— 强心，利尿，心电监护
  - 过敏性休克 —— 终止接触过敏原，抗过敏
- 升压药 —— 正性肌力药物应用：多巴胺，间羟胺
- 扩容 —— 补充血容量：平衡液，复方NaCl，706代血浆，右旋糖酐40，5%葡萄糖液
- 纠正酸碱平衡失调，改善微循环
- 吸氧 —— 保持呼吸道通畅
  - 必要时人工呼吸
  - 对呼吸、心跳骤停者行心肺复苏术

护理要点
- (1) 取平卧位或休克卧位
- (2) 立即建立至少两条静脉通路
- (3) 病情观察：意识，瞳孔，皮肤色泽，肢体温度，生命体征，尿量，出入量，CVP监测，心电监护
- (4) 注意保暖，防止压疮，防止坠床，保护角膜

思考题

1. 简述休克的分期以及各期的临床表现。
2. 简述如何进行休克扩容治疗？休克扩容治疗须达到的要求是什么？
3. 简述各型休克的处理要点。
4. 休克患者需临床观察哪些内容？

（许方蕾）

第八章 创伤

第一节 概述

创伤是指机体遭受直接或间接外力(各种物理、化学和生物的外源性致伤因素)作用,导致体表皮肤、黏膜和(或)体内组织器官结构完整性的损害,甚至发生全身反应。

随着工业的发展、交通的拥挤以及人口基数的不断增多,创伤已经成为一个严重威胁人类生命安全的社会问题,尤其是严重创伤及其并发症是致死和致残的重要原因之一。目前,创伤救治已成为急诊医学、急救护理学研究的重要课题。

一、创伤的分类

1. 根据受伤部位分类　分颅脑部损伤、颌面损伤、胸部损伤、腹部损伤、骨盆部损伤、上下肢损伤等。

2. 按致伤原因分类　分为刺伤、火器伤、挤压伤、交通事故伤、坠跌伤、烧伤、撞击伤等。

3. 按损伤类型分类

(1) 闭合性创伤:是指皮肤或黏膜表面完整,如挫伤、扭伤、爆震伤及挤压伤等。

(2) 开放性创伤:是指皮肤或黏膜表面有伤口,如擦伤、刺伤、切割伤及撕裂伤等。

4. 按损伤严重程度分类　分为轻伤、重伤、危重伤。

5. 按损伤组织与器官的多少分类　可分为多发伤、复合伤等。

二、创伤的病理生理

人体发生创伤后为了保护自身的功能和维护内环境的相对稳定,机体将会发生一系列比较复杂的病理生理变化,这些改变通常包括局部反应和全身反应。但是在一定的条件下,创伤反应也可能对人体产生不良的影响。

(一)创伤后炎症反应

创伤后局部的炎症反应和其他炎症相似,其基本病理变化包括变质、渗出和增生三方面。这些变化既按一定的次序先后出现,又彼此联系,互相影响,形成一系列复杂的病理过程。一般来说,变质属于损害过程,渗出和增生则属于防御过程。但是当超过一定限度时,渗出和增生也会对机体呈现有害的影响。

(二) 创伤后全身反应

创伤所引起的全身反应是十分广泛而复杂的,许多组织和重要脏器都参与了这一全身反应过程,其中又以神经、内分泌系统起着很重要的作用。

1. 神经内分泌变化 由于创伤的刺激,神经内分泌系统会发生一系列反应,特别是交感神经—肾上腺髓质、下丘脑—垂体—肾上腺皮质和肾素—血管紧张素的变化,与器官功能和代谢变化密切相关。这些反应通过调节心血管、免疫功能和代谢的变化,加强了机体的功能调节,维持了组织灌注,增加了骨骼肌蛋白分解及糖异生,为支持生命器官的功能和促进伤口愈合提供了必要的营养供应。

2. 代谢变化 人体遭遇创伤后,在糖、蛋白质、脂肪、能量代谢等方面均会出现一系列保护、适应性的反应。这种反应大致可分为两个阶段,即分解代谢阶段和合成代谢阶段。第一阶段即创伤早期为分解代谢阶段,其时间的长短因创伤的严重程度而异。此时组织分解代谢加强,能量消耗增加,以满足机体损伤的需要和应对人体的异常反应。第二阶段即为合成代谢阶段,表现为组织合成加速、体重增加。

三、创伤组织的修复与愈合

组织修复或创伤愈合是指外伤或其他疾病过程造成组织缺损(如伤口、创面等)后,局部组织通过增生或再生方式来进行修补的一系列病理生理过程。本质上它是生物在长期进化过程中所获得的一种自我保护的能力与更新的方式。其过程包括受损组织的清除和各种细胞的聚集,局部产生大量胶原基质,通过肉芽组织的增生,最后形成瘢痕。

不同的组织或细胞,其再生和修复的能力有很大差异。例如:表皮细胞、消化道上皮细胞、呼吸道上皮细胞和骨髓造血细胞,其再生能力很强,平时就不断分裂增生,以补充脱落和衰亡的细胞;肝脏和胰腺的实质细胞,以及成纤维细胞、成骨细胞等,在脏器发育完成后就停止增生,但仍保持其分裂增殖的能力,组织损伤后可表现出很强的再生能力;神经细胞在婴儿时即丧失分裂的能力,损伤后一般不能再生。

正是由于上述特性,使得组织修复有完全性和不完全性两种:完全性修复是由结构和功能相同的组织再生来完成,修复后的组织与原来的相同或基本相同;不完全性修复是由增生的肉芽组织转变为瘢痕组织,以代替原有的组织,多见于损伤范围较大或再生能力较弱的组织。

(一) 创伤愈合的基本病理生理过程

创伤愈合的基本病理生理过程大致分为创伤后早期炎症反应、肉芽组织增生和瘢痕形成三阶段,它们之间并无截然的分界线,既相互联系,又各具特征。

1. 炎症反应期(基础阶段) 炎症反应期是伤口愈合的第Ⅰ期,主要发生于伤后即刻至48小时。参与这一期的主要细胞是多核白细胞和巨噬细胞。在此期间,组织变化的特征是炎症反应,受创组织出现水肿、变性、坏死、溶解等。

2. 肉芽组织增生期(胶原阶段) 肉芽组织增生期是伤口愈合的第Ⅱ期,大多发生在伤后第3天,其特点是伤口内大量胶原组织增殖,创面出现以肉芽组织增生和表皮细胞增生移行为主的病理生理过程。此时组织形态学的特征为毛细血管胚芽形成和成纤维细胞增生,并产生大量的细胞外基质。参与这一期的细胞主要是产生胶原的成纤维细胞。

3. 瘢痕形成期(塑形期) 瘢痕的形成是软组织创伤修复的最终结局之一,其特点是胶原转变成更加成熟的形式,分子间交链形成,胶原重组,但没有量的增减。对创面缺损少、对合整齐、无感染的创面(如清洁的手术切口),伤后 2~3 周即可完成修复(愈合)。而对缺损大、对合不整齐或伴有感染的创面,常需要 4~5 周时间才能形成瘢痕。

(二) 创伤愈合的影响因素

组织修复受到全身和局部很多因素的影响。全身因素如年龄、体质、营养情况、免疫力等;局部因素有出血、水肿、感染、血液循环状况和细胞因子作用等。

第二节 创伤判断与评估

随着交通运输业和工业的飞速发展,创伤的发生率及死亡率不断上升。如何客观地对创伤患者进行判断与评估,从而达到降低和规避风险的目的一直是创伤医学研究的热点,自 20 世纪 70 年代以来,各种创伤评分应运而生。创伤评分法是一种用科学的量化标准来评定伤员损伤的方法,是将患者的生理指标、诊断名称等作为参数并予以量化和权重处理,再经数学计算得出分值来显示患者全面伤情严重程度的多种方案的总称。目前已建立的创伤评分系统,按病情评估作用,可分为量化系统和预后/比较系统;根据使用的场所不同,可分为院外评分、院内评分和监护病房评分。

一、院外评分

院外评分又称院前评分,主要用于现场急救和分类。由于受到时间、条件等因素的限制,院外评分的方法要求简便易掌握,且具有较好的敏感性和准确性。院外评分法主要包括创伤指数(trauma index, TI)、CRAMS 记分(CRAMS scale)、院前指数(pre - hospital index, PHI)、创伤记分(trauma score, TS)、拣别计数评定(triage index)等。

(一) 创伤指数

创伤指数是 Kirkpat vick 于 1971 年提出的。其计分方法根据损伤部位、损伤类型、循环状态、呼吸状态、意识(中枢神经)状态五方面进行评分,每项指标为 4 级计分,各项评分相加,以总分评定严重程度(表 8 - 1)。结果判定:0~9 分为轻度或中度伤;10~16 分为重度伤;≥17 分为极重度伤。

表 8 - 1 创伤指数

	分 值			
	1	3	5	6
损伤部位	四肢	背部	胸部	头、颈、腹
损伤类型	撕裂伤	挫伤	刺伤	钝器伤、子弹伤
循环状态	外出血	BP: 60~100 mmHg	<60 mmHg	BP 测不到
		心率:100~140 次/分	>140 次/分	<50 次/分

续 表

	分 值			
	1	3	5	6
呼吸状态	胸痛	呼吸困难	发绀	无呼吸
意识状态	嗜睡	恍惚	半昏迷	深昏迷

(二) CRAMS 记分

CRAMS 记分是 Gormican 于 1980 年提出的,是一种使用生理指标和外伤部位为参数的院前评分法。主要通过对伤员循环(circulation)、呼吸(respiration)、腹部(abdomen)、运动(motor)和言语功能(speech)五个方面的评估来判断伤员病情严重程度的一种院前评分方法(表 8 - 2)。CRAMS 即是此五个英文单词的首字母组合,每项指标分为 2、1、0 三个等级记分,正常为 2 分,轻度异常为 1 分,严重异常为 0 分,最后把五项分值相加,即为 CRAMS 得分。积分≥9 分为轻伤;7~8 分为重伤;≤6 分为极重度伤。

表 8 - 2　CRAMS 记分

	分 值		
	2	1	0
循环	毛细血管充盈正常和收缩压≥97 mmHg	毛细血管充盈迟缓或收缩压 86~97 mmHg	毛细血管充盈消失或收缩压<86 mmHg
呼吸	正常	费力、浅或>35 次/分	无自主呼吸
腹部	均无触痛	胸或腹有压痛	连枷胸、板状腹或深部穿通伤
运动	正常或服从命令	仅对疼痛有反应	病理姿势或无反应
言语	正常	言语错乱或语无伦次	无或不可理解

注:毛细血管充盈是指放开指甲的压迫后,指甲恢复原来色泽不超过 5 秒为正常。

(三) 院前指数

院前指数(PHI)又称现场指数,是一种只用生理指标为参数的评分方法,由 Koehler 在 1986 年提出,此法简便,目前仍在使用。院前指数以收缩压、脉搏(循环)、呼吸、意识状态四项生理指标为评分参数,并结合伤类构成(表 8 - 3)。PHI 总分为 0~20 分,其中 0~3 分为轻伤;4~20 分为重伤,如伴胸腹穿通伤则另加 4 分。此项评分的特点为分数越高代表伤情越严重。

表 8 - 3　院前指数(PHI)

	分 值		
	0	3	5
收缩压(mmHg)	>100	74~100	<74
脉搏(次/分)	51~119	≥120	≤50
呼吸(次/分)	正常	浅或费力	<10 次/分或须插管
意识状态	正常	模糊或烦躁	言语不能理解

注:胸和腹穿通伤时另加 4 分。

（四）创伤记分

创伤记分（TS）是 1981 年由 Champion 等提出的，所选择的生理指标有：循环（包括收缩压 SBP 和毛细血管再充盈 Refill）、呼吸（频率和幅度）、中枢神经（GCS），每项分五档计分，五项分值相加为 TS，其有效值为 1～16 分，TS 为 14～16 分者，生理紊乱小，存活率高；1～3 分者生理紊乱大，病死率高。

（五）拣别计数评定

拣别计数评定是一种与创伤记分（TS）相类似的院前评分方法，通过对呼吸、循环、中枢神经三大系统的计分来评判受伤的严重程度，但本方法对呼吸、循环系统只选一项作为评分参数，而对中枢神经系统则通过对睁眼、语言、运动三项进行评分。

二、院内评分

目前国际上所用的院内创伤评分法均以不同解剖部位损伤程度的简明损伤定级法（abbreviated injury scale，AIS）为基础，除此以外创伤严重度评分（injury severity score，ISS）也较为常用。

（一）简明损伤定级法（AIS）

AIS 不仅是单一伤情严重程度的院内评分方法，也是其他众多评分的基础。AIS 由诊断编码和损伤评分两部分组成。最初由美国医学会机动车安全医学问题委员会在 1971 年提出，其将全身分为头、颈、胸、腹、四肢和骨盆、全身共七个区域，提出了 73 种损伤条目，用 0～9 标记每一处损伤的严重程度，另外还设立了两个辅助标记。

目前最新的版本是 AIS-2005，其评估范围由原来的仅适用于车祸伤，扩展为适应各种创伤的一种创伤早期分级评定标准。AIS 损伤评定条目由一个特定的六位数编码再加一个严重度评分（共七位数）组成，记为小数形式"××××××.×"。小数点前的六位数为损伤的诊断编码，小数点后的一位数为伤情评分（有效值 1～6 分），其中 6 分以上是死亡记分（表8-4）。应用 AIS 法的基本原则：①以解剖学损伤为依据，每一处损伤只有一个 AIS 评分；②AIS 是对损伤本身予以严重度分级，不涉及其后果；③AIS 不是单纯预计损伤死亡率的分级法；④AIS 要求损伤资料确切，否则无法编码确定 AIS 值。

表 8-4 简明损伤定级法

0	无损伤	6	24 小时内死亡
1	轻伤	7	单因致死，但伴有其他部位严重伤
2	中度损伤	8	致死主要原因是两个部位的危重伤
3	无生命威胁的重度伤	9	致死主要原因是三个或三个以上部位的危重伤
4	有生命威胁的重度伤	99X	损伤严重不明的死亡
5	不能肯定存活的危重伤	99Z	死因不明

（二）创伤严重度评分（ISS）

简明损伤定级法（AIS）能较为客观地评价同一处伤的严重程度，但对不同部位或多部位损伤的程度却无法作出估计，且 AIS 总值与各系统损伤严重度评分之间呈非线形关系，在这种情况下 ISS 应运而生。

创伤严重度评分(ISS)是建立在简明损伤定级法的评分基础上。与 AIS 分区法不同,ISS 采用了六分区,将全身分成头颈、面、胸、腹、四肢和体表六个评分区域,其计算方法是身体伤情最严重的三个区域的最高 AIS 评分的平方和,即 $ISS = a^2 + b^2 + c^2$。应用 ISS 公式时应注意:①无论病人有多少处损伤,都应归入六个解剖区域;②无论几个解剖区域有损伤,只能选择三个损伤最严重的区域进行计算;③无论每个解剖区域有几处损伤,只能选择最严重的一处,也就是 AIS 分值最高的一处进行计算。ISS<16 分为轻伤,≥16 分为重伤,≥25 分为严重伤。

(三) 解剖要点评分(AP)

解剖要点评分(anatomy profile,AP)是以 AIS 为基础,对人体的每一个受伤器官和器官的每一个损伤逐一评分后,然后按解剖结构的功能特点将损伤分为 A、B、C、D 四个部分,其中 A 包括颅脑和脊髓所有 AIS>2 的损伤;B 包括颈部和胸部所有 AIS>2 的损伤;C 代表上述以外部位所有 AIS>2 的损伤;D 则为所有 AIS 为 1 或 2 的损伤。其计算方法是将 A、B、C、D 区 AIS 值各自平方相加再取其平方根。

三、监护病房评分

简明损伤定级法(AIS)和创伤严重度评分(ISS)系统虽然能较全面地对损伤严重度作出评分,但是在评分中未能考虑伤员既往的健康状况。因此在 1981 年美国华盛顿大学医学中心 Knaus. Draper Wagner 等提出了针对监护病房危重病人预后的 APACHE 评价体系,即急性生理改变和慢性疾病基础综合分评分(acute physiology and chronic health evaluation,APACHE)。它由反映急性疾病严重程度的急性生理学评分(acute physiology score,APS)和患病前的慢性健康状(chronic health evaluation,CHE)两部分组成。由于其指标多、计数繁琐,使用很不方便。1985 年原作者对该评分系统做了修改,制定了 APACHE-Ⅱ 评分法,其由急性生理学评分(APS)、年龄因素评分和慢性健康状况评分三部分组成,分值越大代表伤情越严重,理论上最高得分为 71 分,当 APACHE-Ⅱ>20 时,院内预测死亡率为 50%,因此 20 分为重症点。

APACHE-Ⅱ 评分系统以客观急性生理学参数为依据,同时考虑年龄及慢性健康状况对病情的影响,设计科学合理、使用简便、易于掌握,是目前应用最为广泛的危重病人的预后评分系统。

四、创伤评分进展

创伤评分作为创伤学的一个重要内容,已经历了近 40 年的发展。在发达国家的医院管理系统中目前已研发了创伤评分软件,其将创伤资料已纳入计算机系统进行管理。我国对创伤评分系统的研究起步较晚,相关的救治水平、科研能力等都与国际水平有较大的差距,但国内众多的创伤专家正在不懈地努力,寻求适合中国国情的创伤评分体系,如华西医科大学对院内创伤评分权重系数的初步研究,周继红等对创伤评分软件及创伤病例数据库的研制,卫生部科研项目《中国人创伤数据库》(MT OS2 China)等。

第三节 身体主要部位损伤的救护

一、颅脑损伤

颅脑损伤(traumatic brain injury, TBI)是指颅脑受外界暴力作用而造成脑组织解剖及生理上的损伤。颅脑损伤病情变化快,伤情危重,其严重程度不仅与暴力作用的部位、方向、方式、大小以及致伤物的性质等原发性因素有关,还与继发引起的不同程度和范围的脑缺血、水肿、变性等一系列损伤反应有密切的关系。颅脑损伤的致残率和致死率均较高、社会危害性大,因此备受创伤学界的关注。

(一) 颅脑损伤分类

由于造成颅脑损伤的原因各不相同,可以通过各种有关颅脑损伤的评估、CT 征象以及病人的意识状态等分类方法从不同层面对颅脑损伤进行评估。最常用的有按解剖部位分类法、按创伤性质分类法、按临床病理分类法以及国际上普遍采用的格拉斯哥昏迷计分分级法(Glasgow coma scale, GCS)分类法等。

1. **按解剖部位分类**

(1) 头皮损伤:分为头皮挫伤、头皮裂伤、头皮下血肿、头皮撕脱伤。

(2) 颅骨骨折:颅骨骨折按部位分为颅盖骨折、颅底骨折。根据其是否与外界相通又分为开放性及闭合性损伤两种。

颅盖骨折按骨折形态分为线形骨折、凹陷性骨折、粉碎性骨折。颅底骨折按解剖部位分为:①颅前窝骨折:损伤在前部颅底,因骨折线可通过额骨水平及筛骨,进而导致出血进入眼眶内,造成眼睑和球结膜下形成瘀斑,出现黑眼症(熊猫眼),可伴有视神经、嗅神经的损伤,出现失明、嗅觉丧失等临床表现。②颅中窝骨折:可引起面神经和听神经的损害,并伴有外耳道的出血。③颅后窝骨折:损害后组脑神经,如舌咽神经、迷走神经、副神经和舌下神经,引起吞咽困难和呼吸道受阻,严重者还有可能发生窒息。

(3) 脑损伤:按脑受损病变出现的时间可分为原发性和继发性脑损伤两类。原发性脑损伤是指暴力作用于头部立即发生的脑损伤,主要有脑震荡、脑挫裂伤及原发性脑干损伤等,受伤当时立即出现症状或体征,并且不再继续加重。继发性损伤是指受伤一定时间后出现的脑受损病变,主要有脑水肿和颅内血肿。主要表现为伤后一段时间出现且有进行性加重,或受伤当时已经出现症状或体征,伤后又有进行性加重趋势。

脑震荡是颅脑损伤中较轻的一种,其主要临床表现是头部外伤后立即出现短暂的意识丧失(不超过 30 分钟),同时伴有自主神经症状如面色苍白、冷汗、脉搏呼吸微弱、血压下降等,清醒后常伴有近事遗忘;腰椎穿刺、颅脑 X 线及 CT 检查均正常;病人常主诉头痛、头晕、恶心、呕吐等症状,但查体无定位体征,多数伤员休息 2 周左右可完全恢复。

2. **按病情轻重分类** 是目前国内最常用的分类法,主要的评定方法有以下几种。

(1) 格拉斯哥昏迷计分分级法:由英国格拉斯哥颅脑损伤研究所的 Teasdale 和 Jennet 在 1974 年提出,1976 年修订完成。格拉斯哥昏迷计分分级法是通过检查颅脑损伤病人的睁眼反应(1~4分)、言语反应(1~5分)和运动反应(1~6分)三项指标,将其得分累计后作为判断伤情的依据(表8-5)。GCS较适合成人颅脑损伤的评估,但不适用于醉酒、儿童以及癫痫后短时间内的伤员。

表8-5 格拉斯哥昏迷计分分级法

睁眼反应	计分	语言反应	计分	运动反应	计分
自动睁眼	4	回答正确	5	按吩咐动作	6
呼唤睁眼	3	回答错误	4	刺痛能定位	5
刺痛睁眼	2	乱说乱讲	3	刺痛能躲避	4
不能睁眼	1	只能发音	2	刺痛肢体屈曲	3
		不能言语	1	刺痛肢体过伸	2
				不能运动	1

(2) CT征象分级法:是1992年由美国Marshall LF提出,适用于弥漫性脑损伤的一种分类方法(表8-6)。

表8-6 CT征象分级法

类型	定义
弥漫性损伤Ⅰ型(无可见病理)	CT无可见的颅内病变
弥漫性损伤Ⅱ型	脑池存在,脑中线移位0~5 mm(血肿<25 ml),可有骨折或异物存留颅内
弥漫性损伤Ⅲ型(肿胀)	环池受压或消失,其他征象同型
弥漫性损伤Ⅳ型(移位)	中线移位>5 mm

(3) 中华医学会神经外科分会(1997年)修订的分类方法(表8-7)。

表8-7 中华医学会神经外科分会(1997年)修订的分类方法

类型	定义
轻型	(1) 伤后昏迷在30分钟以内,GCS 13~15分 (2) 有头痛头晕、恶心呕吐、逆行性健忘,神经系统检查无明显阳性体征 (3) CT检查无异常发现 (4) 腰椎穿刺脑脊液压力及化验检查正常
中型	(1) 伤后昏迷<12小时,GCS 9~12分 (2) 有头痛、头晕、恶心、呕吐,或伴有癫痫,神经系统检查有肢体瘫痪及失语,有轻度脑受压及生命体征改变 (3) CT检查可有局限性小出血灶及血肿、脑水肿,中线结构移位<3 mm (4) 腰椎穿刺脑脊液压力中度增高,达200~350 mmH$_2$O,CSF为血性
重型	(1) 伤后昏迷>12小时,GCS 6~8分 (2) 有偏瘫、失语或四肢瘫,有脑受压及生命体征改变 (3) CT检查有蛛网膜下隙出血及颅内散在出血灶,血肿>60 ml,脑池变窄或封闭,中线结构移位>3 mm (4) 颅内压显著增高在350 mmH$_2$O以上,CSF为血性

续　表

类型	定　义
特重型	(1) 伤后昏迷>12小时或持续昏迷,GCS 3~5分 (2) 临床表现已有脑疝,四肢瘫痪,脑干反射消失 (3) CT检查有广泛蛛网膜下隙出血,颅内血肿或大面积脑梗死,环池封闭,中线结构移位5~10 mm (4) 颅内压严重增高>500 mmH$_2$O,CSF为血性

(二) 病情判断

1. **受伤史**　颅脑损伤病人往往病情危重,要求护士迅速了解受伤史(包括原因,暴力的方向、大小、速度以及受伤的时间等),通过全面体检后尽快作出正确的判断,以便及时给予有效的护理,并在病情发生变化时作出进一步评估。

2. **临床表现**

(1) 意识变化:意识障碍是颅脑损伤病人最常见的变化之一。意识障碍的程度和持续时间与颅脑受伤的严重程度直接相关,进行性意识障碍是继发颅内血肿重要的早期表现。因此,在判断伤员病情的危重程度时不仅要注意受伤当时的GCS评分,更应注重GCS的发展变化趋势,尤其要注意意识清醒患者的超早期意识变化,而精神状态的异常是意识改变的先导。

(2) 头痛、呕吐:颅脑损伤后伴有头痛、呕吐常提示颅内压增高。一般颅脑损伤后早期的头痛多表现为局限性或以伤部为主的疼痛;若头痛扩散至整个头部并持续性加重,常提示颅内有继发血肿的可能。

(3) 瞳孔变化:瞳孔变化对于颅脑损伤有定位意义。正常瞳孔等大、圆形,直径2~6 mm,直接和间接对光反应灵敏。当一侧瞳孔对光反应迟钝或睫毛反射迟钝时提示该侧动眼神经损伤;如伤后逐渐出现进行性一侧瞳孔散大,伴意识障碍进行性加重、对侧肢体瘫痪,则提示幕上颅内血肿,亦可为脑水肿或脑肿胀所致;中脑损伤时表现为双侧瞳孔散大、光反应消失伴随大脑强直;脑桥损伤表现为双侧瞳孔极度缩小、深昏迷和双侧锥体束征阳性。观察瞳孔异常时,须了解是否用过影响瞳孔的药物,如吗啡能缩小瞳孔、阿托品等能使瞳孔散大。

(4) 肢体运动障碍:颅脑损伤伴单侧肢体活动障碍在排除骨折、脱臼或软组织伤后,须考虑对侧大脑皮质运动区损伤;如伤后立即出现一侧上下肢运动障碍且相对稳定,则考虑由对侧原发性脑损伤所致;如伤后一段时间才出现一侧肢体运动障碍且进行性加重,伴有意识障碍和瞳孔的变化,应考虑为小脑幕切迹疝压迫大脑脚所致。

(5) 生命体征变化:颅脑损伤后常伴有生命体征的变化,如病人血压持续升高,且收缩压升高的幅度大于且早于舒张压,脉压>45 mmHg以上,提示有进行性颅内压增高的存在。脑干损伤时由于交感神经功能受损,影响到机体的散热,病人可出现高热征象。

3. **辅助检查**

(1) 头颅X线平片检查:对了解骨折的部位,判断出血点来源,血肿的位置、类型均有辅助作用。

(2) 计算机体层摄影(CT)检查:是颅脑外伤病人首选的检查方法,可准确判断血肿的类型、大小、位置和数目。

（三）颅脑损伤的救护

颅脑损伤的大部分病人都采取非手术治疗,其目的是降低颅内压,保护脑实质,减轻继发性脑损伤,为受伤组织的恢复提供最佳的内环境。严重颅脑损伤的初期救治重点应在呼吸和循环的复苏与支持环节上,建立通畅的气道是急救初期处理中最重要的措施,应优先于其他所有的措施。

1. 一般护理

（1）心理护理:颅脑损伤的病人大多数担心脑神经损伤留下后遗症,并出现焦虑、抑郁等表现。医护人员应及时有效地给予精神上的安慰,鼓励病人面对现实,保持乐观的情绪,帮助病人树立战胜疾病的信心。

（2）体位:休克或术后麻醉未清醒者应取平卧位;有脑脊液耳漏、鼻漏的病人应采取患侧卧位,也可选取头高斜坡位或半卧位,防止脑脊液逆流造成的颅内感染;颅内压增高者可取头高位（15°～30°）,有利于静脉回流和减轻脑水肿;对于躁动病人应加用床档或约束带,派专人看护,必要时可选用地西泮（安定）或水合氯醛等药物控制,但禁用吗啡内药物,以免掩盖病情和抑制呼吸。

（3）饮食护理:意识清醒的病人可给予高热量、高蛋白、富含维生素的流质或半流质饮食,但应限制水、钠的摄入量,防止脑水肿。昏迷病人应予以鼻饲,但伴有脑脊液鼻漏的病人不可插鼻饲管,以免增加颅内感染的机会。

（4）生活护理:颅脑外伤的病人应尽量劝其将头发剪短或剃光,便于伤口的处理和观察,枕头铺无菌巾并每天更换 1 次。病人要预防感冒,减少打喷嚏或咳嗽。保持大便通畅,防止排便用力造成的颅内压增高。有尿失禁或尿潴留的病人可行留置导尿术。

（5）皮肤护理:对于长期卧床的病人应预防压疮的发生,根据病情做好适时的翻身,可在骨隆突出垫软枕或选用保护性敷贴等。对大、小便失禁的病人,应及时清洗,保持皮肤的清洁干燥。

（6）加强口腔与角膜的护理:保持口腔清洁,及时清除口腔内分泌物。可给予 0.1% 呋喃西林或 2.5% 碳酸氢钠溶液清洗口腔,每天 2～4 次。口唇涂以液状石蜡以防止口唇干裂。对眼睑闭合不全者,可使用眼罩或凡士林纱布覆盖保护双眼,并定时涂抹抗生素眼药水或眼膏,以保持角膜湿润,预防暴露性角膜炎的发生。

（7）输液护理:遵医嘱准确给予脱水剂等药物,合理安排使用时间,注意观察各药物的疗效及不良反应。高渗性脱水剂应快速滴入,如 20% 甘露醇 250 ml 应在 30 分钟内输入。在使用过程中,须注意监测水、电解质、酸碱平衡及肾功能,并做好出入液量的记录。

2. 病情观察与护理

（1）意识观察:伤后意识障碍的程度和持续时间是反映颅脑损伤轻重的一个重要标志。原发性昏迷长短取决于损伤的轻重,而继发性昏迷的迟早取决于血肿形成的速度。如原发性脑损伤较轻时,可见到典型的中间清醒期（昏迷—清醒—再昏迷）。

（2）保持呼吸道通畅:昏迷病人应及时清除口、鼻腔及呼吸道内的分泌物、呕吐物及凝血块等,取侧卧位或平卧位头偏向一侧,保持呼吸道通畅,以防误吸。对于呼吸道分泌物多且较难排出而影响气体交换者,应尽早行气管切开术。对舌后坠的患者,可采取侧卧位并托起下颌,必要时可放置咽导管。

（3）瞳孔观察：观察瞳孔大小、形状和对光反应的变化，对于病情及预后的判断有很大价值。

（4）生命体征观察：严重颅脑损伤常引起丘脑下部体温调节中枢的损害，使散热作用失灵，出现持续高热。一般应每隔15～30分钟观察一次并做好记录。重症患者应尽可能安排在重症监护室，连续动态地检测病人生命体征的变化。

（5）尿量观察并做好准确记录：在无肾脏损伤时，尿量是反映肾脏血液灌注水平的一项精确的客观指标，但在使用甘露醇等高渗溶液或合并脑外伤的尿崩症等情况下，尿量不能准确反映肾脏的血液灌注情况。尿量监测要结合其他临床资料，合理分析其临床意义。

（6）其他情况观察：观察有无呕吐、呕吐物性质等。颅内压增高可引起喷射状呕吐。重型颅脑伤患者的呕吐物可呈咖啡样，有时伴有黑便或血尿。

3. 特殊护理

（1）脑脊液漏护理：对已确诊的颅底骨折伴有脑脊液鼻漏、耳漏的病人，应该抬高头部，借重力作用使脑组织移向颅底贴附在硬脑膜漏孔处，促使局部粘连而封闭漏口。保持耳道和鼻孔的清洁，可在鼻前庭或外耳道放一干棉球，浸润脑脊液后及时更换，并记录24小时漏出量。严禁行外耳道或鼻腔冲洗；严禁挖耳、抠鼻；严禁用力擤鼻涕；严禁经鼻放置胃管或经鼻吸痰；避免打喷嚏或连续咳嗽；保持大便通畅，勿用力排便。

（2）脑室引流护理：颅内压的管理是脑室引流护理的重点，应定时检查引流压力是否正常，观察引流管是否通畅，有无滑脱、盘曲、阻塞等；严格执行无菌操作，预防颅内感染；严密观察引流液的性质和量以及引流速度并做好记录。

二、胸部损伤

胸部由胸壁、胸膜和胸腔内各脏器组成，它是呼吸和循环等重要器官所在的部位。胸膜又分脏层和壁层，胸腔负压是维持呼吸、循环正常生理功能的重要条件。由于胸腔的解剖生理特点，严重胸部损伤常引起呼吸、循环功能障碍，病情危急，死亡率较高。

（一）胸部损伤的分类

胸部损伤的分类方法主要有两种：①一种分为钝性伤（包括冲击伤）和穿透伤，也称为穿透伤和非穿透伤。②另一种根据损伤是否造成胸膜腔与外界相通，分为开放性损伤和闭合性损伤。胸部闭合性损伤较常见，多见于交通事故、挤压伤等；胸部开放性损伤多因利器所致，常导致开放性气胸或血胸，影响机体的呼吸和循环功能。当胸部损伤伴有膈肌破裂，使胸腔和腹腔相通，这类损伤称为胸腹联合伤。

（二）病情判断

1. 受伤史　在接诊胸部损伤的病人时，首先应简明扼要地收集病史，了解致伤原因、暴力强度、性质及作用部位等，判断有无多发伤及复合伤的存在；其次应全面结合临床表现，及时、准确地作出评估，正确对伤者进行处理。

2. 临床表现

（1）胸痛：疼痛是胸部创伤最常见的症状，特别是胸廓骨折时最为显著，疼痛可随深呼吸、咳嗽或体位变动而加剧，常迫使病人呼吸运动减弱，严重时可造成呼吸功能障碍。当下胸部肋骨骨折时，疼痛可沿肋间神经走向放射到腹部，表现为腹痛，但无明显的腹肌紧张，因此要与急腹症鉴别。

(2) 呼吸困难:胸部损伤的病人常伴有不同程度的呼吸困难,表现为呼吸深度、频率及节律的改变。造成呼吸困难的原因除因胸部的剧烈疼痛对呼吸活动产生影响外,还与以下原因有关:①胸壁软组织广泛严重的损伤;②肺实质的损伤如肺挫伤、支气管损伤等;③多根、多处肋骨骨折造成浮动胸壁,引起的反常呼吸运动;④气胸或大量血胸造成肺受压萎缩、气体交换量减少等;⑤血液、分泌物滞留或误吸引起的呼吸道梗阻;⑥急性失血导致的贫血。

(3) 咯血:当肺或支气管损伤时,痰中常带血或咯血;大量咯血应考虑可能是气管或主支气管破裂;肺挫伤或肺爆震伤者多咳泡沫样血痰。

(4) 休克:严重胸部损伤的病人多伴有休克,表现为烦躁不安、面色苍白、手足湿冷、脉快而细弱、血压下降、少尿、口渴等,其产生的主要原因有:①低血容量性休克,常由于外失血或胸腔内出血引起;②神经源性休克,即胸膜肺休克,是由于胸部严重损伤刺激胸膜和肺神经丛,导致大脑皮质功能紊乱,中枢调节作用失常引起;③大量气胸,特别是张力性气胸,压迫纵隔,影响静脉血液回流。

(5) 皮下气肿:它是胸部损伤病人常见的体征,多数由于肺、气管破裂,气体由裂口进入纵隔和胸壁皮下组织引起。一般单纯性皮下气肿病人只有局部不适和压痛,压之可有捻发音。如去除病因后大多不需特殊治疗,1周后能自行消除。

(6) 其他:视诊可见胸壁畸形、气管移位等;胸部叩诊呈浊音或鼓音;听诊呼吸音减弱或消失等。

(三) 胸部损伤的救护

1. 一般护理

(1) 心理护理:胸部创伤多由意外事故造成,起病急,病情重,出血多,患者往往会产生恐惧、紧张心理。因此,护理人员应对患者的心理需求,有针对性地疏导,帮助患者树立信心,保持良好的心理状态,积极配合治疗。

(2) 体位:一般取半卧位,有利于呼吸、引流和清除呼吸道分泌物。休克者应取平卧位,双下肢抬高30°。若病人有大量咯血时,则应行体位引流以防窒息,并做好剖胸探查准备。

(3) 氧疗护理:胸部创伤会造成患者呼吸频率、深度、节律及呼吸活动方式的改变,因此应严密监测病人的呼吸及胸廓运动的情况,评估患者的呼吸功能。严重胸部损伤或有明显缺氧者应立即给予氧气吸入,可采用鼻导管或面罩给氧,氧流量3~5 L/min。

(4) 镇静止痛:胸部损伤的病人常伴有明显的疼痛,除应积极明确病因外,如无禁忌可按医嘱立即采取有效的止痛措施。

(5) 康复锻炼:根据伤情,鼓励和帮助患者早期活动,可先从上肢被动活动开始,逐步过渡到上下肢的主动运动。胸部损伤病人肺脏的弹性回缩作用减弱,伤后处于不同程度地不张状态,可通过吹试管法或吹气球法等方法来促进肺扩张。

2. 病情观察与护理

(1) 严密观测病情变化:胸部损伤的严重度不仅在于伤口的大小,更重要的是致伤物损伤脏器的严重程度。胸部损伤病情多变,因此应密切观察病人的生命体征、神志、面色以及伤口出血情况等,高度警惕胸腔内活动性出血的发生。

(2) 保持呼吸道通畅:胸部损伤的清醒病人常因疼痛等原因不能配合进行有效的咳嗽,易使分泌物滞留,造成肺部感染。因此,要向病人讲清咳嗽排痰的重要性,同时教会病人做深吸气和有效咳嗽、咳痰的方法。对于血压稳定的患者,咳嗽时可采取坐位或半卧位,需要时护士可展开手掌,以适当的力量按压在患者伤口处,吸气时放松,咳嗽时加压,协助病人咳嗽。如痰液较黏稠不易咳出时,可采用超声雾化吸入或氧气雾化吸入,必要时可采取鼻导管吸痰法。昏迷病人应充分给氧,及时清除口腔、呼吸道的异物,以维持良好的通气条件,必要时行气管插管或气管切开,提供机械辅助呼吸。

(3)反常呼吸运动的处理:对多根多处肋骨骨折的胸外伤病人应即刻采取有效措施,控制反常呼吸运动。如范围较小的,可行胸壁加压包扎固定,用厚敷料或棉垫置于胸壁软化区,再粘贴胶布固定或多头胸带加压包扎固定;如胸壁软化范围较大或包扎固定不能奏效者,可行牵引固定法,牵引重量一般为 2~3 kg;对病情严重者可在气管内麻醉下行内固定术。

(4)开放性气胸的处理:胸部损伤造成胸壁缺损,胸膜腔与外界相通,吸气时气体经胸壁缺损处进入胸膜腔,使肺受压萎缩。现场处理应立即用加厚敷料(如衣物、毛巾等)在病员深呼气末封闭伤口,使开放性气胸变为闭合性气胸。但不能往伤口内填塞物品,以免引起感染和胸腔内异物存留。

(5)张力性气胸的处理:胸部损伤的病人在体检时,如叩诊呈过清音应考虑为张力性气胸。其主要是由于肺实质损伤破裂或胸壁小的伤口形成单向活瓣,吸入气体单向进入胸膜腔,进而导致胸膜腔内压急剧增高引起。急救措施是立即排气减压,用粗针头经伤侧前胸壁锁骨中线第 2 肋间刺入胸膜腔,接活瓣排气针或行胸腔闭式引流。

(6)血胸的处理:因胸廓或胸腔内大血管、肺实质损伤引起。早期处理应立即行胸腔闭式引流,促使肺膨胀,改善通气。如为进行性血胸,应在抗休克治疗的同时立即行剖腹探查。

(7)心包填塞:大多由胸部穿透伤致心脏、大血管破裂,血液集聚在心包内压迫心脏引起。病人有主诉心前区不适感,出现血压降低、脉搏细弱、静脉压升高等表现。体检叩诊呈浊音,听诊心音遥远。危重病人应立即行心包穿刺减压。

3. 特殊护理　主要是针对胸腔闭式引流的护理。

根据体征和胸部 X 线检查,明确胸膜腔内空气、液体的部位,选定插管的肋间隙。液体处于低位,一般将引流管安置在腋中线的第 6~8 肋之间;气体多向上积聚,以在前方上部胸膜腔引流为宜,常选锁骨中线第 2~3 肋间插入;脓胸常选在脓液积聚的最低位。

胸腔引流的护理要点是:①保持引流管通畅,定时从上向下挤压胸腔引流管,防止引流管阻塞、扭曲、受压;引流瓶应低于胸壁引流口平面 60~100 cm,以防瓶内液体逆流。②严格执行无菌操作,防止感染。③严密观察引流液的色、质、量并做好记录,若引流血量≥200 ml/h,并持续 2~3 小时以上,提示胸腔有活动性出血,应立即处理;若胸腔闭式引流中有大量气体逸出,水柱波动明显,经一段时间的引流,症状仍无缓解,表明有支气管断裂的可能;若在患者咳嗽或深呼吸时有大量气泡逸出,且水柱波动幅度明显增大,则表明有肺泡破裂或胸腔内有大量残留气体的可能;若水柱波动过高,可能存在肺不张;若水柱无波动,则表示引流管不畅或肺已完全扩张。发现上述情况,均应及时通知医生,并协助采取紧急措施。④拔管指征:当 24 小时引流液<50 ml,脓液<10 ml,无气体溢出,病人无呼吸困难,听诊呼吸音恢复,X线检查肺膨胀良好,可考虑拔除胸管。拔管时先嘱咐病人深吸一口气,在吸气末迅速拔管,并立即用凡士林纱布和厚敷料封闭胸壁伤口,外加包扎固定。

三、腹部损伤

腹部损伤是一种常见的外科急症,多数因涉及内脏而伤情严重。腹部损伤的特点为:易致多脏器损伤,休克发生率高,腹部闭合伤的漏诊、误诊率高。如伤及实质性脏器或大血管常可引起严重出血及休克,伤及空腔脏器则易导致内容物流入腹腔而造成严重的腹腔。因此早期正确的诊断,及时合理的处理和争分夺秒的抢救是治疗成功的关键。

(一) 腹部损伤的分类

腹部损伤根据创伤是否穿透腹壁,使腹腔与外界相通分为闭合伤和开放伤两大类。闭合伤多为钝挫伤,腹壁完整,可累及腹壁,也可伤及腹腔内脏器;开放伤多为锐器或子弹导致的穿通伤或贯通伤,经腹壁损伤致脏器,甚至再穿出腹壁。根据腹膜是否穿透又可分为穿透伤和非穿透伤。在穿透伤中有入口和出口者为贯通伤,只有入口没有出口者称为盲管伤。

(二) 病情判断

1. 受伤史　在接诊腹部受伤的病员时,要详细了解受伤过程、时间,致伤的原因,仔细观察伤员的表现等。对于清醒的伤员,应询问有无腹痛、呕吐、呕血、便血、血尿等;如昏迷伤员则应向护送或在现场人员了解受伤的经过,这对判断伤情有重要参考价值。

2. 临床表现

(1) 腹痛:腹痛是腹部创伤的首要表现和主要症状。疼痛的部位、性质和范围与受伤的部位、致伤作用力的大小和伤情的严重程度密切相关。单纯腹壁损伤仅表现为受伤部位局限性压痛和疼痛,无腹膜刺激征。如有内脏损伤则腹痛常较明显,同时伴有以内出血或腹膜炎为主的症状,体检时可有移动性浊音,或肛门指检有触痛及波动感。

(2) 休克:腹腔内实质性脏器或大血管破裂常会引起腹腔内大出血,导致失血性休克。病人表现为面色苍白、脉搏细速、脉压变小等。当腹腔内空腔脏器破裂时常会引起急性腹膜炎进而导致感染性休克。

(3) 恶心和呕吐:空腔脏器和实质性脏器损伤均可刺激腹膜,引起反射性恶心、呕吐;细菌性腹膜炎引起的持续性呕吐常提示麻痹性肠梗阻。

(4) 腹胀:腹部创伤引起的腹胀一般出现较晚,多由于腹膜感染引起肠麻痹所致。有时腹膜后血肿刺激腹膜后内脏神经丛,也可反射性引起肠麻痹、腹胀和腰痛等症状。

(5) 腹膜刺激征:除单纯性脾破裂外,其他腹腔内脏器损伤均会出现腹部压痛、反跳痛和腹肌紧张等腹膜刺激征。压痛最明显处,往往是损伤脏器所在的部位。

(6) 反射性疼痛:腹部创伤后,肩部可发生放射性疼痛。左肩疼痛,表示可能为脾脏有损伤;右肩疼痛,表示可能为肝脏有损伤,这是肝、脾损伤后刺激膈肌发生反射性疼痛的缘故。

3. 辅助检查

(1) X线平片与造影:腹部平片可显示腹内液体(血)、游离气体、异物及脏器移位等。当膈下游离气体>50 ml 时摄影明显。

(2) 超声波检查:能根据声响图特点,及时判断腹部脏器损伤的程度和种类,探测腹腔内血肿部位及内出血情况,帮助掌握手术适应证。

(3) 腹部CT:能直观地显示腹腔内实质性脏器损伤的程度,更准确地测出腹腔积液、积血的量,阳性率更高。

(4) 诊断性腹腔穿刺:可根据穿刺抽出的液体性状来判断脏器损伤情况,若为不凝固血液,提示为实质性脏器或大血管破裂所致的内出血。若抽出液为胃肠内容物或胆汁、尿液等可推断相应受损的脏器。穿刺如为阴性,应采用多点、多次、不同部位、不同时间反复穿刺,可提高阳性率,必要时行腹腔灌洗术,或在严密观察病情的同时采用选择性血管造影等检查。

(三)腹部损伤的救护

1. 一般护理

(1) 心理护理:腹部损伤的伤员均有不同程度的恐惧心理,迫切要求得到最佳的治疗和护理。随着外伤、出血、疼痛等症状,以及各种监护仪器的使用,构成对伤员不良的心理刺激,导致伤员急躁不安。因此,对神志清醒的伤员,心理护理应贯穿在整个急救护理中。

(2) 体位:休克病人取平卧位或头、躯干和下肢各抬高约 20°的体位。生命体征平稳的病人,可根据病情给予半卧位,以促使腹内渗出液流向盆腔,有利于局限和引流,减轻中毒症状,且可促使腹内脏器下移、腹肌放松,减轻因腹胀压迫膈肌而影响呼吸和循环。

(3) 呼吸道护理:腹部损伤的患者常有呕吐物、血液、痰液及其他污物阻塞呼吸道,如不尽快清除会造成窒息死亡。因此,在急救过程中应首先检查其呼吸道是否通畅,有义齿者迅速取下,有痰、血块或异物者应及时吸出,必要时配合医生行气管插管或气管切开,改善患者的通气功能,尽快给予吸氧,以 40%的浓度,中等流量(2~4 L/min)为宜。

(4) 禁食:凡疑有腹腔内脏器损伤者均应禁食,并给予持续胃肠减压,以减轻胃肠内积气,减少消化道内容物继续流入腹腔,改善胃肠壁的血运,有利于炎症的局限和吸收,促进胃肠道功能的恢复。

(5) 营养支持:由于腹部创伤病人常合并胃肠道损伤及功能障碍,因此静脉营养支持是营养供给的重要途径。当胃肠功能恢复时应尽早从胃肠道提供所需要的营养。

(6) 建立有效的静脉通道:凡是腹部损伤的患者都应立即建立输液通道,尽快恢复有效循环血容量。严重的腹部外伤病人以失血性休克最为常见,应争分夺秒迅速建立 2~3 条静脉通道,以防伤员休克代偿后血压下降。在输液中,要严密观察输液反应,一旦休克得到纠正,要控制输液速度,避免肺水肿、心力衰竭、肾衰竭等并发症的发生。

(7) 预防感染:严重腹部外伤多为污染性手术,容易发生并发症。因此在实施护理的过程中,要严格遵守无菌操作,严密观察体温及创口的变化,加强基础护理和生活护理,保持口腔和会阴部的清洁卫生,遵医嘱按时使用抗生素,鼓励病人早期下床活动,防止肺部、尿路感染及肠粘连的发生。保持床铺清洁平整、舒适,预防压疮的发生。

2. 病情观察与护理

(1) 严密观察病情变化:腹部外伤后的早期由于实质脏器破裂出血不明显或仅局限于脏器内部,临床表现不典型或被其他临床症状所掩盖,因此严密观察病情变化显得尤为重要,主要包括病员的生命体征、神志、面色、瞳孔、表情、体位、末梢循环、四肢皮肤的湿冷度、伤口情况等。对于诊断不明确的腹部损伤患者,禁用止痛剂,以免掩盖病情。在病情观察期间如出现腹痛和腹膜刺激征进行性加重,肠鸣音减弱或消失,腹部出现移动性浊音,血压下降等情况时,应高度警惕腹腔内脏器损伤的存在,立即通知医生,并做好紧急手术探查的准备。

(2) 做好术前准备:在严重的腹部外伤急救中,能在伤后迅速做好术前准备对伤员实施救命手术是伤员获救的关键。因此,抢救与术前准备等必须同时进行,只有这样才能为成功抢救伤员赢得时间,减少并发症和后遗症的发生。

（3）各种引流管的护理：严重腹部外伤病人常需留置胃管、腹腔引流管、导尿管等，除保证各种引流管道的通畅以外，应同时密切观察引流液的颜色、量及前后变化，正确记录，更换引流袋时要注意无菌操作，保护引流口及周围皮肤的清洁干燥，及时更换敷料。

3. 常见的腹部外伤

（1）肝脏损伤：肝脏位于膈肌和季肋深面，虽有胸廓和膈肌保护，但由于其体积较大、质脆，血运丰富，故在腹部钝性伤或穿透伤中较常见。

（2）脾脏损伤：脾脏实质脆弱，血运丰富，稍受外伤就极易破裂，故在腹部闭合伤中，脾脏破裂的发生率最高。

（3）小肠损伤：小肠占腹腔内面积最大，其损伤的概率占空腔脏器的首位。如果肠穿孔的裂口较小时，早期的症状和体征并不明显。

四、脊柱损伤

脊柱是人体的中轴，在人体内占有重要地位。不仅四肢和头颅直接或间接附着在脊柱上，同时脊柱还是许多主要内脏的附着点和保护器，并且具有维持体形、保持身体运动与平衡的作用。脊柱具有四个生理弧度：颈椎、腰椎向前凸，胸椎、骶椎向后凸。

近年来随着交通和建筑意外事故的日益增加，脊柱损伤在全世界每年的发生率达50万～100万例。造成脊柱骨折和脱位常见的原因主要有两种：一是患者由高处坠落，足部或臀部着地，上身体重的冲击力使脊柱急骤过度前屈；二是重物砸伤患者头部、肩部和背部，同样造成脊柱急骤屈伸或旋转。此外，随着社会人口老龄化问题的凸显，病理性骨折也成了脊柱骨折脱位较为常见的致伤原因。

（一）脊柱损伤的分类

1. 根据脊柱受伤的机制分类

（1）屈曲型损伤：暴力使脊柱过度屈曲而造成的损害，此型最常见。

（2）伸展型损伤：暴力使脊柱过度伸展而造成的损害。

（3）其他：垂直压缩型和爆裂型脊柱骨折和脱位。

2. 根据有无合并脊髓损伤分类

（1）无神经损伤：即单纯性脊柱骨折或脱位，损伤仅局限于脊柱附件及周围软组织，未波及脊髓。

（2）有神经损伤：脊柱骨折脱位可合并脊髓或马尾的完全或部分损伤。可有不同平面的完全性或不完全性截瘫。

3. 根据脊柱的病理改变分类

（1）部分损伤：指脊柱本身的连续性尚未遭受完全破坏的损伤。临床上又可根据脊柱骨折的稳定程度分为稳定性骨折和不稳定性骨折。

（2）完全损伤：指脊柱椎节之间的连续性已完全中断的损伤。

（二）病情判断

1. 受伤史　在搬动病人前应详细询问受伤史，包括受伤的时间、方式，受伤时体位，暴力作用的部位、方向以及运送方法及搬运工具等。了解病人受伤的部位、疼痛程度、四肢活动度以及感觉有无异常。注意全身情况，如合并颅脑、胸腹脏器损伤或并发休克时，要先处理危及生命的损伤。对疑有脊柱损伤的患者应制止脊柱的任何活动,妥善固定受伤部位,以防骨折处因搬动而产生过大的异常活动引起脊髓继发性损伤。

2. 临床表现　由于脊柱损伤部位、程度、范围、时间及个体特异性不同,因此其临床症状与体征差别较大,其共性的临床表现有:

(1) 疼痛:具有骨折病人所特有的剧烈疼痛,尤其在搬动躯干时为甚,常感无法忍受。因此,患者多采取被动体位而不愿做任何活动。

(2) 压痛、叩击痛及传导痛:骨折局部均有明显的压痛和叩击痛,并与骨折的部位相一致。单纯椎体骨折者,压痛较深,其主要通过棘突传导;椎板及棘突骨折,压痛较浅表。除单纯棘突、横突骨折外,一般均有间接叩痛,疼痛部位与损伤部位相一致。

(3) 活动受限:无论何种类型的脊柱骨折,均有明显的活动受限。在检查时,切忌让患者坐起或使身体扭曲,以防椎管变形而引起或加重脊髓及脊神经根受损;也不应让患者做各个方向的活动(包括主动与被动),以免加剧骨折移位及引起副损伤,甚至造成截瘫。

(4) 其他:脊柱损伤的患者常伴有受损椎节椎旁防御性的肌肉挛缩。

3. 辅助检查　借助影像学检查不仅可以明确诊断,而且对于骨折的分类、制定治疗计划和评估疗效均有重要意义。X线摄片是首选的检查方法,通常摄正侧位片,必要时加摄斜位片。但X线摄片有其局限性,不能显示出椎管内受压的情况。CT和MRI检查可以明确地提示脊髓受压和损伤情况,为诊断和治疗提供可靠的依据。

(三) 脊柱损伤的救护

对脊柱损伤的救护应遵循骨折的基本原则实施,即急救、复位、固定及功能锻炼。开放性脊柱脊髓损伤者应首先将其变成闭合性骨折,再按上述原则处理;对有严重合并伤及并发症者,应视危及生命的程度,择严重性而优先处理。

1. 一般护理

(1) 搬运方法和体位护理:脊柱损伤后其稳定性遭破坏,如果搬运的方法不正确,造成患者的体位不当,可加重脊髓或神经根损伤,甚至出现瘫痪。因此,在翻身或搬动前应向患者说明目的和要求,取得其理解和配合,并做好评估准备工作,如患者的意识、体重、活动能力等,以便确定采取搬运的方式。救护人员在帮助伤员翻身或搬动过程中应加强对其全身状态的观察,动作尽量协调一致,保持脊柱平直和骨折部位局部的稳定,如脊柱骨折者应备硬木板,颈椎骨折备颈托、沙袋等用以固定受伤局部。对能够配合翻身者应教会其挺直腰背部再翻动,这样可绷紧背肌及腹肌,保持脊柱平直,防止发生畸形或进一步损伤;对于高位截瘫患者可实施3人配合翻身法,即1人用双手固定颈部,2人双手分别放在患者肩背、腰、臀处,同时进行翻转。

(2) 心理护理:脊柱损伤的病人常因剧烈疼痛或感觉、运动功能的缺失,病程迁延而感到痛苦,易产生急躁、恐惧、焦虑、悲观、绝望等消极心理,对生活失去信心。护理人员应采取各种沟通技巧和患者进行沟通,耐心安慰,积极疏导,解除患者的思想顾虑,正确指导患者进行康复锻炼,增强其战胜疾病的信心。

(3) 预防并发症的护理

1) 压疮的预防:脊柱损伤的病人常伴有肢体感觉缺失、运动功能障碍等症状,加之需长期卧床,易出现压疮。因此皮肤护理在脊柱损伤的患者中显得尤为重要,应做到勤翻身、勤擦洗、勤按摩、勤整理、勤更换。保持皮肤和床单位的清洁干燥,防止汗液、尿液及粪便的浸溃。每天用温水清洁皮肤 2 次,局部皮肤可涂凡士林软膏以保护、润滑皮肤,但有皮肤破溃者严禁使用。对瘫痪的肢体部位禁忌用刺激性强的清洁剂,同时不可用力擦拭,防止损伤皮肤。每隔 2 小时翻身 1 次,以促进受压部位的血液循环,翻身时注意滚动式翻身,防止脊柱脊髓的继发性损伤。不使用脱瓷的便器,使用便器时避免拖、拉动作。

2) 预防泌尿系统感染及结石:脊柱损伤常引起病人尿潴留或尿失禁,临床上为观察病情变化及保护局部皮肤,常予以留置导尿管。对留置导尿管者应做好每天 2 次的会阴护理,保持会阴部的清洁干燥;鼓励病人多饮水,每天饮水量不少于 2000 ml,夏季应更多,以使尿液稀释,防止泌尿系结石生成。长期留置导尿管者应每月更换导尿管,定期送尿培养并做细菌试验,以观察有无泌尿系统感染。

3) 防止肺部感染:可在床上做上肢及扩胸运动,增加胸部的活动及肺部的功能锻炼。鼓励病人定时咳嗽、咳痰,做深呼吸运动,每 2～3 小时协助病人翻身、拍背一次,通过叩击胸背部,间接使附着在肺泡周围及支气管壁的痰液松动脱落而排出。痰液黏稠不易咳出者可给予雾化吸入,以稀释痰液有利于痰液的引流和排出。

(4) 合理营养:根据患者的营养状况有针对性地供给营养,给予高蛋白、高热量、高维生素膳食,保证正氮平衡,以增加机体抵抗力和组织修复力。水肿病人应限制水和盐的摄入,脱水病人应及时补充水和电解质。不能进食者采用完全胃肠外营养(TPN)治疗,保证每天各种营养物质的供给以满足机体代谢需要,增强患者机体的抵抗力和免疫力,促进损伤愈合。

2. 病情观察与护理

(1) 非手术病人:属于稳定性骨折的病人,卧硬板床,在骨折部位垫 10 cm 厚的小枕。按医嘱行抗感染、脱水等处理。注意观察大、小便及四肢肌力情况。

(2) 手术病人:术后应密切观察病情,定时监测生命体征,注意伤口渗血情况,保持敷料干燥。翻身侧卧时以不扭曲躯干为原则。保持引流管和导尿管的通畅。

3. 功能锻炼 适宜的功能锻炼可促进血液循环,预防下肢深静脉血栓形成,防止废用性肌萎缩和关节功能障碍。损伤初期可指导家属为患者进行四肢及躯干部肌肉、关节的按摩,并鼓励病人在床上进行功能锻炼。恢复期应鼓励患者在床上进行自主运动,根据病情逐步进行离床锻炼。功能锻炼时要循序渐进,不可急于求成,每次练习以不感到疲劳及疼痛为标准。

五、骨及骨关节损伤

骨折是指骨组织的完整性或连续性发生中断。引起骨折的原因有多种:①直接或间接暴力引起的创伤性骨折;②骨骼疾病如骨髓炎、骨肿瘤导致骨质破坏,受轻微的外力作用即发生骨折的病理性骨折;③因积累性劳损引起的疲劳性骨折等。关节损伤包括关节脱位和周围韧带损伤。凡是骨与骨之间相对关节面正常关系破坏,发生移位称为关节脱位,如合并关节囊和韧带的损伤,则统称为关节损伤。

(一) 骨关节损伤分类

1. 根据骨折端是否与外界相通 分为闭合性骨折和开放性骨折。

2. 根据骨折的程度和形态分类 分为不完全性骨折和完全性骨折。

3. 按骨折端稳定程度分类 分为稳定性骨折和不稳定性骨折。

4. 按骨折线的形态分类 有螺旋骨折、裂纹骨折、横向骨折、粉碎性骨折、嵌插性骨折等。

5. 按骨折端的移位程度分类 有成角畸形、侧方移位、旋转移位等。

6. 根据骨折伤后时间 分为新鲜骨折和陈旧骨折。

7. 根据骨折发病原因分类 分为外伤性骨折和病理性骨折。

(二) 病情判断

1. 受伤史 除病理性骨折外一般均有明确的外伤史。评估时应详细了解受伤的时间、地点,受伤时的姿势,致伤暴力的机制,外力的作用方向、持续时间以及伤后处理情况等。

2. 临床表现

(1) 全身表现

1) 休克:由于骨折的创伤程度不同,所以对全身的影响有较大差异。小的裂纹骨折或撕脱骨折对全身几乎无影响,而骨盆骨折、股骨骨折等常因合并复合性损伤、剧烈疼痛、大量出血等而发生休克。

2) 脂肪栓塞综合征:常见于长骨干骨折和骨盆骨折的伤员,大多在伤后数天内出现症状,主要表现为:①皮下或黏膜下出现出血点,如双肩前部、锁骨上部、前胸部、腹部等皮肤疏松部位,也可见于结膜或眼底。伤后可成批出现,迅速消失,可反复发生。②呼吸系统症状,主要表现为呼吸急促、发绀、咳嗽、咳痰,听诊时可有湿性啰音。胸部 X 线片可见肺内有絮状阴影,严重者呈"暴风雪"样改变。③中枢神经系统症状,表现为神志不清、昏睡、谵妄或抽搐。

3) 骨筋膜室综合征:是指四肢等肌肉丰富部位长时间受到外力挤压,造成局部血循环障碍,引起肢体骨筋膜间隔区内肌肉、神经、血管等组织急性缺血而产生一系列早期症群,最多见于前臂掌侧和小腿的损伤。如不及时诊断治疗处理,可迅速发展为坏死或坏疽,严重者可出现休克、酸中毒和急性肾衰竭,甚至危及生命。主要临床表现为病人主诉持续性剧烈疼痛且进行性加重,肢体麻木且活动障碍。实验室检查有肌红蛋白和血钾升高。

(2) 局部表现

1) 疼痛、压痛和传导痛:疼痛是骨折病人的首发症状,除严重颅脑外伤昏迷、脊髓损伤性瘫痪病员外,大多数骨损伤病员均主诉伤部有不同程度的疼痛,尤其在移动受伤肢体时疼痛明显加剧。疼痛的程度与骨折类型和移位情况有密切关系,主要是由于骨折后炎症介质的释放直接刺激神经末梢的痛觉感受器,以及受伤肢体局部肿胀所致。

2) 功能障碍:由于骨骼连续性中断,肌肉失去附着或应有的杠杆作用,加之疼痛、肌肉痉挛或神经损伤,使肢体部分或全部丧失活动功能。上肢骨折者表现为持物困难,下肢骨折者则无法站立,更不能行走。但对某些不完全性骨折、嵌入性骨折或感觉迟钝的高龄患者,功能障碍可不明显,仍可勉强步行、骑车等,应仔细评估,避免漏诊。

3) 局部肿胀和瘀斑:骨折时由于周围软组织同时受到损伤而导致受伤部位发生肿胀。主要表现为受伤肢体部肿胀(肢体呈环形肿胀),皮肤紧张发亮,重者可出现张力性水疱,严重时可阻碍肢体血液循环,导致骨筋膜室综合征。

(3) 特殊表现

1) 畸形:骨折段发生成角、侧方、旋转等移位后,受伤躯干或肢体发生外观形态上的改变。伤肢畸形是骨折诊断的主要体征之一。

2) 反常活动:骨折部位失去正常的稳定和支持功能,在肢体非关节部位出现不正常的假关节样活动。但不完全性骨折或周围肌肉处于持续痉挛状态的患者,肢体异常活动可不出现或不明显。

3）骨摩擦音或骨摩擦感：是骨折断端之间互相摩擦时所产生的轻微音响及感觉。但在不完全性骨折或嵌插骨折时体征不明显，需靠影像检查确诊。

（4）实验室及其他检查：常规 X 线检查有助于对骨关节损伤作出进一步的诊断，而且对损伤治疗也具有重要的指导意义。CT、MRI 常用于某些诊断不明确的骨关节损伤性疾病。

（三）治疗原则

1. 复位　是将移位的骨折端恢复正常或接近正常的解剖位置，重新建立骨骼的支架作用。复位的时间原则上应当尽早，能在发生反应性肿胀之前复位效果最佳。如果肢体严重肿胀或皮肤出现张力性水疱时可暂缓复位，将患肢抬高 5～7 天，待反应性肿胀消退后再行整复。常用的复位方法有手法复位、牵引复位、机械复位以及切开复位等。

2. 固定　为保持骨折的稳定性，持续维持其复位后的位置直至彻底愈合，所采取的方法称为固定。固定的形式主要有两大类：①外固定：是指用于身体外部的固定方法，主要有夹板固定、石膏绷带固定、外展架固定等。②内固定：是指通过手术将固定物直接作用于骨折段，从而达到解剖复位和相对固定要求的方法，主要有闭合整复经皮穿针内固定、手术切开复位术等。

3. 功能锻炼　功能锻炼是骨折治疗和护理的重要环节，也是骨折愈合的一个重要因素。通过适宜的功能锻炼可以促进血液循环，消除肿胀，防止肌肉萎缩、关节粘连、关节囊挛缩等并发症，有利于骨折尽早愈合。骨折早期（伤后 2 周内）应保持功能位置，以患肢肌肉的主动舒缩活动为主；骨折中期（骨折后 3～6 周）除继续增强患肢肌肉收缩活动外，逐步恢复骨折部上下关节的活动，并逐渐由被动活动转为主动活动，如肩、肘关节的活动，下肢抬腿活动等；骨折后期因骨折达到临床愈合，功能锻炼的主要形式是加强患者关节的主动活动和负重锻炼，使各关节迅速恢复正常活动和肢体正常力量，但功能锻炼不能影响骨折愈合。总之，功能锻炼应掌握由轻到重、从小到大、从少到多、循序渐进的原则，以促进骨折愈合，恢复肢体功能为前提，根据骨折部位、类型、骨折复位后的稳定程度来制定适宜的锻炼计划。

（四）骨损伤的救护

1. 心理护理　骨折由于发病突然，很多患者对疾病不了解，不能接受现实，加之剧烈的疼痛且恢复期较长，病人往往会产生恐惧、急躁、悲观等不良情绪。因此护理人员应根据患者的实际情况及病情发展的不同阶段有针对性地进行心理疏导，认真倾听患者主诉，评估患者心理问题，关怀安慰病人，耐心解释疾病发生的原因、治疗方法和康复过程，使病人了解和认识病情，树立战胜疾病的信心。

2. 病情观察　对于骨损伤的病人应严密观察肢体远端血液循环情况，包括皮肤色泽、温度、动脉搏动、毛细血管充盈时间、肢体感觉、活动度等，尤其是伴有血管损伤或骨筋膜室综合征的病人。对肢体包扎或石膏固定者，要经常检查包扎有无过紧，压力是否均匀，一旦患肢出现高度肿胀、张力性水疱或趾（指）端动脉搏动消失，护士应立即报告医生处理，并准确及时记录疼痛发生的时间和程度，为临床诊断提供重要依据。

3. 体位护理　骨损伤患者常由于治疗需要等原因而采取被迫体位，因此护理人员应根据患者病情需要并结合人体力学原理对患者进行动态的体位评估，从而对不同骨折部位、不同病程的患者进行有针对性的指导，如骨盆骨折的病人应取仰卧或侧卧位，严禁座位及患侧卧位;四肢骨折的病人应尽量抬高患肢,促进静脉回流;股骨颈骨折患者应穿丁字鞋,保持患肢呈外展中立位,防止足外旋和内收。

4. 饮食护理 合理饮食是促进骨折愈合的重要措施之一。骨损伤病人因创伤后全身各系统出现创伤性反应,加之活动受限,肠蠕动减慢进而出现食欲不振、便秘等表现,因此在食物的选择上既要营养丰富,又要容易消化,宜多食含纤维素多的蔬菜、水果、牛奶、米粥、面食等,忌食酸辣、油腻及刺激性食物,并做好患者家属的配合工作,注意食物调配和烹调技术,促进患者食欲,以满足机体对营养的全面需求。

5. 皮肤护理 压疮是骨损伤患者常见的并发症之一。因患肢制动,活动受限,局部受压部位血液循环受阻,尤其是骶尾部、枕部、足跟部等骨隆突处容易发生压疮。护士首先应评估患者发生压疮的所有危险因素,如意识障碍、营养不良、大小便失禁、活动受限等,判断其危险发生的程度,通过保持床单清洁平整、经常更换体位、局部按摩等措施预防压疮的发生,有条件者可应用气垫床、亲水性敷料等协同预防。

6. 预防泌尿系统感染 骨损伤病人由于行动不便,往往减少饮水量,以致尿排空减慢,或因留置导尿管而损伤尿道黏膜,发生泌尿系统感染。因此护士应做好健康教育,嘱病人尽可能自行排尿,向病人讲解多饮水的作用,避免因害怕疼痛而减少小便,鼓励每天饮水量≥2 000 ml,对必须留置导尿管者,应严格无菌操作,落实每天2次的会阴护理,保持引流通畅,避免受压扭曲,注意观察尿液的量及性质。

7. 预防肺部感染 骨折患者因需长时间卧床,容易发生坠积性肺炎,特别是老年人和心肺功能不全的患者。护士应严密监测患者的呼吸、体温以及咳嗽、咳痰等情况,指导患者做深呼吸运动,进行有效的咳嗽和咳痰;对上肢能活动的患者应鼓励其做扩胸运动以增加肺活量;加强口腔护理,保持口腔的清洁;维持适宜的病室温度和湿度;对痰液黏稠不易咳出的患者应加强翻身拍背,必要时予以雾化吸入,防止肺部感染。

8. 预防深静脉血栓和肺栓塞 严格系统地进行早期功能锻炼是预防这一并发症的主要手段之一。

9. 预防创口感染 有效的皮肤和伤口护理是保证骨折顺利愈合和人工关节置换成功的重要措施之一。注意保持皮肤的清洁、干燥,及时更换潮湿的衣物;注意观察伤口情况,保持创面干燥,如有渗血渗液应及时更换敷料;严密观测患者的体温,若体温持续升高、伤口疼痛加重者,应予以重视。

(五) 特殊护理

骨及骨关节损伤的特殊护理主要是牵引护理,它是利用外界的牵引力和对抗牵引力的作用,对肢体或躯干进行牵拉,以达到治疗和辅助治疗的目的。牵引既有复位又有固定作用,是一种简便有效的治疗方法,尤其是对于不宜手术的病人,可以通过牵引达到治疗目的。牵引可分为两大类:①直接(骨)牵引法是将钢针插入损伤骨的末端进行牵引的方法。虽然直接牵引需要在手术后进行,但牵引力较强,适合长时间进行。②间接(皮)牵引法是使用医用胶布粘贴于皮肤上进行间接牵引的方法。虽然牵引力较弱,但操作简便、安全。

牵引护理要点:①保持牵引的有效性,牵引装置舒适、安全,牵引方向、重量准确。②牵引时保持正确的肢体位置和身体位置,牵引绳与被牵引的肢体长轴成一直线,特别注意避免压迫腓总神经,防止发生足下垂。③密切观察血液循环情况,牵引过紧可产生压迫性缺血,以及肢体远端冰冷、发麻等循环障碍症状。④预防压疮的护理。⑤防止关节强直和肌肉萎缩。

第四节 多发性创伤、复合伤

一、多发性创伤

随着社会的发展,意外伤害和各种车祸的发生率逐年增高,多发性创伤病例显著增多,已成为创伤救治中的重点和难点。多发伤不是各种创伤单独的相加,而是一种对全身影响较大、病理生理变化复杂且危及生命的一种损伤。多发性创伤是指在同一外力作用下,机体有两处或两处以上解剖部位受到创伤,且其中至少有一处是危及生命的严重创伤,或并发创伤性休克。多发性创伤最常见的原因是交通事故伤,其次为坠落伤;最常见的受伤部位为四肢、脊柱骨折及颅脑伤,其次为胸部及腹部。

与多发性创伤概念相区别的有复合伤、多部位、多处伤。复合伤是指由两种以上不同致伤因素作用于机体造成的损伤,解剖部位可以是单一的,也可以是多部位、多脏器;多部位伤是指在同一解剖部位或脏器有两处以上的损伤;多处伤是指同一致伤因素引起同一解剖部位或脏器有两处以上的损伤;多系统伤指由单一致伤因素所致多个系统损伤,如严重肺损伤合并大血管伤,四肢骨折合并周围神经损伤等;联合伤指同一致伤因素所致的两个相邻部位的连续性损伤,如胸腹联合伤等。

(一) 病情判断

1. **受伤史** 多发性创伤具有病情严重复杂、脏器并发症多、治疗方案涉及矛盾多、预后较差等特征。因此在接诊此类病人时应迅速判断伤情,了解其受伤机制,有无昏迷史,使用药物和喝酒史等,根据致伤类型、伤员主诉等进行综合分析并作出诊断。

2. **临床表现**

(1) 生理紊乱严重,早期死亡率高。由于严重多发性创伤伤情危重,因此病死率很高,其可分为3个死亡高峰:第1死亡高峰,在伤后数分钟内即刻死亡,如脑干损伤、严重脑挫裂伤等;第2死亡高峰,出现在伤后数小时内,其主要原因为出血,如抢救及时,可大大减少并发症的发生,提高救治效果,此期是创伤急救的黄金时段;第3死亡高峰,出现在伤后数天或数周内,死亡的主要原因为严重创伤后引发的重症感染和器官功能衰竭。

(2) 伤势严重,病情变化快。严重多发性创伤损伤范围广、失血量大、休克发生率高。受神经—内分泌反应调控机制的影响,严重多发性创伤都伴有一系列复杂的全身应激反应,其反应程度不仅与创伤严重度有关,还受到创伤的性质、部位和受伤时情况的影响。这些复杂的应激反应,有时导致伤情变化极快,部分患者可在几分钟内死亡。

(3) 早期易发生严重低氧血症。严重多发性创伤早期低氧血症发生率可高达90%,尤其是颅脑创伤、胸部创伤者。根据临床表现可将低氧血症分为两型:①呼吸困难型:缺氧症状及体征较明显;②隐蔽型:临床缺氧体征不明显,仅表现为烦躁不安,如不注意低氧血症存在而盲目给予止痛药,将会加重呼吸衰竭。

(4) 早期诊断困难,容易漏诊。多发性创伤的特点之一是损伤部位多,且多数情况下是闭合伤和开放伤同时存在,专科医生知识面局限,极易发生漏诊误诊。

(5) 处理顺序上的矛盾多。多发性创伤由于损伤部位多,多个器官同时受累且伤情严重,因此,在救治顺序上存在着较为突出的矛盾。

(6)感染发生率高。严重多发性创伤导致机体免疫功能下降,特别是细胞免疫功能受到抑制,机体易感性增高。此外伤口污染严重、肠道细菌移位,以及各种创伤性监测及治疗导管的使用都会增加感染的发生率。

(二)多发性创伤的救护

多发伤伤情大多危重复杂,病人均伴有不同程度的休克,且多有隐匿性内在脏器的严重损伤,易造成漏诊。因此应依据患者病史、体检等简便快捷的方法,对其进行迅速、准确、有效地早期处理,预防多器官功能障碍综合征的发生,降低病死率。

1. 院前急救

(1)迅速、准确地评估伤情。多发性创伤的严重性不是单个系统或器官的数字累加,而是多个器官损伤互相影响、病理反应相互加剧的作用。因此,对多发伤患者要迅速准确地按照 A(气管通畅),B(呼吸运动、频率),C(循环状态、血压、脉率),D(意识状况、肢体活动)四个步骤判断伤势轻重,寻找致命性损害,按照先重后轻、先急后缓的优先原则处理危及生命的紧急问题。

(2)保持呼吸道通畅。严重多发性创伤的病人常伴有呼吸道梗阻,因此保持呼吸道通畅是现场急救的首要任务。当发现口腔和咽部有血凝块、黏液、碎牙、呕吐物和泥土等异物时应及时清除;当病人处于昏迷状态时应牵出舌头,将其头偏向一侧并及时充分给氧。如发生胸部穿透伤时应立即用大块敷料包扎胸部伤口,防止纵隔摆动;张力性气胸时应立即用粗针头穿刺排气,并及时行胸腔引流。

(3)尽早控制出血,处理原发病灶。多发伤常引起活动性大出血,造成短时间内血容量锐减而发生休克甚至死亡。因此及时控制出血、减轻缺血缺氧损害是成功救治多发伤的关键。急救过程中最有效的紧急止血法是加压包扎止血或止血带结扎止血,使用止血带时应注意时间不宜过长,连续时间最长不超过 4 小时,期间应每隔 30～60 分钟放松 1 次,每次1～2 分钟。对开放性骨折的出血伤口可采用加压包扎,夹板初步固定伤肢的方法。

(4)防止附加损伤。尽可能固定骨折的伤肢,以防止加重骨折部位软组织的损伤和出血。如发现有脊柱、脊髓损伤时,在搬运时应特别小心,尽量 3～4 人一起搬动,保持头部、躯干呈直线位置,以免造成脊髓继发性损伤。

2. 院内救护

(1)保持呼吸道通畅。首先保证伤员有通畅的给氧通道并及时充分给氧,可予以鼻导管或面罩吸氧,氧流量 3～6 L/min。对于连枷胸、肺挫伤、血气胸及严重失血性休克的患者,应及早行气管内插管或气管切开,使呼吸畅通,并给予简易人工呼吸器或呼吸机相接以行机械辅助呼吸。

(2)建立静脉通道,迅速补充血容量。严重多发性创伤多伴有失血性休克,均存在血容量不足和微循环障碍,故应根据患者意识、皮肤黏膜、脉搏、血压、尿量等情况尽快评估失血的程度,选择肘正中静脉、大隐静脉、颈外静脉等粗大血管穿刺,必要时建立 2～3 条静脉通道,以保证大量的输液输血通畅。输液遵循先晶后胶的原则,首选平衡液,并根据血压、中心静脉压、尿量随时调节滴速。

(3)控制出血,及时做好术前准备。通过敷料加压包扎是多发性创伤抢救中控制出血最有效的方法之一。而对于创伤引起的休克患者,如经短期抗休克而又无好转,为避免贻误抢救时机,应采取边补充血容量边急救或手术的治疗措施。

（4）注重心理护理。多发性创伤患者不仅随时可能发生生命危险,同时又面临着肢体伤残、外貌毁损等自我形象改变,他们在躯体和心理上都存在着严重的创伤。所以,应及时了解患者的心理状态,以高度同情心和责任心、从容镇定的态度、熟练的技术使患者及家属得到信任和安全感,减轻患者及家属的心理负担,保证抢救工作顺利进行。

3. 院内监护　严重多发性创伤经抢救或手术处理后,并不表明治疗已经结束,而是全身治疗的开始,应对伤员的呼吸、循环、肝肾功能等进行全面的监测,并根据结果及时修正治疗方案。

二、复合伤

复合伤是指机体同时或先后遭受两种或两种以上不同性质致伤因素的作用后所发生的复合型损伤。由于复合伤可造成多部位、多器官的损伤,伤情较复杂,症状可互相掩盖,且多合并休克及低氧血症,因此复合伤是战争以及各类自然灾害和事故死亡的主要原因。

（一）复合伤的分类

1. 放射复合伤　是指人体遭受放射损伤同时,又合并其他损伤。放射复合伤在核战争和核事故中较为常见,主要类型有放烧冲复合伤、放烧复合伤和放冲复合伤。其临床特点是经常出现各伤之间明显的相互加重作用,具体表现为休克发生率高、造血功能障碍突出、感染并发严重、物质代谢紊乱明显以及创伤愈合延缓。

2. 烧伤复合伤　是指人体同时或相继受到热辐射、热蒸汽、火焰、热液等因素所致的以体表组织损害为主的复合损伤。

3. 化学复合伤　是指各种创伤合并毒剂中毒或伤口直接染毒者称为化学复合伤。复合伤和中毒并存时两者相互影响、相互加重。

（二）复合伤的救护

1. 院前急救　立即使患者脱离危险区域,遵循先复苏后其他、先止血后包扎、先救治后运送的原则。现场急救时应密切观察伤员的神志、生命体征、瞳孔的变化;清除呼吸道分泌物,保持呼吸道通畅,对窒息患者可紧急行环甲膜穿刺;快速有效补充血容量,维持有效血循环;妥善处理伤口的同时做好初步检查及抢救记录,为院内急救奠定良好基础,以提高患者的生存率。

对放射复合伤者应迅速去除致伤因素,在伤情许可的情况下,立即行洗消处理。洗消的污水、污物要深埋;对烧伤复合伤者应尽快离开伤源,避免加重损伤,如为火焰伤者应立即扑灭身上火焰,迅速脱去燃烧的衣服,用洁净衣物或干净敷料遮盖伤面,保护好创面,减轻污染;化学复合伤者因其致伤程度与化学物质的性质、浓度、作用时间有关,故受伤后应立即将沾有化学物质的衣物迅速脱去,并用大量清水进行冲洗,尽可能去除创面上的化学物质,但如果是生石灰烧伤,则应先用干布拭去生石灰粉粒,再用清水冲洗,以免生石灰遇水产热,加重烧伤。

2. 院内救护

（1）全面评估,初步判断。复合伤患者入院时,病情往往异常紧急,大部分患者不能诉说病情或描述不清,因此接诊护士应立即对伤情的严重性作出正确的评估,包括患者的意识、瞳孔、呼吸、血压、四肢活动度等,以便实施进一步抢救工作。

(2)维持有效的循环血量。迅速建立2～3条静脉通道,尽快恢复有效循环血量,对穿刺困难的患者应立即进行静脉切开。在选择部位上,应避免在受伤的肢体建立静脉通路,以免输入的液体在损伤部位分流,加重损伤部位的充血水肿。如对于腹部严重创伤出血患者可选用颈外静脉、锁骨下静脉穿刺;头胸部外伤可选用大隐静脉。颈内静脉因离心脏最近,输入的液体能迅速进入体循环,达到增加有效循环的目的,因此是任何部位创伤的首选通路。

(3)保持呼吸道通畅。严重复合伤患者常伴有呼吸道梗阻,甚至窒息。护士应迅速清除呼吸道异物,及时吸净呼吸道分泌物,有活动义齿者取出义齿,保持气道通畅,必要时给予气管插管,呼吸机辅助呼吸。

(4)严密观察病情变化并做好记录。观察患者的神志、瞳孔、生命体征、尿量、皮肤黏膜色泽变化,及早发现休克早期症状。根据中心静脉压或尿量调整补液量及补液速度。

(5)防止各种并发症发生。如对于开放性骨折或大面积软组织损伤的患者,应及时适当给予固定、清创、止血等处理,以免在搬运后加重骨折或损伤血管、神经及感染等。严重复合伤的患者都要留置导尿管,以便及时观察尿量、性状,有利于病情观察和调整补液。对昏迷或不能诉说病情的患者,应评估有无空腔脏器的损伤,必要时进行手术治疗。

(6)放射性处理。由于放射复合伤有复合效应,因此其治疗方案既不同于单纯辐射损伤,也不同于单纯烧伤或创伤。放射损伤后机体对厌氧菌感染的敏感性增高,应及早使用破伤风类抗毒素做预防注射。疑有体内沾染的伤员,要测定血、尿、便的放射性。沾染后4小时可口服碘化钾100 mg。胃肠道沾染者可进行催吐、洗胃、缓泻等治疗,还可用药物促进沾染物排出。

思考题

1. 简述腹部损伤常见的临床表现及救护要点。
2. 简述多发性创伤常见的临床表现。
3. 简述脑脊液漏病人的主要护理措施。

(张　颖)

第九章 脏器功能衰竭

伴随着医学科学的进步,越来越多的急危重症患者可以耐受严重创伤、手术和感染等初步打击而存活下来,但是在随后的一周内,很容易出现呼吸衰竭、心力衰竭、肝衰竭、肾衰竭、消化道出血、弥散性血管内凝血等多器官的功能衰竭。因此,医务和护理人员必须对其有深入了解和研究,临床上须严密监测患者病情变化,并积极提高急救操作和护理能力,方能降低损失,挽救更多患者的生命和健康。

第一节 急性呼吸衰竭

呼吸衰竭(respiratory failure,RF)是由多种疾病引起的通气和换气功能障碍导致的缺氧伴有或不伴有二氧化碳潴留,而产生的一系列病理生理改变的综合征。呼吸衰竭有多种分类方法:根据二氧化碳是否升高,分为Ⅰ型和Ⅱ型呼吸衰竭(有低氧血症但二氧化碳分压正常或降低,称为Ⅰ型呼吸衰竭;低氧血症伴有二氧化碳潴留,称为Ⅱ型呼吸衰竭)。根据发病机制不同,可分为通气性和换气性呼吸衰竭;根据原发病变不同,分为中枢性和外周性呼吸衰竭;根据病程,分为急性和慢性呼吸衰竭。慢性呼吸衰竭继发于慢性呼吸系统疾病,起病徐缓,发展过程较长,机体逐渐产生一定的代偿能力。急性呼吸衰竭(acute respiratory failure,ARF)起病突然,发展迅猛,病人可在短时间内由于缺氧而死亡。本节主要讲述急性呼吸衰竭。

一、病因与发病机制

(一) 病因

1. **导致气管阻塞的疾病** 急性病毒、细菌性感染或烧伤、喉头水肿、急性哮喘发作或异物吸入等造成呼吸道阻塞,都可引起急性呼吸衰竭。

2. **中枢神经、周围神经传导系统以及呼吸肌肉系统疾病** 影响中枢神经系统的疾病如急性脑炎、脑肿瘤、颅脑外伤、脑血栓或脑出血等;影响周围神经传导系统及呼吸肌的疾病有脊髓灰质炎、颈椎外伤、重症肌无力、有机磷农药中毒、安眠药中毒或吸入有害气体、溺水和电击等。

3. **胸壁胸膜疾病** 胸部外伤、手术损伤、气胸和急剧增加的大量胸腔积液等都会影响胸肺扩张,从而降低换气的有效性。

4. 肺组织疾病　重症肺炎、重度肺结核、肺叶切除、急性肺栓塞、严重急性呼吸功能综合征(SARS)、成人呼吸窘迫综合征(ARDS)等疾病均可造成有效气体交换面积减少,出现缺氧或二氧化碳潴留。

(二) 发病机制

导致急性呼吸衰竭的病理生理机制有几种,其中最主要的有肺泡通气不足、通气与血流比例失调、弥散功能障碍和其他原因。

1. 肺泡通气不足　正常空气里,健康成人肺泡通气量每分钟约为 4 L,上述病因致使病人呼吸停止或呼吸肌无力,肺泡通气不足,达不到正常氧气和二氧化碳的置换,从而降低呼吸功能。肺泡通气不足的机制主要有下列几点:

(1) 呼吸驱动力不足,如中枢神经系统疾患和安眠药中毒等。

(2) 呼吸泵功能障碍,如有机磷农药中毒和呼吸肌疾患等。

(3) 呼吸负荷过重,如死腔通气量增加等。

2. 通气与血流比例失调(V/Q)　正常肺泡通气量(V)为 4 L/min,肺血流量(Q)为 5 L/min,V/Q 为 0.8。V/Q 为 0.8 时可以发挥最佳气体交换效率;当 V/Q 比例>0.8 时,即通气过度而血流不足,气足血不足,进入肺泡内的部分气体无法与相应的肺血流进行交换,形成无效通气,也可引起低氧血症;当 V/Q<0.8 时,即血流充裕而通气不足,血足气不足,造成部分流经毛细血管的血流未经充分氧气和二氧化碳置换,产生静脉分流效应,带着低氧血返回左心,引起低氧血症。

3. 弥散功能障碍　肺泡内气体与毛细血管中血液之间进行气体交换是一个物理弥散过程,气体弥散的速度取决于肺泡毛细血管膜两侧的气体分压差、膜的面积、厚度、气体的弥散能力等因素,其中气体的弥散能力与其分子量、溶解度有关。肺水肿、肺不张、肺气肿等疾病导致肺泡毛细血管膜面积减少、厚度增加,继而影响气体的弥散。由于二氧化碳的弥散力是氧气的 20 倍,所以弥散功能障碍首先引起低氧血症。

4. 其他原因　如静脉血掺杂、吸入的氧分压降低等因素,也会引起低氧血症。

二、病情评估

(一) 临床表现

1. 呼吸困难　是呼吸系统疾病的主要症状,大多数病人会发生呼吸频率加快,鼻翼扇动,呼吸节律紊乱,呼吸肌疲劳无力,辅助呼吸肌运动增强,点头或提肩呼吸,胸腹矛盾运动等症状。缺氧严重或中枢神经和心血管系统功能发生障碍时,呼吸可变浅、变慢,甚至停止呼吸。

2. 发绀　患者口唇黏膜、甲床部位出现发绀,取决于缺氧的程度、血红蛋白量、心功能等因素的影响。一般氧饱和度低于 85%,即可观察到发绀。它虽是缺氧的典型表现,但由于患者血红蛋白含量、心功能状态和皮肤色素等因素的影响和受观察者的经验所限制,发绀不一定被发现。

3. 循环系统异常　轻度缺氧时心率加快、血压升高;严重缺氧时出现血压下降、心率变缓、心律失常、心室颤动以致心脏停搏。二氧化碳可使血管扩张,表现为皮肤温暖、潮湿多汗、浅表静脉充盈、血压升高、心排血量增大致脉搏洪大,严重二氧化碳潴留时血压下降。

4. 神经系统症状 由于急性呼吸衰竭时,缺氧或二氧化碳蓄积发生很快,对神经系统影响明显。急性缺氧可导致脑功能障碍,出现神志恍惚、烦躁、谵妄、癫痫样抽搐、昏迷甚至死亡等症状;轻度二氧化碳潴留表现为兴奋症状,如头痛、失眠、注意力不集中、烦躁、躁动等;严重的二氧化碳潴留将导致中枢抑制,引起"肺性脑病",出现神志淡漠、肌肉震颤、嗜睡甚至昏迷等症状。

5. 其他重要脏器的功能障碍 严重的缺氧和二氧化碳潴留对胃肠道、肝、肾等重要脏器的功能均有影响。对胃肠道的影响表现在可能出现呕血、便血等消化道出血症状;对肝功能影响表现为病人出现黄疸、肝功能指标异常等;对肾功能影响可发现尿中出现蛋白、血细胞,血液中尿素氮、肌酐含量升高等;急性呼吸衰竭常与其他重要脏器缺损同时或先后出现,但随着缺氧和二氧化碳潴留的及时消除和纠正,这些重要脏器的功能障碍有望恢复。

6. 水、电解质和酸碱平衡的失调 因严重低氧和二氧化碳潴留均伴随着酸碱状态的失常,代谢性和呼吸性酸碱失衡可同时出现。缺氧而通气过度可发生急性呼吸性碱中毒;急性二氧化碳潴留可表现为呼吸性酸中毒。同时,严重缺氧时无氧代谢引起乳酸堆积,肾脏功能障碍使酸性物质不能排出体外而导致代谢性酸中毒,继而钠泵功能受损,钾离子向细胞外溢出,钠、氢离子进入细胞内,造成高钾血症和细胞内酸中毒。

(二) 辅助检查

1. 肺功能检查 除血气分析外,其他一些呼吸生理功能指标测定也能帮助诊断呼吸衰竭(表 9-1)。

表 9-1 呼吸衰竭时的呼吸功能测定

呼吸功能	前驱性呼吸衰竭	呼吸衰竭
FEV_1(ml/kg 体重)	<10	<8
TV(ml/kg 体重)	<5	<3
$P_{(A-a)}DO_2$($FiO_2 = 1.0$)(mmHg)	100~200	>200
最大吸气口腔闭合压(mmHg)	<18.2	<14
V_D/V_T(%)	40~50	>50
Qs/Qt(%)	15~20	>20

注:此表引自周秀华主编的《急危重症护理学》第二版,人民卫生出版社,2006.

2. 血气分析 因为严重低氧血症是主要特点之一,血气分析是诊断呼吸衰竭的主要指标。因动脉血能反应肺泡气与肺循环密切配合的综合功能,临床常取动脉血做血气分析。动脉血氧分压(PaO_2)< 60 mmHg,二氧化碳分压($PaCO_2$)正常或降低,为 I 型呼吸衰竭;若同时伴有 $PaCO_2$ >50 mmHg,为 II 型呼吸衰竭。

3. 影像学检查 对确定呼吸衰竭诊断和病因一定的帮助作用。在损伤期,X 线胸片无阳性发现;在相对稳定期,X 线胸片可见肺纹理增多、模糊和网状浸润影,提示肺血管周围液体急剧增多和间质性水肿;在呼吸衰竭期,X 线胸片可见两肺有散在斑片状阴影或呈磨玻璃样改变,可见支气管充气特征;在终末期,X 线胸片示融合成大片状浸润阴影,支气管充气征明显。

三、救治与护理

(一) 救治原则

急性呼吸衰竭是需要立即抢救的急症,短时间的耽误、延迟救治都可使脑、肾、心、肝等重要脏器因严重缺氧而造成不同程度损伤,所以救治需迅速果断给氧,及时找寻诱因并予以纠正。

1. 保证呼吸道通畅 呼吸道通畅是恢复正常呼吸的必要条件。对有意识的病人采取半卧位,以利于呼吸;对意识不清的患者,要帮助患者采取侧卧位,颈部后仰,抬起下颌,畅通呼吸道,并警惕呕吐物堵塞气管造成窒息。

2. 氧气治疗 氧疗是有效的纠正缺氧的方法。对 I 型呼吸衰竭,即氧气不足、二氧化碳正常者,采用高流量 $4\sim6$ L/min($30\%<FiO_2<50\%$)吸氧,可用鼻导管或氧面罩,但注意监测氧气饱和度,防止氧中毒;对 II 型呼吸衰竭,即氧气不足、二氧化碳潴留者,采用低流量 $1\sim2$ L/min 吸氧(FiO_2 控制在 30% 以下)。由于低氧是对 II 型呼吸衰竭病人的呼吸中枢的直接驱动力,使用高流量氧气只会降低呼吸驱动力,将使二氧化碳潴留更趋严重。

3. 机械通气 机械通气可以保证适合患者代谢所需的肺泡通气量、纠正低氧血症的有效办法。目前的通气机有多种类型,多采用气道正压通气。可以根据病人的病情,分别设置容量、压力、时间和流量等指令,有控制型(CMV)和辅助型(AMV)、间歇指令通气(IMV)和同步间歇指令通气(SIMV)、呼气末正压通气(PEEP)和持续气道内正压通气(CPAP)、全部呼吸支持和部分呼吸支持之分,有效选用合适的机械通气,尽量选用符合生理特征、利用患者现有呼吸功能的方法。使用机械通气要及时并在病情好转时尽早撤机,以锻炼病人的自主呼吸,防止通气机并发症,如气压伤和对循环血流的干扰等。

4. 应用呼吸兴奋剂 呼吸兴奋剂可使用于轻度呼吸衰竭,刺激呼吸中枢,但对心功能不全、ARDS 等患者慎用。

5. 辅助治疗 通过调换有利于清理痰液的体位,如半卧;结合胸部物理治疗,如从病人背部轻拍,利用震动帮助病人排痰;给病人适当的饮水,氧气超过 4 L/min,需加湿吸氧;提醒病人频繁练习深呼吸并主动咳嗽,以清理气道;如有支气管痉挛者,可给予支气管扩张剂。

针对呼吸衰竭的抢救措施只是对症处理,呼吸衰竭的最终纠正还依靠病因的解除。

(二) 护理

1. 常见护理诊断和问题与护理目标(表 9-2)

表 9-2 常见急性呼吸衰竭的护理诊断和问题与护理目标

护理诊断和问题	护理目标
(1) 不能维持自主呼吸	(1) 病人呼吸困难缓解,发绀减轻或消失
(2) 清理呼吸道无效	(2) 呼吸道通畅,痰鸣音明显减少或消失
(3) 语言沟通障碍	(3) 能与医护人员有效沟通,积极配合治疗与护理工作
(4) 潜在并发症:水、电解质平衡紊乱,休克等	(4) 没有发生各种并发症
(5) 焦虑	(5) 情绪稳定

2. 护理措施

（1）一般护理

1）病房管理：保持室内安静，空气清新，温度适宜（温度 18～24℃，湿度 60%～78%），并备好各种抢救物品，如呼吸机、气切包、插管箱、呼吸兴奋剂等。

2）保持呼吸道通畅：清除痰液，做好口腔卫生清洁；帮助患者适当饮水，稀释痰液；鼓励病人做深呼吸和有效咳嗽，调换体位，辅助排痰。

3）心理护理：给予患者和家属心理支持，解释治疗方式、过程和回答疑虑，以消除其紧张情绪。

4）营养支持：给予清醒患者高蛋白、高热量、易消化饮食。

（2）临床观察

1）给氧监护：监测检查脉搏、氧饱和度，对高流量给氧者防止氧中毒，对低氧流量者，关注给氧效果。询问病人是否吸烟及告知室内吸烟的危险性。对气管切开的病人，护理切口时采用无菌操作，控制感染。

2）做好生命体征和神经系统的监测：按医嘱时间监测呼吸、心率、体温、脉搏等体征，尤其是呼吸变化；观察有无头痛、神志和瞳孔的变化等神经系统障碍，并监测出入量，关注肾功能和电解质平衡。

3）机械通气患者的护理：上机前向病人及家属讲清呼吸机的功能及配合行为，提前商量使用人工气道后的交流方式，如手势或写字板的使用等；上机后观察病人反应，防止肺部感染和其他并发症；记录上机时间和设置参数，监测通气量，注意接口须紧密，保持呼吸机正常运转。

（3）用药护理：对使用呼吸兴奋剂的患者，注意其效果和不良反应；对使用肾上腺皮质激素者，加强口腔护理，防止口腔真菌感染；对静脉补液者，控制药物浓度和滴速，密切观察血钾和心电图变化。

第二节　急性心力衰竭

心力衰竭（heart failure，HF）是心排血量绝对或相对不足，不能满足组织代谢需要的一种病理状态。心力衰竭有几种分类：急性或慢性心力衰竭；左心衰竭、右心衰竭或全心衰竭；收缩性心力衰竭或舒张性心力衰竭。急性心力衰竭（acute heart failure，AHF）是临床上常见的心血管急症，以急性左心衰竭最为常见，发病迅速，以急性肺水肿、心源性休克、心脏骤停为主要临床表现，病情凶险，须立即抢救；右心衰竭多为慢性发展，急性右心衰竭比较少见，常继发于急性大面积肺栓塞、急性右室心肌梗死或急性左心衰竭。本节主要讲述急性左心衰竭。

一、病因与发病机制

（一）病因

急性心力衰竭指由于某种因素，使心肌收缩力短期内明显降低或心室负荷明显增加，导致心排血量急剧下降，体循环或肺循环压力急剧上升的临床综合征。一般为原代偿阶段的心脏由某种诱因突然诱发,以左侧心力衰竭为主,虽有心率增快等交感神经张力增高的表现,但代偿作用有限,心房或心室扩大不明显,临床表现为急性肺水肿、心源性休克或心搏骤停,应进行抢救性治疗。病因主要有以下几种。

1. 急性弥漫性心肌损害　如急性广泛性心肌梗死、急性弥漫性心肌炎、急性心肌缺血等,随着病情快速发展,大量心肌细胞发生水肿、坏死,丧失正常的舒缩功能,就会直接导致急性心力衰竭。

2. 急性左心室后负荷过重　多发生于急性高血压、严重的主动脉瓣膜狭窄、心房黏液瘤或血栓堵塞瓣膜口、梗阻性肥厚型心肌病等疾病。当突然导致心脏流出道梗阻时,后负荷骤然增高。

3. 急性左心室前负荷过重　如当静脉输血、输液过多过快,急性瓣膜穿孔、瓣膜关闭不全、心内膜炎或某些先天性心脏病发作时,都可以导致左心前负荷过重。

4. 心室充盈受限　如急性心脏压塞、限制性心肌病、缩窄性心包炎等都会使心室舒张功能障碍,影响心室充盈,使心排血量降低。

5. 严重心律失常　如发作较久的快速性心律失常或重度心动过缓等,使心脏丧失有效的射血功能。

(二) 发病机制

由于左心室排血量急剧下降,导致左心室舒张末压升高,左心房、肺静脉及肺毛细血管压力也随之升高,继而血管内液体被迫漏入肺组织间隙,形成急性肺淤血或肺水肿。又由于左心室排血量不足,造成低血压和心源性休克,不能满足机体对氧的需要。

二、病情评估

(一) 临床表现

主要为急性肺水肿和心排血量降低引起的临床表现。起病急骤,患者突然出现呼吸困难,每分钟呼吸可达 20~30 次。

1. 急性肺水肿　病人表现为突然出现的呼吸困难,被迫坐起呼吸,重者可出现哮鸣音,呼吸频率增快,口唇发绀,手脚湿冷,甲床变青,肤色变灰。脉搏快速虚弱,颈静脉可能扩张。病人随后可能会不停地咳嗽,吐出粉红色或含血丝的痰液。肺动脉瓣区第二心音亢进,心尖部第一心音低钝,严重时可听到收缩期杂音和舒张期奔马律。

2. 意识改变或晕厥　早期因交感神经兴奋,血压可升高,随病情持续病人出现少尿,以及烦躁不安、意识模糊或神志不清。由于心排血量降低引起脑部缺血而发生的短暂意识丧失。

3. 心跳骤停　表现为心音消失,脉搏摸不到,血压测不出,意识丧失,呼吸停止,瞳孔散大。

(二) 辅助检查

1. X 线检查　胸部 X 线检查对左心衰竭的诊断有一定辅助作用。不仅可检测心脏的大小、形态变化,还可检测肺部变化。心力衰竭的早期可见肺间质淤血产生的克氏 A 线和克氏 B 线。病情进展至肺泡水肿,将出现以肺门为中心的"蝴蝶状或翼状"大片云雾阴影;重度肺水肿可出现大片绒毛状阴影,肺尖、肺底及肺野外围部分清晰。

2. 动脉血气分析　因急性肺水肿直接影响呼吸功能和气体弥散,血气分析也是检测功能障碍的有效指标。因二氧化碳的弥散力是氧气的 20 倍,故病情早期血气为低氧血症及微循环不良导致的代谢性酸中毒,低氧引起呼吸加快,导致过度通气,二氧化碳分压反而降低;病情晚期,病人呼吸肌无力或神志改变时,二氧化碳分压可能升高。动脉血气分析对早期肺水肿诊断帮助不大,但可用来观测疗效。

3. 血流动力学　它对早期急性心力衰竭的发现和治疗有很大作用。急性左心衰竭时,肺毛细血管楔压(PCWP)、左心室舒张末期压(LVEDP)升高,心排血量(CO)、心脏指数(CI)、射血分数(EF)降低。其中肺毛细血管楔压和左心室舒张末期压是监测左心功能的敏感指标。

4. 心电图　心电图可以确定心脏节律,帮助确定急性心力衰竭的病因并评价心脏的负荷情况。心电图可以描述出急性左/右心室或左/右心房劳损、心包炎等。12 导联心电图和持续心电监护可以发现心律失常。

5. 超声心动图　是评价心功能和心脏结构改变的重要工具。可以评价衰竭心室的收缩和舒张功能变化的程度;发现心脏瓣膜结构、功能改变和心包病变;用来协助病因诊断和评价治疗效果。心力衰竭的病人往往出现左心房、左心室扩张,心室壁运动幅度减弱和左心室射血分数降低等。

三、救治与护理

(一) 救治原则

肺水肿像大多数并发症一样,预防胜于治疗。护士若能够在病人病情早发期及时诊断,并向医生汇报,将有着重要的意义。比如,在听诊病人心肺时,监测病人颈动脉,评估呼吸或周围水肿时能够及时发现问题。猛烈干咳、疲劳、重量突增、水肿加剧,以及活动的耐受性下降都有可能是肺水肿的先兆。防治肺水肿的首要任务是识别诱因。

急性肺水肿为急性左心衰竭的主要表现,是危及生命的急症,须争分夺秒地进行抢救。救治原则是减少心脏后负荷,增加心排血量并减少心肌氧耗;减轻心脏前负荷,降低左心房压和左心室充盈压,从而使极高的毛细血管压尽快下降,以便减少肺部渗出;增加左心室心搏量,以满足全身组织的氧气需求;减少循环血量和肺泡内液体渗入,以保证气体交换。具体措施有以下几种。

1. 正确体位　正确的体位有利于降低静脉血回流到心脏。病人采取直坐体位,腿下垂于床沿。这种体位直接快速降低回心血量,降低右心室的排血量,并且减少肺中血量。若无法直坐,可采取半坐位即上身抬起。

2. 氧气治疗　充足的供氧可以缓解血氧过低和呼吸困难,并增加心肌及其他脏器的供氧量。急诊入院时采用高浓度、高流量给氧,病情稳定后鼻导管持续给氧。国外一般首先采用面罩吸氧,对呼吸衰竭现象严重或持续的病人采用连续正压氧气供给,必要的时候,会进一步采用气管插管或机械换气,换气机采用呼气末加压呼吸给氧,这样有助于降低回心血量,减少液体由肺毛细血管渗入到肺泡,减少破碎气道内的泡沫,也有效地阻止呼气时肺泡萎缩,从而改善换气功能。供氧时须密切关注血氧饱和度,可由无创监测结合动脉血气监测。患者持续高浓度吸氧后,防止发生氧中毒征象。氧中毒具体特征大致如下:衰弱无力、恶心、呕吐、干咳、胸骨后疼痛及抽搐等症状。

3. 药物治疗

(1) 使用吗啡(morphine)。急性左心衰竭的病人,呼吸困难、精神紧张、烦躁不安,既增加氧耗,又加重心脏负担,严重影响治疗效果,因此及时正确地使用镇静剂至关重要。吗啡是治疗急性肺水肿最有效的药物,皮下或肌内注射 5～10 mg,紧急时静脉注射 3～5 mg,可以起到镇静、降低紧张情绪、减慢心率、减少心肌耗氧的作用,同时它还具有扩张周围容量血管、减少回心血量、使血液由肺部转流到周围血液循环之中的药物功能。此外,吗啡还可以松弛支气管平滑肌,使通气功能改善。但要警惕该药物对呼吸的抑制作用。

(2) 利尿剂的使用也很常见。利尿剂可以促进盐和水从肾里排出。呋塞米(速尿)20～40 mg 静脉注射,在 10 分钟左右先出现血管扩张作用,至 15 分钟方发挥利尿作用,可维持 2 小时。血管扩张及利尿作用可迅速减少血容量,降低心脏前负荷,有利于肺水肿的缓解。其他静脉注射药物,如氨茶碱,血管扩张剂(硝酸甘油、酚妥拉明、硝普钠等),强心剂(洋地黄类和非洋地黄类),糖皮质激素(地塞米松、氢化可的松)等来缓解支气管痉挛,增强心肌收缩力,扩张外周血管。

在整个治疗过程中,应极力寻找并积极消除病因和诱发因素,如治疗肺部感染、控制高血压、消除心律失常等。

(二) 护理

1. 常见护理诊断和问题与护理目标(表 9-3)

表 9-3 常见急性心力衰竭的护理诊断和问题与护理目标

护理诊断和问题	护理目标
(1) 气体交换受损	(1) 病人缺氧症状改善
(2) 心排血量减少	(2) 乏力、心悸和少尿等症状减轻或消失
(3) 恐惧	(3) 情绪逐渐稳定
(4) 潜在并发症:洋地黄中毒	(4) 及时发现或不发生危险情况

2. 护理措施

(1) 一般护理

1) 体位选择:让患者采用卧床休息,以减轻心脏负担;帮助病人采取座位或半卧位,抬高床头或提供病人靠枕,以促进病人呼吸功能。

2) 病室管理:保持病室安静、清洁,避免各种精神刺激,给予完善的生活护理。

3) 饮食管理:病情较轻者可给予少盐食物,少食多餐;重者给予无盐、高营养、易消化饮食。

4) 心理支持:当病人呼吸困难时,会有紧张、烦躁不安,护士须提供心理安抚,鼓励病人镇定。护士首先保持镇定,与病人尽可能待在一起,耐心倾听病人的担心和顾虑,以平静、客观的态度释疑;做各项操作时须镇定、准确;抢救时动作迅速、沉着冷静,以减轻病人及家属的紧张情绪,提高其信任度,增加配合力。

(2) 病情观察

1) 测量生命体征和观察病情变化:按医嘱半小时测量血压一次,测量心率、呼吸数,记录每小时出入量。

2）吸氧护理：监测血氧饱和度，警惕氧中毒；注意保持鼻导管的通畅及鼻腔润滑和清洁。

3）对扩张型心肌病伴随心力衰竭的患者，要密切观察有无胸闷和心律失常的发生，严防猝死。

4）测量体重：每天测量体重，1～2天内突然增重，可警惕肺水肿。对不能起床的病人，采用卧床测量。保证每天同时间、穿类似重量衣物测量，以求准确。

（3）用药护理：监测药物反应。

1）病人使用吗啡时，严格监测呼吸，提防呼吸抑制、低血压和呕吐；出现问题及时汇报医生。

2）病人使用利尿剂时，提供床边坐式马桶椅；必要的时候，可采用导尿管，并严格记录出入量，注意电解质平衡。利尿药最好在上午使用，以免夜间尿量过多而影响休息。

3）对使用血管扩张药物的静脉注射者，要控制输液速度，使用ECG监测，频繁监测血压、呼吸和心率的变化，并注意观察周围血管注射局部有无外漏引起的组织坏死等。

4）对使用洋地黄之类的强心剂患者，严格按时间、剂量服用；注意有无中毒症状，如：恶心、呕吐、厌食、头痛、眩晕、失眠、视觉变化（如黄视、绿视）、心律失常等，应监测电解质变化及酸碱平衡，纠正低钾、低钙和酸中毒等。

第三节　急性肝衰竭

肝衰竭是由多种病因导致肝细胞大量坏死或肝功能障碍而导致的一种临床综合征。慢性肝衰竭（chronic hepatic failure，CHF）是由于病毒性肝炎、自身免疫型肝炎、酒精性及胆汁性肝硬化等原因，逐步造成肝细胞坏死、肝脏萎缩，并出现症状和生理改变。急性肝衰竭（acute hepatic failure，AHF）是原来没有肝病的病人，突然由于某种原因导致肝细胞大面积坏死或严重的肝功能损伤。对于急性肝衰竭的定义和分类，学者们意见不一，至今还无定论。大致有暴发性和亚暴发性之分；另外有超急性、急性和亚急性之分。其主要特点是死亡率高达60％～80％，病人迅速出现黄疸加深、氨基转氨酶升高、血清胆红素升高、凝血功能障碍、肝性脑病、肝肾综合征、肝脏缩小、脑水肿、肝臭等症状。近年来，由于注重此病的早期检出，加强危重监护与综合治疗和肝脏移植，病死率有很大的下降。由于急性肝衰竭发病快、死亡率高，医护工作人员一定要反应快速、动作灵敏、争分夺秒地抢救，预防病情更进一步恶化，以减少病死率。这一节我们主要讨论急性肝衰竭。

一、病因与发病机制

（一）病因

急性肝衰竭的病因复杂。欧美国家的急性肝衰竭主要是由药物引起。我国急性肝衰竭最常见的病因是病毒性肝炎（乙型最常见），其次是药物（如解热镇痛剂、抗结核药、四环素、砷剂等），以及肝毒性物质（如乙醇、四氯化碳和化学制剂等）。

（二）发病机制

暴发性病毒性肝炎的发病机制比较复杂，一是原发性损害，二是继发性损伤。原发性损害是指免疫病理反应造成大面积的肝细胞坏死,病毒本身的作用加重肝细胞损伤;继发性损伤是指在原发性免疫病理损伤的基础上,由于肝脏屏障受损,毒素通过肝脏加重肝细胞的损害。

肝性脑病的确切发病机制尚不清楚。普遍认为,肝性脑病的发病机制与肝细胞功能衰竭造成肝脏正常代谢功能丧失而使毒性代谢产物在血循环中堆积有关。肝衰竭时,不能及时清除并堆积在脑中的有毒物质很多,如氨、硫醇、内分泌的苯二氮、血清素等严重影响神经传递素水平和神经受体的传导作用,从而干扰脑神经功能。脑血流的自动控制功能受阻,造成无氧糖酵解和氧化压力加重。在这种情况下,神经星形细胞很容易肿大,造成颅内压增大。肝细胞大量变性坏死,对胰岛素的灭活能力下降,促进肌肉摄取支链氨基酸增多,使支链氨基酸与芳香族氨基酸的比例失调,血浆中的芳香族氨基酸进入脑内阻碍了脑神经的传导功能,发生脑功能障碍。

二、病情评估

(一) 临床表现

急性肝衰竭早期症状缺乏特异性,可表现为顽固性呃逆、恶心、呕吐等症状,然后出现类似急性黄疸型肝炎症状,病情在一周左右时间内迅猛发展,出现凝血功能障碍、低血糖甚至昏迷,病死率高,主要表现如下几种。

1. 黄疸 在短期内迅速加深,常每日增加 17.1 μmol/L 以上,血清总胆红素多高达 171 μmol/L 以上;黄疸持续时间长,黄疸出现后乏力、食欲不振等症状加重。

2. 凝血功能障碍 由于肝脏合成的凝血因子和血小板减少,出血倾向明显,可有皮下出血点、瘀斑、齿龈出血、鼻出血,甚至消化道出血、呕血或便血,情况严重时可危及生命。

3. 肝肾综合征 出现少尿或无尿,以及氮质血症、尿毒症、酸中毒、高钾血症等表现。如果急性衰竭经过治疗改善的话,肾衰竭会有所好转。

4. 肝臭 病人呼出一种类似粪臭味的气体。由于含硫氨基酸在肠道经细菌分解生成硫醇,且不能被肝脏代谢而从呼吸道排出。

5. 腹胀 由于内毒素导致肠麻痹(中毒性),腹部胀气明显。

6. 肝缩小 肝脏进行性缩小,以叩诊肝浊音界来检测肝脏的大小,进行性缩小即代表肝萎缩,表示肝脏有大块坏死,并可出现肝臭、扑翼样震颤,为发生肝昏迷的先兆。多数可有病理反射、脑水肿甚至脑疝的体征等。

7. 肝性脑病 部分学者认为这是判定急性肝衰竭的必备条件之一,可分为四期,早期为神经、性格改变,烦躁、谵妄、定向力障碍、计算力障碍、尖叫、抽搐、嗜睡,晚期出现昏迷。详细分期和症状见表9-4。

表9-4 肝性脑病临床分期

分期	意识水平	性格智力	神经系统体征	脑电图异常
一期	睡眠习惯改变,失眠	健忘、兴奋、易怒	扑翼样震颤	三相波(5 Hz)
二期	意识障碍	反应迟钝、行为失常	共济失调、腱反射增强	三相波(5 Hz)
三期	嗜睡	定向力障碍、幻觉	肌张力增加、巴氏征(+)	三相波(5 Hz)
四期	昏迷	神志丧失	浅昏迷同三期,深昏迷、无反射	δ波/慢波

8. 脑水肿　大部分病人可出现脑水肿,与肝昏迷症状相似,表现为昏迷、抽搐、呼吸不规则、瞳孔异常变化、血压持续升高、视乳头水肿等。

9. 其他症状　如呼吸衰竭、低血压、心律失常、继发感染和腹腔积液等。

(二) 辅助检查

1. 血常规检查　血液白细胞总数与中性粒细胞百分率增高。

2. 肝炎病毒检查　大部分病人可检测到乙型肝炎病毒,少数患者有甲、丙、丁、戊型病毒。

3. 肝功能检查　肝功能严重异常,主要表现胆碱酯酶活力明显降低、胆固醇降低,血氨增高及肝功能检查酶(转氨酶)胆(胆红素)分离现象。当"酶胆分离"现象出现时,即胆红素继续上升,转氨酶反而下降时,提示预后不良。

4. 凝血指标检查　凝血酶原时间延长(>15 秒),凝血酶原活动降低,血纤维蛋白原减少(<1.25 g/L),血小板减少(<50×10^9/L)。

5. 血生化

(1) 电解质紊乱,如低钾、低钠、低钙、低镁等改变。

(2) 由于低血糖与胰岛素灭活减少、肝糖原分解和糖异生减少,空腹血糖可<2.22 mmol/L。

(3) 血胆固醇降低是因为肝细胞脂肪代谢障碍,不能正常合成胆固醇。

6. 血气分析　早期因通气过度致呼吸性碱中毒,低钾可致代谢性碱中毒,肝肾综合征时出现代谢性酸中毒。

7. 氨基酸检测　肝衰竭时氨基酸代谢紊乱,氨基酸测定支链氨基酸(BCAA)/芳香氨基酸(AAA)< 1,可诱发肝性脑病。

三、救治与护理

(一) 救治原则

急性肝衰竭的治疗原则是加强支持治疗,预防和及时处理并发症,维持各脏器的最大功能,为肝细胞的再生赢得时间和条件。

1. 一般治疗

(1) 急性肝衰竭患者应转入监护病房,卧床休息,专医专护,防止交叉感染。

(2) 给予高碳水化合物、低蛋白和低脂饮食,保证每天 420～840 kJ 的热量和多种维生素供应,保持大便通畅。

2. 保肝治疗

(1) 细胞活性药物:如 ATP、CoA、肌苷等。

(2) 胰岛素-胰高血糖素疗法(G-I疗法):胰高血糖素 1 mg,普通胰岛素 10 u,加入 10%葡萄糖溶液 250～500 ml 静滴,每天 1～2 次,2 周为一个疗程。

(3) 促肝细胞生长素:可促使肝细胞再生,120 mg/d, 20～30 天为一个疗程。

(4) 10%门冬氨酸钾镁 40 ml 静脉滴注,有一定的褪黄作用。

(5) 前列腺素 E:具有改善肝脏微循环、稳定肝细胞膜等作用,可用前列地尔注射液,每天 20～40 μg。

3. 肝性脑病的治疗

(1) 乳果糖每次 5 g,每天 3～4 次,每天解软便 2～3 次为宜,可使肠道为酸性,防止氨的吸收。

(2) 灌肠:生理盐水清洁灌肠,白醋 30～50 ml 保留灌肠。

(3) 导泻剂:如 33％硫酸镁 30～60 ml/d 或甘露醇 25～50 g。

(4) 抗生素:口服新霉素 0.5 mg,每 6 小时一次,可抑制大肠埃希菌;甲硝唑(灭滴灵) 0.2 g,口服每天 4 次,可使肠道厌氧菌减少。

(5) 脱氨药物:临床上常用谷氨酸钠(60～80 ml/d)、谷氨酸钾(20 ml/d)、精氨酸和乙酰谷氨酰胺等药物来脱氨。谷氨酸钠和谷氨酸钾的用量根据血钠、血钾情况调节,并同时补充 ATP 和镁离子;精氨酸 15～20 g 加入生理盐水 500 ml 中静脉滴注,对肝性脑病碱中毒有一定作用;乙酰谷氨酰胺 1 000 mg 静脉滴注,适用于有水、钠潴留的患者。

(6) 复方氨基酸制剂:纠正支链氨基酸/芳香氨基酸比值异常,用支链氨基酸 500 ml 每天静滴来调整氨基酸代谢失调,促进神志改善。

(7) 采用血浆置换或血液透析,排除血中过剩的毒物代谢产物,补充外源性血浆。

4. 脑水肿的治疗 常用 20％甘露醇,每 4～6 小时一次快速静滴,每次 1～2 g/kg。

5. 维持水、电解质和酸碱平衡紊乱 通常病人每天液体入量为前一天出量加不显性失水 500～800 ml,如果病人有脑水肿或腹腔积液,都要适当调整。

6. 出血治疗 补充维生素 K_1 20～40 mg、维生素 C 3～5 g、新鲜血浆、纤维蛋白原、凝血酶原复合物等,预防应激性溃疡。若病人发生 DIC,先用肝素治疗,以患者 PT、aPTT 为依据决定肝素用量,保证其正常值的 1.5～2 倍。

7. 预防感染 使用有效抗生素预防消化道和肺部的感染。

通过药物治疗,控制病情发展,为肝细胞再生创造时间和机会。如果肝细胞广泛破坏,可考虑肝移植。

(二) 护理

1. 常见护理诊断和问题与护理目标(表 9-5)

表 9-5 常见急性肝衰竭的护理诊断和问题与护理目标

护理诊断和问题	护理目标
(1) 急性意识障碍	(1) 病人神志逐渐清醒,生命体征平稳
(2) 营养失调	(2) 维持基本营养,保持水、电解质和酸碱平衡
(3) 生活自理缺陷	(3) 未发生受伤等意外,能做到生活自理
(4) 皮肤不完整性受损的危险	(4) 皮肤保持完整、清洁
(5) 潜在并发症	(5) 不发生并发症或使其减少到最低程度

2. 护理措施 急性肝衰竭的护理目标是去除诱因、减轻症状,维持适当营养,保持水、电解质和酸碱平衡,预防或缓解感染出血、肝性脑病、肾衰竭等并发症的发生。

(1) 一般护理

1) 病房管理与体位选择:根据病因采取相应的隔离措施,安排安静、舒适的病房。患者应卧床休息以减少体能消耗,降低肝脏负荷;保持呼吸道通畅平卧,头偏向一侧,定时翻身、叩背、吸痰;有腹腔积液者取半卧位休息。

2) 饮食护理:给予高糖、低脂、丰富维生素、适量蛋白质(25 g/d)、易消化不刺激饮食,限制饮酒。有腹腔积液者应限制钠盐的摄入;有肝性脑病者可采用鼻饲流质喂食。

3) 心理护理:随时了解患者的心理活动,及时交谈与疏导,讲解有关疾病的发生、防止与治疗的知识,鼓励病人自己做力所能及的事情以提高自我评估。

(2) 临床观察:及时发现和汇报出血、肝性脑病、肝肾综合征和脑水肿等症状。

1) 重要生命体征监测,如呼吸、脉搏、血压、体温是否有大的变化。

2) 记录和观察 24 小时的液体出入量,保持肠道通畅,及时准确地留取标本送检,维持水、电解质及酸碱平衡。

3) 严密观察病情变化和神经意识的变化,检查瞳孔、知觉、触觉等神经传导功能,以及性格、行为的异常变化,意识清楚与否,或是否昏迷等。

4) 观察黄疸的程度,是否加深?

(3) 用药护理

1) 降氨药物的护理:临床常用的降血氨药物为谷氨酸钠和谷氨酸钾,但是对少尿、无尿、肝肾综合征或由组织细胞大量坏死而致高血钾者忌用谷氨酸钾,对水肿严重、腹腔积液及稀释性低钠血症者应尽量少用谷氨酸钠,运用精氨酸时不宜与碱性药物配用。

2) 灌肠法:可用丽珠肠乐,与白醋合用可保持胃肠道酸性;丽珠肠乐应保存在冷暗处,保留灌肠液温度宜低,不能加热。灌肠前一晚 22 时起患者禁食,灌肠前可用开塞露或其他缓泻药先清除肠道内粪便;灌肠完毕后嘱患者取右侧卧位,保留 1~2 小时,药物在结肠内停留时间越长越好,神志清醒者可做深呼吸。

(4) 预防护理

1) 由于病人容易出血,应严密监测凝血时间、凝血酶原时间;输液输血完毕后需长时间压迫穿刺点,以防瘀斑形成;若有出血和瘀斑,及时取血、查血型并配血备用。有消化道出血时按消化道出血护理。

2) 预防感染:感染是促进病情恶化的常见诱因,注意观察口腔、肺部、肠胃道体征,做好相关护理,防止感染。发生感染后遵医嘱使用抗菌药物。

(5) 健康教育:由病毒性肝炎所致肝衰竭者,应指导患者及家属做好消毒隔离工作,对家中其他家庭成员采取预防注射。叮嘱患者遵医嘱服药,禁用损害肝脏的药物。防止碰撞利器、墙壁、家具,用软牙刷、电动剃须刀代替手动剃须刀、擤鼻涕动作轻缓等防护措施,以防止不必要的受伤出血。

第四节　急性肾衰竭

急性肾衰竭(acute renal failure, ARF)是一组由不同原因引起的综合征,主要表现为肾小球滤过率(GFR)骤然下降、肾小管重吸收和排泄功能障碍而引起的水盐代谢紊乱、酸碱失衡、含氮代谢物尿素氮和肌酐积聚等现象。临床症状为少尿或无尿,面孔及全身水肿,严重时出现肺水肿、心力衰竭、昏迷甚至死亡。急性肾衰竭发病急,进展迅猛,机体来不及调整适应,患者可能会在短期内死于急性内部紊乱,一些病情严重者若不能得到及时治疗,将转为慢性肾衰竭。除根据尿量减少与否分为少尿型和非少尿型外,急性肾衰竭还习惯分为肾前性、肾后性和肾性三大类。

一、病因与发病机制

(一)病因

1. **肾前性急性肾衰竭**　又称肾前性氮质血症,主要由各种原因引起的血容量不足和循环衰竭所引起的肾血流灌注量不足而导致肾功能损害。主要原因如下:①心血管疾病,如严重心律失常、充血性心力衰竭、急性心肌梗死和主动脉瘤等;②各种休克,如出血性休克、感染性休克和过敏性休克等;③严重感染性疾病,如细菌性败血症、脓毒症、中毒性菌痢等。当肾血流灌注不足发生时,肾血管收缩,肾小球滤过率降低,原尿减少,流速减慢,对尿素氮、水、钠重吸收增加,从而引起血尿素氮、尿相对密度(比重)升高,而血肌酐仅稍高于正常,称为肾前性氮质血症。若及时地纠正血容量和肾血流灌注量不足,则肾功能将得到改善。但若休克严重或持续时间超过2小时以上,有可能导致肾小管急性坏死。

2. **肾性急性肾衰竭**　肾实质病变所造成的肾功能损害,急性肾小管坏死是急性肾衰竭的主要病因,如使用肾毒性药物、异常输血、重金属中毒等,占急性肾衰竭的75%~80%;其他的如由急性肾炎、急性肾间质炎症、恶性肾动脉硬化、严重高钙血症、高尿酸血症、多发性骨髓瘤等造成的肾小球和肾小管疾病。

3. **肾后性急性肾衰竭**　各种原因引起的急性尿路梗阻所致的肾功能损害,如由结石、血块、肿瘤、前列腺肥大、药物结晶、盆腔手术时误扎双侧输尿管等引起的尿路梗阻。如果能及时纠正梗阻,肾功能还有可能恢复。

(二)发病机制

急性肾衰竭的发病机制目前仍不很清楚,可能由多种原因所致,动物实验研究提示与肾小管及血管病变为发病基础。学术界主要有肾血流动力学改变学说、肾小管阻塞学说、肾小球回漏学说、肾小球通透性改变、钙离子内流和细胞内积聚、再灌注综合征等学说。其中,肾血流动力学认为,当肾血流量下降,肾内血流重新分布,表现为肾皮质血流量减少、肾髓质充血。肾小管阻塞学说认为肾小管损伤严重时,上皮细胞脱落,在管腔中形成管型,管腔被阻塞,造成肾小球滤过障碍;同时管腔内液体漏入肾间质,造成水肿,再次加重阻塞,降低肾小球滤过率。

二、病情评估

(一)临床表现

急性肾衰竭的典型临床经过分为少尿期(或无尿期)、多尿期和恢复期,有的病人并没有明显的三个时期,还有的尿量并不减少,称为非少尿型肾衰竭,预后较好。

1. **少尿期或无尿期**　属病情危急阶段,持续时间3天到数周不等,少尿期越短预后越好。少尿期常因急性肺水肿、高钾血症、上消化道出血和并发感染等导致死亡。主要症状如下:

1)少尿:24小时尿量<400 ml为少尿,<100 ml称为无尿。尿液相对密度(比重)增高,含钠量增加,含蛋白质、坏死的上皮细胞、红细胞和白细胞等。

2)水中毒:由于肾脏排水减少,如不控制水分摄入,则可发生水中毒。表现为全身水肿、体重增加、高血压、肺水肿、脑水肿,甚至抽搐、昏迷或心力衰竭而死亡。

3)电解质严重紊乱:①低钠血症,是由于饮水过多,呕吐,腹泻也会造成盐分丧失,补液中无钠盐或组织钠泵失灵,部分钠离子进入细胞内使血钠降低,但体内钠总量不少,称为稀释性低钠血症,表现为倦怠、头晕、神志淡漠。②低钙血症,是由高磷血症引起。由于酸中毒时血钙能保持一定水平,故不出现临床症状,一旦酸中毒被纠正,则可出现低钙性抽搐。③高钾血症,由于肾脏排钾功能受损,致使钾离子在血液中大量潴留而造成高钾血症(血清钾>5.5 mmol/L),表现为心跳缓慢、心律不齐,严重时可致心搏骤停,同时伴有烦躁、反应迟钝、手足感觉异常和肢体麻木等。

4)氮质血症:由于体内蛋白质代谢物不能从肾脏排出,受伤使体内蛋白质分解代谢旺盛,导致氮质血症,症状如恶心、呕吐、腹泻,重者嗜睡、昏迷乃至死亡。

5)代谢性酸中毒:由于酸性代谢物排出减少,肾小管泌酸和保存碳酸氢钠能力下降,导致代谢性酸中毒,也直接影响心脏功能。临床上表现为疲乏、心缩无力、血压下降、嗜睡甚至昏迷,并可加重高钾血症。

2. 多尿期　持续1～3周,尿量增加甚至超过正常,每天尿量达500 ml即预示进入多尿期;当每天尿量>2 500 ml时即为多尿。尿量增多是肾功能开始恢复的一个标志,但当每天尿量达3 000～5 000 ml以上,病人可能出现脱水、血压下降、低钾和低钠血症等。

3. 恢复期　多尿期后肾功能大约需要数月到一年的时间来恢复。当肾小管上皮细胞再生修复明显,尿量、血尿素氮、肌酐水平逐渐恢复正常,病人情况日渐好转。肾小管浓缩功能恢复较慢,尿相对密度持续低下很久,大部分病人肾功能可以恢复到正常水平,只有少数病人可遗留永久性肾功能损害。

非少尿型约占急性肾衰竭的40%,通常由肾毒性物质引起,肾脏损害较轻。每天尿量仍持续在500 ml以上,甚至1 000～2 000 ml。这种类型临床表现不明显,尿相对密度固定,并发症少,预后较好。

(二) 辅助检查

1. 血液和尿液检查

1)验血时可发现血肌酐、尿素氮在急性肾衰竭早期即可升高。血钾迅速增高,血钠、血钙降低。

2)尿液检查可发现尿色深,浑浊成茶色,尿蛋白为(+)～(++),镜检可见肾小管上皮细胞、颗粒管型、红细胞和白细胞等,当急性肾小管坏死发生时,尿相对密度降低且固定在1.010左右,若属于肾前性少尿时,尿相对密度>1.020。

2. B超检查　可测定肾脏大小及观察肾盂或泌尿系统的状况,有助于确定肾后性梗阻。一般显示双肾正常大小或明显增大,肾皮质回声增强或肾锥体肿大。

3. X线检查

1)逆行肾盂造影用于有可能梗阻性病变的病人可以鉴定。

2)肾血管造影适用于肾血管因素导致的急性肾衰竭的鉴别。

3)尿路平片可从肾影大小获知有无慢性肾疾患和输尿管结石梗阻。

4. 放射性核素检查　对鉴别和判断肾前缺血、肾后梗阻以及肾器质性病变有一定帮助。

5. 肾穿刺　对诊断不明或临床表现不典型的患者,可做肾活体组织检查。

三、救治与护理

(一) 救治原则

1. **一般原则**　消除诱因,积极治疗原发病症,迅速纠正休克,恢复有效血容量,缩短肾脏缺血、缺氧的时间。

2. **分期治疗**

(1) 少尿期

1) 严格控制饮水和输液量:输入量根据前日排出量,决定当日输入量。每日补液量(ml)＝前日液体排出量＋500 ml。排出量包含尿量、呕吐物、腹泻、粪便含水量及失血量等。摄入量则包括输入液体、饮水及摄入食物中所含水分。

2) 纠正酸碱、电解质紊乱:电解质紊乱、高钾是少尿的主要死因,应将血钾尽可能控制在安全范围内(3.5～5.5 mmol/L)。控制措施有:①限制钾的摄入量。②使用新鲜血而避免用库存血。③促进钾由细胞外向细胞内转移,临床上常用静脉推注 10% 的葡萄糖酸钙;5% 的碳酸氢钠静滴,纠正酸中毒(注意控制进液量和限制钠盐的摄入量);或滴注 50% 高渗糖＋胰岛素;应用钠型阳离子交换树脂口服或灌肠,使钠和钾在肠内进行交换,钾随树脂排出体外。④高钾血症严重时,需用透析疗法迅速纠正。

3) 营养支持:积极有效的营养支持有助于损伤细胞的再生修复,减少自身组织的分解,减少血尿素氮、肌酐的生成。

4) 对症处理:针对病人出现的心力衰竭、贫血、感染等采取对症处理。

5) 透析疗法:包括血液透析、腹膜透析和连续性肾脏替代治疗(下文将详细讨论)。凡药物保守治疗法无效,无法及时纠正严重电解质紊乱、酸中毒和血尿素氮时,或病情严重时,都应及早考虑使用透析法以拯救病人。

(2) 多尿期:由于尿量增多,防止脱水和电解质紊乱,如需要则补钠、补钾;加强营养、增强抗病能力,并及时治疗感染和消化道出血等并发症。

(3) 恢复期:避免使用肾毒性药物,定期检查肾功能和尿常规,适当注意营养,逐渐增加活动量。

(二) 透析疗法

透析疗法是抢救急性肾衰竭的最有效的方法,大大降低病人在少尿期的病死率。通过透析,可以迅速纠正高钾血症、高血压、氮质血症、酸中毒和清除体内积聚的毒素,使病情减轻,减少并发症,降低死亡率。急性肾衰竭常用的透析技术有血液透析、腹膜透析和连续性肾脏替代治疗。

1. **血液透析**　利用半透膜原理,将病人血液与透析液同时引进透析器(人工肾),在透析膜两侧呈反方向流动,借助膜两侧的溶质梯度、渗透梯度和水压梯度,通过扩散、对流、吸附清除毒素和多余水分,并补充所需物质。半透膜两侧溶液中的小分子物质如尿素、葡萄糖、电解质、氢离子等进行交换,以矫正水、电解质、酸碱不平衡和降低尿素氮。

2. **腹膜透析**　利用腹膜作为半透膜,向腹腔内注入配好的透析液,借助膜两侧的毛细血管内血浆及腹腔内透析液中存在一定的溶质梯度、渗透梯度,通过弥散和渗透原理以清除体内代谢废物和过多水分,同时由透析液中补充必要的物质。透析液温度应与体温相近为宜。

腹膜透析有多种方式,包括间歇性腹膜透析、持续性不卧床腹膜透析、夜间间歇腹膜透析和持续性环式腹膜透析、潮式腹膜透析等,根据病人具体病情、身体状况、生活习惯和喜好决定不同方式。腹膜透析比血液透析容易操作和控制,但放置腹膜透析管时应防止腹腔脏器的损伤、出血、液体渗漏和感染。腹膜炎比较常见,可排出浑浊呈云雾状透析液,症状有腹部疼痛、反跳痛、低血压甚至休克等。

3. 连续性肾脏替代治疗 传统的血液透析存在着血流动力学不稳定的缺点,不适合有些老人或病情严重且行动不便的病人使用,而连续性动静脉血液滤过可以在床边使用,占地面积小,携带方便,可以精确设置每分钟置换率,血流动力学稳定,溶质清除率高,水、电解质容易保持平衡,使用比较安全。

(三) 护理

1. 常见护理诊断和问题与护理目标(表9-6)

表9-6 常见急性肾衰竭的护理诊断和问题与护理目标

常见护理诊断和问题	护理目标
(1) 排尿异常	(1) 病人住院期间恢复正常排尿
(2) 体液过多	(2) 病人保持体液平衡
(3) 焦虑	(3) 病人情绪稳定,能主动配合治疗与护理
(4) 潜在并发症:高钾血症、代谢性酸中毒、水中毒和感染等	(4) 病人减少或不发生高血钾、感染等并发症

2. 护理措施

(1) 一般护理

1) 安排病人在安静、清洁的环境。

2) 鼓励病人尽量进食优质蛋白、高热量饮食;高钾血症者严格控制含钾食物。

3) 由于患者多卧床休息,防止压疮生成,需协助患者每2小时翻身一次,保持床单清洁和平整,用枕头垫在易受压处和骨突处。

4) 给予病人足够的心理支持,树立战胜疾患的信心。

(2) 病情观察

1) 少尿期:观察病情变化,监测水、电解质平衡,按病情做好各种护理记录。观察患者有无嗜睡、肌张力低下、心律不齐、恶心、呕吐等高钾血症,有异常立即通知医生。如发现患者有血压升高、头痛、呕吐、抽搐及昏迷等脑水肿,以及呼吸困难、粉红色痰液、肺部湿啰音等肺水肿表现,应及时报告医生。

2) 多尿期:观察有无脱水、低血压,以及血钾、血钠等电解质是否平衡。

(3) 血液透析病人的护理:透析前询问病人是否明白透析目的、过程和可能出现的情况,对不明白的患者报告医生答疑。嘱咐患者排尿、测量生命体征和体重,询问有无透析不良反应史。透析过程中注意无菌操作,建立血管通路,并妥善固定;观察病人反应,包括生命体征、意识的变化,观察头痛、低血压、过敏、失衡综合征等;观察设备运转是否正常;详细填写透析单。透析后观察病人反应、监测生命体征,防止出血。透析后2~4小时内避免各种注射、穿刺等侵入性检查。做好不良反应急救物品和药品的准备。

（4）腹膜透析病人的护理：操作过程中严格无菌操作原则；腹透液注入腹腔前加温至37℃；病人取仰卧位或半卧位，鼓励变换体位，增加肠蠕动；准确填写透析记录，记录透析液进出量及时间，记录出入量，并观察透析液的颜色；保持透析管引流通畅，观察局部有无渗血、渗液；观察病人有无腹膜炎、低血压等并发症的发生。

第五节　多器官功能障碍综合征

多器官功能障碍综合征（multiple organ dysfunction syndrome，MODS）是指由多种原因如创伤、烧伤、休克、感染或外科大手术等急性损伤引起的两个或两个以上的器官或系统同时或相继出现功能障碍的临床综合征。MODS 是创伤及感染后最严重的并发症，直接影响着严重创伤患者的预后，并且是外科 ICU 伤员最主要的死亡原因。由于发病率和病死率都很高的缘故，是当今医学领域的重大课题和研究热点。早在 20 世纪 70 年代，国外学者提出了"多器官衰竭"（multiple organ failure，MOF），经过多年的研究和对此综合征的认识，1992 年，美国提出了更名为"多器官功能障碍综合征"（MODS）。1995 年，中国医学界也将该 MOF 更名为 MODS。MODS 更强调这是一个不断发展的过程，而不仅仅是衰竭的结果。尽管医学界尚未有统一的定义，但基本上对它的特点有一个共同的认识：①原发致病因素是急性的病症；②致病因素不是导致器官功能受损的直接原因，而是诱导了机体内的某个环节，逐渐发展而来；③器官功能障碍是多发的、进行的、动态发展的；④受损的多器官功能是可逆的，若能及时地进行干预，功能有可能恢复。因此，重视 MODS 的早期诊断和治疗，可增加逆转 MOF 的可能性。

一、病因与发病机制

（一）病因

1. **严重损伤**　枪弹伤、多发性创伤、大手术创伤、大面积深层烧伤等严重损伤都有可能出现心、肺、肝、肾等多脏器功能障碍。如第一、二次世界大战中伤员死因多为休克复苏后出现的急性肾衰竭，而越战中美军伤员主要死因为急性呼吸窘迫综合征（ARDS）。因那时还没有产生 MOF 和 MODS 概念，没有对此做较深研究。

2. **严重感染**　各种类型的严重感染都有可能诱发 MODS。创伤、术后医院内感染以及免疫抑制病患者身上出现的腹腔感染（如出血性坏死性胰腺炎、化脓性梗阻性胆管炎和急性腹膜炎等）、重症肺炎、败血症或脓毒血症都很容易导致 MODS 的发生。据统计，MODS 继发于腹腔感染病灶占首位，特别是腹腔内脓肿和急性坏死性胰腺炎等感染更容易诱发心、肺、肝、肾等重要脏器的衰竭。

3. **休克**　重要脏器常因循环血液灌注不足造成缺氧、缺血和代谢毒性物质积聚而不能发挥正常功能，继而造成主要脏器功能受损，尤其是大出血引起的休克更易造成 MODS 的发生。当休克复苏后，由于血流的再灌注而产生大量氧自由基，从而导致 MODS 的发生。

4. **大量输液、输血及药物使用不当**　超量输液可使心脏负荷增加，严重时能引起急性左心衰竭、肺水肿；大量输血后微小凝集块可能造成心、肺、肝、肾功能障碍，凝血因子消耗导致的缺乏又会增加大出血的可能性；去甲肾上腺素等血管收缩药物的大量使用，加重了微循环障碍而使组织灌注不良、缺血缺氧;长期大剂量激素的使用有抑制正常免疫力、造成应激性溃疡出血和继发感染等不良反应;滥用抗生素也能引起肝、肾功能受损和菌群泛滥等严重后果。

5. 其他　心脏、呼吸系统骤停、呼吸机高浓度吸氧、严重失液、妇产科急症、组织坏死、血栓或血液透析等也有可能导致 MODS 的发生。

(二) 发病机制

MODS 的发病机制十分复杂,涉及全身多个系统,目前尚未完全阐明,学说众多,还没有一个统一定论,主要有炎症失控假说、微循环障碍假说、缺血-再灌注损伤假说、肠道细菌易位假说、两次打击假说等理论。下面将一一叙述。

1. 炎症失控假说理论　由于机体受到创伤、休克或感染刺激而产生的炎症反应过于强烈以至于失控,从而损伤自身细胞的结果。炎症反应是机体的重要防御反应,但在一定条件下又可造成损失。创伤后机体产生大量刺激物(如氧自由基、细菌、内毒素、凝血因子、坏死细胞、抗血抗原复合体和补体等),使机体中的炎症或参与免疫反应的细胞(如中性粒细胞、淋巴细胞、单核-巨噬细胞、血小板以及内皮细胞)释放出大量化学介质和生物活性物质(氧自由基、溶酶体酶、细胞因子和胺、肽类等物质)。这些炎性介质直接作用于循环、呼吸、代谢和凝血等系统来攻击和破坏靶物质,并使机体全身出现全身炎症反应,这种炎症反应在本质上是机体抗病的一系列保护性反应,但由于个体的差异,它也对机体造成不同程度的损伤。机体反应强烈的病人可能会出现凝血、纤溶异常、血管张力失控和心肌抑制等不良反应,从而导致全身内环境紊乱。最终发展到多器官障碍甚至于多器官衰竭。

2. 微循环障碍假说理论　严重创伤、休克和感染等均可导致有效循环血量不足,心排血量降低,组织灌注不足,使心、脑、肺、肾、肝等重要器官缺血、缺氧,交感肾上腺素系统兴奋,腹腔内脏血管收缩、炎症介质释放,启动内源性和外源性凝血系统,导致微循环障碍。微循环处于淤血状态,出现血栓和代谢性酸中毒。由于组织器官严重缺氧及酸中毒,既可以损伤血管内皮细胞功能,血管舒张功能障碍,又使血管通透性增加,造成广泛组织水肿,破坏细胞溶酶体的稳定性,导致溶酶体膜破裂释放溶酶而使细胞自溶坏死,最终导致重要脏器功能障碍甚至衰竭。

3. 缺血-再灌注损伤假说理论　此种假说与"自由基学说"有相通之处。当心肺复苏、休克控制时,血流动力学得以改善,缺血器官获得再灌注,氧自由基大量释放引起血管内皮细胞肿胀,管腔狭窄或闭塞,使再灌注转为少灌注或无灌注,造成组织利用氧能力下降,继而发生变性坏死,发生"再灌注综合征"(reperfusion syndrome);再灌注时还有一部分毛细血管甚至小动脉仍被血栓封闭,这些血管无法为缺血细胞供氧,发生"再灌注缺血"。继而细胞线粒体内呼吸链受损,氧自由基泄漏,中性粒细胞激活后发生"瀑布样"效应,产生大量自由基;同时,"再灌注"时使细胞内钙离子超载,钙离子依赖性酶激活,次黄嘌呤经黄嘌呤氧化酶作用分解生成尿酸,同时产生氧阴离子,这种氧自由基作用于血管内皮细胞,造成内皮细胞的氧化性损害。随之,内皮细胞损伤释放氧自由基、血小板活化因子、多形核白细胞相关的内皮细胞相互作用导致毛细血管渗出,使组织进一步损害引起水肿,最终全面损害组织和细胞造成多器官衰竭。

4. 肠道细菌易位假说理论　这种理论推测是肠道细菌和毒素的易位导致了 MODS。因为胃肠道是体内最主要的细菌库,大量抗生素的使用破坏了菌群的平衡。当严重创伤、感染、休克发生时,胃肠道对缺氧缺血又非常敏感,在很短时间内就会造成肠上皮细胞损伤,破坏了肠道的屏障功能,肠道内的细菌和内毒素借机侵入体内,形成了肠源性菌血症和内毒素血症,使机体迅速产生大量的刺激物和细胞炎症介质,加剧并使全身炎症反应持续不断地发展。有人认为,在严重创伤的患者,肠道细菌易位是 MODS 发生的始发因子。

5. 两次打击假说理论 第一次打击是指原发性的创伤、休克等致伤因素;在该次打击时,虽然各种免疫细胞及其多种炎症介质参与了早期的炎症反应,这次的反应是初始化的。如果病情平稳,炎症反应可能会逐渐消退,损伤的组织也得以逐渐康复。但如果再次出现感染、创伤或休克等致伤因素时,则成为第二次打击。因为第一次打击后,炎症细胞被激活,处于待发状态;当第二次打击来临时,即使打击不是重创,炎症应激反应就会被夸张地放大,导致炎症反应成倍加剧并释放超量的细胞和体液介质,这种反应导致"二级"、"三级",甚至多级的"瀑布样"反应(cascade)。这种失控的炎症反应不断发展,直至导致组织损伤和器官功能障碍。两次打击假说的提出,进一步强调了感染、创伤后期治疗以及炎症反应的重要性。如后期处理不当,后果比早期损伤更为严重,更具危害性。

二、病情评估

(一) 临床表现

MODS 的临床表现,因不同阶段、不同病因和个体差异而异,表 9-7 概括了 MODS 重要器官和系统的主要病理生理变化和临床表现。

表 9-7 MODS 的主要病理生理变化和临床表现

受累系统/脏器	主要病理生理改变	临床表现
呼吸系统	内皮细胞损害; 支气管收缩,肺血管收缩; 肺毛细血管渗漏; 肺间质水肿; 通气-血流比例失调	呼吸缓慢或急促,呼吸困难,喘息样呼吸,胸片提示弥漫性浸润;血气分析:$PaO_2 < 60$ mmHg,$PaCO_2 > 45$ mmHg;代谢性酸中毒,呼吸性碱中毒,或代谢性酸中毒合并呼吸性碱中毒,肺顺应性降低,顽固性发绀
心血管系统	心肌缺血; 心肌收缩力降低	心动过速,平均动脉压<70 mmHg,顽固性心律失常,肺动脉楔压<20 mmHg,中心静脉压<8 mmHg;心排血量:早期>8 L/min,晚期<4 L/min;心脏指数:早期>4 L/m²,晚期<2.5 L/m²;皮肤苍白,早期温暖,后期湿冷;心尖部收缩期Ⅲ级杂音
血液系统	大量消耗凝血因子;血液成分的改变:未成熟细胞明显增加	有出血倾向、瘀点或瘀斑、全身出血迹象;易感染;鼻子、牙龈出血;头痛;腹泻或便秘;尿量改变。实验室检查:PT>正常的 25% 以上,aPTT>正常的 25% 以上,纤维蛋白原降低,血红蛋白和血细胞比容降低,血小板计数<100×10⁹/L,白细胞:早期<10×10⁹/L,后期<5×10⁹/L,纤溶酶原降低
肾	内皮细胞损害; 肾血管收缩; 微血栓所致肾缺血; 肾间质水肿	少尿或无尿,血浆胶体渗透压>295 mmol/L,肌酐清除率<30 ml/min,尿钠和尿相对密度与功能损害类型有关。肾前性:尿钠<20 mmol/L,尿相对密度>1.020;肾性:尿钠>30 mmol/L,尿相对密度<1.010。实验室检查:血肌酐>7.1 mmol/L 或较正常增高 1 倍,血尿素氮>176 mmol/L,血钾>5 mmol/L,磷酸盐>4.5 mmol/L,钠<130 mmol/L,钙<8.5 mmol/L,镁<1.5 mmol/L

受累系统/脏器	主要病理生理改变	临床表现
胃肠道	胃肠道缺血； 溃疡形成； 内脏血流减少； 细菌易位	食欲减退,恶心,呕吐,应激性溃疡,肠梗阻,便秘,腹泻,呕血,黑便,潜血实验阳性,黄疸,实验室检查:胆红素>2.0 mmol/L,乳酸脱氢酶,丙氨酸氨基转移酶>正常50%以上,清蛋白<28 g/L,早期高血糖,后期低血糖
神经系统	脑缺血； 脑出血； 脑血管扩张； 脑灌注压降低	意识改变,头痛,Glasgow 昏迷评分<6 分,颅内压>15 mmHg,呼吸抑制,体温过高或过低

注:此表引自王银燕主编的《急救护理学》,郑州大学出版社,2006.

(二)器官功能障碍的诊断标准

随着人们对 MODS 的研究和认识不断加深,它的诊断方法和标准也在不断地变化和发展。迄今为止,国内外尚无统一的器官功能障碍的诊断标准。我国在 1995 年的全国危重病学术庐山会议上,通过了关于 MODS 的诊断评分标准(表 9 - 8)。

表 9 - 8 MODS 病情分期诊断及严重程度评分标准(庐山会议标准)

受累脏器	诊断依据	评分
外周循环	无血容量不足；MAP 60 mmHg；尿量 40 ml/h；低血压时间持续 4 小时以上	1
	无血容量不足；MAP<60 mmHg,但>50 mmHg；尿量<40 ml/h,但>20 ml/h；肢端冷或暖；无意识障碍	2
	无血容量不足；MAP<50 mmHg；尿量< 20 ml/h；肢端冷或暖；多有意识恍惚	3
心	心动速升高；体温升高 $1℃$ ；心率升高 15～20 次/分；心肌酶正常	1
	心动过速；心肌酶(CPK、GOT、LDH)异常	2
	室性心动过速；室颤；Ⅱ°～Ⅲ°房室传导阻滞；心跳骤停	3
肺	呼吸频率 20～25 次/分；吸空气 $PaO_2 \leqslant 70$ mmHg,但>60 mmHg；$PaO_2/FiO_2 > 300$ mmHg, $P(A-a)DO_2(FiO_2)>25～50$ mmHg；X 线胸片正常(具备五项中的三项即可确诊)	1
	呼吸频率>28 次/分；吸空气 $PaO_2 \leqslant 60$ mmHg,但>50 mmHg；$PaCO_2 \leqslant 35$ mmHg；$PaO_2/FiO_2 \leqslant 300$ mmHg,但>200 mmHg；$P(A-a)DO_2(FiO_2)>100$ mmHg,但<200 mmHg；X 线胸片显示肺泡实变≤1/2 肺野(具备六项中的三项即可确诊)	2
	呼吸窘迫,呼吸频率>28 次/分；吸空气 $PaO_2 \leqslant 50$ mmHg；$PaCO_2 > 45$ mmHg；$PaO_2/FiO_2 \leqslant 200$ mmHg；$P(A-a)DO_2(FiO_2)>200$ mmHg；X 线胸片显示肺泡实变≥1/2 肺野(具备六项中的三项即可确诊)	3
肾	无血容量不足；尿量 40 ml/h；尿钠、血肌酐正常	1
	无血容量不足；尿量<40 ml/h, >20 ml/h；利尿剂冲击后尿量可增多；尿钠 20～30 mmol/L；血肌酐 176.8 μmol/L	2
	无血容量不足；无尿或少尿(<20 ml/h 持续 6 小时以上)；利尿剂冲击后尿量不增多；尿钠>40 mmol/L；血肌酐>176.8 μmol/L。非少尿肾衰竭者:尿量>600 ml/24 h,但血肌酐>176.8 μmol/L,尿相对密度≤1.012	3

受累脏器	诊断依据	评分
肝脏	SGPT>正常值2倍以上;血清总胆红素>17.1 μmol/L,<34.2 μmol/L	1
	SGPT>正常值2倍以上;血清总胆红素>34.2 μmol/L	2
	肝性脑病	3
胃肠道	胃肠胀气;肠鸣音减弱	1
	高度胃肠胀气;肠鸣音近于消失	2
	麻痹性肠梗阻;应激性溃疡出血(具备二项中一项即可确诊)	3
凝血功能	血小板计数<100×10^9/L;纤维蛋白原正常;PT及TT正常	1
	血小板计数<100×10^9/L;纤维蛋白原≥2.0~4.0 g/L;PT及TT比正常值延长≤3秒;优球蛋白溶解试验>2小时;全身性出血不明显	2
	血小板计数<50×10^9/L;纤维蛋白原<2.0 g/L;PT及TT比正常值延长>3秒;优球蛋白溶解试验<2小时;全身性出血表现明显	3
脑	兴奋及嗜睡;语言呼唤能睁眼;能交谈;有定向障碍;能听从指令	1
	疼痛刺激能睁眼;不能交谈,语无伦次;疼痛刺激有屈曲和伸展反应	2
	对语言无反应;对疼痛刺激无反应	3
代谢	血糖<3.9 mmol/L 或>5.6 mmol/L;血钠<135 mmol/L 或>145 mmol/L;血pH<7.35 或>7.45	1
	血糖<3.5 mmol/L 或>6.5 mmol/L;血钠<130 mmol/L 或>150 mmol/L;血pH<7.2 或>7.50	2
	血糖<2.5 mmol/L 或>7.5 mmol/L;血钠<125 mmol/L 或>155 mmol/L;血pH<7.10 或>7.55	3

三、救治与护理

(一) 救治原则

多器官功能障碍救治原则主要是:消除病因、控制感染;严密检测脏器功能、防治并发症;有效抗休克、改善微循环;加强营养支持、维持体内平衡和增强免疫力。

(二) 防治

MODS 发病突然、病程短、死亡率高达 75% 以上,4 个以上主要脏器受损死亡率几乎 100%。由于对它的认识还有限,至今国内外医学界还没有发现特别有效的治疗手段。目前的治疗策略还是以支持治疗为主,以赢得进一步治疗的时机。预防器官功能衰竭的发生,是当前最有效的应对措施。因而须积极采取措施消除诱因。主要措施有以下几步。

1. 控制感染　对 MODS 患者应高度重视预防和控制感染。

(1) 医院、医务人员卫生管理:医护人员的手、污染的医疗设备和用品都是重要的感染源,加强卫生管理是降低医院感染发生率的重要措施。因而,医护人员需常洗手消毒,严格无菌操作,医疗设备和用品需及时消毒和更换,最好专人专用,病人须勤换床单、睡衣并及时进行清洗消毒,以防止病菌在病人间交叉传染。

(2) 清创:对开放性创伤,早期清创是预防感染最关键的措施。

（3）尽量减少侵入性诊疗：各种有创诊疗操作都有可能增加危重病人的感染机会，尽量减少侵入性诊疗操作。比如，留置导尿管易发生菌尿症；深静脉导管留置时间越长，感染的发生率也越高。据统计，在广泛使用静脉导管的医院，导管菌血症可占到全部医源性菌血症的75％；Swan-Ganz导管留置3天以上便有可能引起感染；机械通气可导致病人发生呼吸机相关性肺炎。因此对危重病人尽量避免不必要的侵入性诊疗操作。

（4）增强病人的免疫功能：具体措施包括制止滥用皮质激素和免疫抑制剂，适当使用免疫增强剂等。

（5）合理使用抗生素：尽量不要滥用抗生素。在应用抗生素之前应化验有关患者的标本包括血、尿、痰和导管引流物以确定病原菌的类型，做到正确应用抗生素。除非证明无效，一般不赞同无故频繁更换抗生素，以防止病菌产生抗药性。

（6）选择性胃肠去污：有学者提出有选择性地胃肠道去污，防止细菌易位。国外提出尽早恢复胃肠道进食，保持胃肠道正常酸碱度是保障胃肠道黏膜屏障的重要措施。

总之，积极从各个方面控制感染是防止多种并发症的关键。

2. 改善心脏、肾脏功能和血液循环　MODS常发生心功能不全、血压下降、微循环淤血、动静脉短路开放、组织氧利用障碍，因此对心功能及其前、后负荷和有效血容量进行严密监测，以确定输液量、输液速度和输液的种类。白蛋白、新鲜血浆的使用，不仅补充血容量有利于增加心搏量，而且还能维持血浆胶体渗透压，防止肺间质和肺泡水肿，增加免疫功能；血管扩张剂使用有利于减轻心脏前、后负荷，增大脉压差，疏通微循环；补液同时应重视心血管和肾脏功能，床边血液透析和持续动静脉超滤及血浆置换内毒素清除具有较好效果。使用抗生素时注意保护肾功能，而用利尿剂和小剂量多巴胺可减轻肺水肿。

3. 加强呼吸支持　肺是敏感器官，ALI和ARDS时肺泡表面活性物质被破坏，肺内分流量增大，肺血管阻力增加，肺动脉高压，肺顺应性下降，导致PaO_2降低。随着病程迁延、炎性细胞浸润和纤维化增加，治疗更为困难。呼吸机辅助呼吸应尽早使用，PEEP是较理想的模式，但需注意对心脏、血管、淋巴系统的影响，压力宜渐升缓降，一般不宜超过15 cmH_2O。潮气量宜小，以防止气压和肺部细菌和其他病原体向血液扩散。吸氧浓度不宜超过60％，否则可发生氧中毒和肺损害。加强气道湿化和肺泡灌洗是清除呼吸道分泌物、防治肺部感染、保护支气管纤毛运动的一项重要措施。尽可能避免使用呼吸兴奋药，而合理应用激素、利尿剂、支气管解痉药和血管扩张剂，对ALI、ARDS治疗有较好效果。

4. 清除氧自由基，防止再灌注损伤　休克复苏后早期的主要风险是再灌注后产生的大量自由基带来的损伤，因此应该使用抗氧化剂。常用的抗氧化药物是维生素C、β-胡萝卜素、硒、锌和谷胱甘肽等。应用原则是早用、足量。

5. 防治弥散性血管内凝血（DIC）　DIC是一种死亡率很高的临床综合征，在补充血容量的同时警惕DIC的发生。DIC是一种继发于很多基础病变的综合征，以全身凝血系统激活、纤溶系统紊乱、纤维蛋白沉积、多器官内微血栓形成等为特征，主要发生在高危患者如脓毒症、多发伤、产科急症、颅脑损伤等疾病中，由于凝血因子被机体损耗过多而出现大量出血，患者最终出现全身广泛出血和多器官衰竭而死亡，是多器官衰竭发生的原因之一。目前国内外对DIC还没有最有效的防治措施。一般治疗包括血浆或血小板的替代治疗、低剂量肝素抗凝治疗和使用生理性凝血抑制剂等。

（三）护理

1. 常见护理诊断和问题与护理目标(表9-9)

表9-9　常见多器官功能损伤护理诊断和问题与护理目标

护理诊断和问题	护理目标
(1) 心排血量减少,组织灌注减少	(1) 增加回心血量,维持正常组织灌注
(2) 气体交换受阻、呼吸形态改变或清理呼吸道无效	(2) 保持呼吸道通畅和维持呼吸功能正常
(3) 营养失调,低于机体需要量	(3) 补充足够的营养,维持正常生理需要
(4) 疼痛	(4) 疼痛减轻或消失

2. 护理措施

(1) 一般护理

1) 单人房间,严格无菌操作,注意环境和医护卫生,避免交叉感染。

2) 保证患者足够的能量摄入,增加患者的抵抗能力。MODS患者一般禁食,在禁食期间,除从静脉营养支持外,还可以选择胃肠内营养,即从鼻饲、胃造瘘口、空肠造瘘口或经肠瘘口插管灌注营养液。护士做好口腔护理,认真记录出入水量,对输液、胃肠营养液的种类、数量、给予时间和丢失体液量应详细记录。

3) 体位:应绝对卧床休息,在无休克的情况下,患者宜取半卧位。这种体位有利于呼吸和改善血液循环,并因为腹腔内渗出液积聚在盆腔而使炎症局限在盆腔,以便于治疗。有脑部缺血的患者采取平卧位。经常为患者更换体位,协助其翻身活动,保持床单干净整齐,防止压疮。

4) 做好心理护理:MODS患者病情紧急,抢救措施繁多而紧急,加上多种仪器使用,易使患者倍感病情危重而产生紧张、恐惧焦虑和烦躁不安的情绪。病人家属情绪也随之有极大波动。因此护士应保持镇定、遇险不惊、迅速有效地执行医嘱和进行抢救工作。待病情稳定后,及时做好安慰和解释工作,帮助患者树立战胜疾病的信心,稳定家属情绪,鼓励他们积极配合治疗。

(2) 临床观察

1) 严密监测意识和生命体征的变化(如瞳孔、呼吸、心率、血压和体温等变化)并详细记录;对急症患者出现的呼吸加快、心律失常、血压偏低、神志不清等现象,应立即警惕并报告医生,做到早发现、早治疗。

2) 中心静脉压(CVP)监测:CVP是反映血容量的一个重要指标,CVP<5 cmH_2O为低压,应补充血容量;CVP>15 cmH_2O时输液应慎重,并密切注意心功能改变。

3) 肺动脉漂浮导管监测:了解心功能的各项参数,并进行动态分析:①密切观察各连接处是否紧密、固定稳妥,防止脱开出血;②测压期间严防导管堵塞或肺动脉血栓形成,注意心内压力图形的改变,保持心导管通畅;③观察置管肢体末梢的循环情况、脉搏、微血管充盈和肤色情况,若有异常应及时报告医生处理。

4) 出血监测:及时发现应激性溃疡所致的上消化道出血,轻者仅有咖啡色胃液和黑便,出血量大时可出现脉速、低血压、休克,应留置胃管,以便观察出血情况。

5) 严密观察出入量,准确记录每小时尿量。肾功能障碍时,患者的饮食及进水量、输注的液体量、呕吐物及大小便均应正确记录,严格控制入量。并注意观察尿液的颜色、相对密度、有无血尿。

（3）用药护理

1）皮质激素类不良反应：①可以引起厌食、眩晕、头痛和嗜睡等；②长期使用或用量较大时可以导致胃溃疡、血糖升高、骨质疏松、肌肉萎缩以及诱发感染等。

2）血管活性药物的不良反应：①多巴胺：常见的不良反应有胸痛、呼吸困难、心律失常、全身软弱无力、头痛等,长期大剂量 $[> 10 \ \mu g/(kg \cdot min)]$ 或小剂量 $[2\sim5 \ \mu g/(kg \cdot min)]$ 时,可能会出现手足疼痛或发冷；外周血管长期收缩可能导致局部坏死或坏疽。② 前列地尔：不良反应有腹泻、腹胀、血压下降,偶见休克,要注意观察,发现异常现象应立即停药,注射部位有时会出现疼痛、血管炎、发红,偶见发硬和瘙痒等症状。

3）蛋白酶抑制剂（乌司他丁）的不良反应：①偶见白细胞减少或嗜酸性粒细胞增加、恶心、呕吐、腹泻、肝功能损害；②注射部位出现疼痛、局部皮肤发红、瘙痒、皮疹等过敏发生应立即停药。

总之,多脏器功能衰竭病情危重、复杂、变化快、死亡率高。此类病人抢救的成功与否取决于医护人员的密切配合。因此,护理人员,除具有专科护理基础知识外,还需熟练掌握各科监护仪器的使用,临床监护数据的分析及临床意义,详细观察病情变化,及时护理、治疗和汇报,把器官受损降低到最小可能。

思考题

1. 简述急性呼吸衰竭、急性心力衰竭的病因、病情评估、救治原则和护理要点。
2. 简述急性肝衰竭、急性肾衰竭的病因、病情评估、救治原则和护理要点。
3. 简述多器官功能障碍综合征的发病机制和救治原则。

（刘远慧）

第十章 常见临床危象

第一节 超高热危象

超高热是指人体体温超过 41℃(口温),同时伴有抽搐、昏迷、休克、出血等。它对机体的危害很大,可直接损害细胞膜和细胞内结构,使线粒体的氧化磷酸化及能量代谢发生障碍,加重机体的代谢和耗氧量,使中枢神经系统兴奋性增高。同时也可引起脑、心、肝、肾等脏器的损害,甚至发生脏器功能衰竭等。总之超高热是临床常见的一种急症,必须迅速作出病因鉴别,以便及时对症处理。

一、病情评估

(一) 健康史采集

1. 主观资料收集　病史询问重点:①流行病学资料及高温作业环境状况;②原发疾病史;③血型不合的输血史;④发热前有无寒战等其他不适表现;⑤发病的季节;⑥超高热的热型;⑦伴随症状等。

2. 客观资料收集

(1) 重点进行身体评估:生命体征、角膜、瞳孔、左右眼运动、意识、淋巴结、神经体征和脑膜刺激征等。

(2) 必要的辅助检查:血常规、病原体检查、血 pH、血钠、血肌酐、血尿素、血浆渗透压、血清门冬氨酸氨基转移酶(AST)、乳酸脱氢酶(LDH),以及尿常规、尿相对密度(比重)、X 线胸片、心电图、脑 CT、MRI、ECT 检查、组织活检、骨髓穿刺、B 超检查。

(二) 分析病因和发病机制

1. 病因

(1) 感染性因素:细菌、病毒、螺旋体、真菌及疟原虫感染等。以细菌引起的感染性发热最常见,其次为病毒等。如暴发型中毒性菌痢、重症中毒性肺炎、暴发型流行性脑膜炎、流行性乙型脑炎、病毒性脑炎、其他化脓性脑膜炎、恶性疟疾等。

(2) 非感染性因素:体温调节中枢功能受损、无菌性坏死物质的吸收、变态反应性发热、内分泌疾病。如高温重症中暑、血液病与恶性肿瘤、血型不合的输血所致的溶血反应、风湿性疾病、甲状腺危象、输液致热原反应和中枢性发热等。

2. 发病机制

(1) 致热原通过血流到丘脑下部的体温调节中枢,体温调节中枢受到致热原刺激后,产生兴奋,使产热增多,引起超高热。

(2) 体温调节中枢功能衰竭,人体各组织器官受损,尤其脑组织损伤严重,引起脑细胞变性广泛出血,造成深度昏迷。

(3) 小儿特发性高热症:是由于婴幼儿时期体温调节中枢的功能不够成熟,体温调节不够完善,致使小儿体温发生波动。包括暑热症和周期性发热。

(4) 抗原抗体复合物对产生致热原细胞有特殊的激活作用,使之产生并释放内生致热原。

(5) 恶性肿瘤的发热是由恶性肿瘤破坏的炎性病灶和肿瘤本身的免疫反应所致,或产热、散热异常引起。

(三) 临床表现评估

1. 发热的特点评估

(1) 热程:分为急性发热,热程<2周;长期发热,热程>2周,且多次体温在38℃以上和反复发热(周期热)。

(2) 感染性发热与非感染性发热的特点(表10-1)。

表10-1 感染性与非感染性发热特点

种类	特点
感染性发热	①起病急,伴有或无寒战的发热;②有全身及定位症状和体征;③白细胞计数高于 $1.2 \times 10^9/L$ 或低于 $0.5 \times 10^9/L$;④细菌性感染时中性粒细胞还原四唑氮蓝试验(NBT)超过20%,C反应蛋白测定(CRP)可阳性,中性粒细胞碱性磷酸酶积分增高,超过37
非感染性发热	①热程长,超过2个月;②长期发热一般情况好,无明显中毒症状;③贫血,无痛性多部位淋巴结肿大、肝脾肿大

(3) 超高热前病人有寒战,多提示重症感染。

2. 热型评估

(1) 稽留热:体温持续升高,在1天内体温上下波动不超过1℃者。

(2) 间歇热:高热与无热交替出现。

(3) 弛张热:体温超过39℃,1天内的体温上下波动在2℃以上者。

(4) 不规则热:发热无规律。

3. 发热伴随症状评估 有无淋巴结肿大、结膜充血、关节肿痛、出血、皮疹,有无肝脾肿大、神经系统症状、腹痛等。

二、救治与护理

(一) 救治

1. 迅速降温

2. 有效防治并发症

3. 加强支持治疗

4. 对因治疗

治疗超高热危象的关键是迅速而有效地将体温降至 38.5℃，是治疗超高热危象的关键。主要有物理降温、药物降温、冬眠降温。降温的首选方式是物理降温，其简便安全，疗效较快。

（二）护理要点

1. 一般护理　卧床休息，多饮水，做好饮食护理、口腔护理和皮肤护理。

2. 严密观察病情　①监测生命体征、面色、神志变化；②观察高热伴随症状；③观察末梢循环情况；④记录出入量，特别是出大汗的病人，要注意补足液体。

3. 保持呼吸道通畅和吸氧

4. 物理降温的方法及适应证

（1）对高热、烦躁、四肢末梢灼热者，可用冰帽、冰袋置于前额及腋窝、腹股沟等处；也可用冰水擦浴降温或乙醇（酒精）擦浴（温水配成 30％～50％擦拭）。

（2）温水擦浴：对寒战、四肢末梢厥冷的病人，用 32～35℃温水擦浴，以免寒冷刺激而加重血管收缩。

5. 药物降温　按医嘱酌情使用药物降温，如阿司匹林、吲哚美辛（消炎痛）、地塞米松等。可以防止肌肉震颤，减少机体分解代谢，扩张周围血管，从而减少产热并利于散热。但注意，其必须与物理降温同时使用，且用药时应防止病人虚脱，若上述措施不能使体温降至 38℃以下，可加用人工冬眠药物（哌替啶 100 mg、异丙嗪 50 mg、氯丙嗪 50 mg）全量或半量静脉滴注，注意该药物可引起血压下降，使用前应补足血容量，纠正休克，使用中须检测血压变化。

（陈淑英）

第二节　高血压危象

通常将高血压的急危重症合称为高血压危象（hypertensive crises）。它是指发生在原发性或继发性高血压过程中的一种特殊临床现象，是在高血压的基础上，某些诱因使周围小动脉发生暂时性强烈痉挛，导致血压急剧升高，收缩压可高达 250 mmHg，舒张压＞120 mmHg，进而引起心、脑、肾脏等靶器官功能严重损害的危急状况。可发生在缓进型高血压病的各期，亦可见于急进型高血压病。

高血压危象又按靶器官的功能状况分为高血压急症（hypertensive emergencies）和高血压次急症（hypertensive urgencies）。前者是指急性严重血压升高的同时伴有急性或者进行性终末器官损害；后者是指不存在急性靶器官损害，包括较高的Ⅲ期高血压、高血压伴有视乳头水肿、进行性的靶器官并发症和严重的围术期高血压。

一、病情评估

（一）健康史采集

1. 主观资料收集　病史询问重点：①原发疾病史；②靶器官功能损害的危急状况；

③遗传史;④诱发因素;⑤目前血压状况;⑥伴随症状等。

2. 客观资料收集

(1) 重点进行身体评估:血压、脉搏、呼吸、神志、瞳孔大小和对称性等。

(2) 必要的辅助检查:测量血压,眼底镜检查,以及外周血细胞计数、尿常规、血清电解质、肝肾功能、心肌酶检查,还有胸部 X 线、心电图、头颅CT 检查,必要时行超声心动图检查。

(二) 分析病因和发病机制

1. 病因

(1) 基本病因:原发性高血压和继发性高血压。

(2) 诱发因素:精神创伤、情绪变化、过度疲劳、寒冷刺激、气候变化和内分泌失调(如绝经期或经期)等。

2. 发病机制 大多数学者认为是血液循环中肾素、血管紧张素Ⅱ、去甲肾上腺素等收缩血管活性物质突然急骤升高,以及交感神经兴奋性亢进,不仅使肾小动脉收缩,还可引起全身周围小动脉痉挛,导致外周血管阻力骤然上升,从而发生高血压危象。

(三) 临床表现评估

1. 临床类型 包括急进性或恶性高血压、高血压脑病、脑栓塞、急性主动脉夹层、急性左心衰竭、不稳定型心绞痛、急性心肌梗死、子痫、急性肾衰竭、围术期高血压等。

2. 主要表现 突然起病,病情凶险,患者血压突然明显升高可达 250/130 mmHg,伴剧烈头痛、眩晕、恶心呕吐、胸闷心悸、视力模糊、口干出汗、手足发抖,可有靶器官受损等表现。严重时会发生神志不清、抽搐。多会在短期内发生严重的心、脑、肾等器官的损害和病变,如脑卒中(中风)、心肌梗死、肾衰竭等。

二、救治与护理

(一) 救治

1. 迅速降压

(1) 原则:视病情在初期的数分钟至 2 小时内使平均血压下降不超过 25%,以后的 2～6 小时使血压降至 160/100 mmHg。一旦血压降至目标水平,可开始口服给药维持。用药应个体化,降压时应考虑患者的年龄、高血压的病程、病前的血压状况、靶器官受损的程度以及其他临床情况。应从小剂量开始,根据个体对降压药物的反应情况,酌情逐渐增加剂量。

(2) 药物

1) 硝普钠:作用机制是能等量扩张动脉和静脉,同时降低心脏的前、后负荷。硝普钠与半胱氨酸反应形成硝基半胱氨酸,后者激活鸟苷酸环化酶,形成环磷酸鸟苷,使血管平滑肌舒张。用法:开始 10～25 μg/min 静脉点滴,然后根据血压情况调节。50～100 mg 加入5%～10%的葡萄糖溶液 250～500 ml 中静滴,开始滴速宜慢,视血压和病情可逐渐加量,剂量范围在 0.25～10 μg/(kg·min)。持续静滴不宜超过 72 小时,以免发生硫氰酸盐中毒。

2) 非诺多泮:是多巴胺(DA)1 受体激动剂,具有扩张肾血管、增加肾血流量的作用;同时因非诺多泮作用于近端和远端肾小管的多巴胺受体,抑制钠的重吸收,起到利钠和利尿的作用。对于高血压危象的治疗非诺多泮与硝普钠一样有效,然而非诺多泮不论在肾功能正常还是有损害的患者,都能改善肌苷清除率,增加肾血流和钠排泌,因此,非诺多泮是肾功能损害患者针对严重高血压的首选药物。用法:初始剂量 0.1 mg/(kg·min),每次增量 0.05~0.1 mg/(kg·min),最大剂量 1.6 mg/(kg·min)。

3) 依那普利:是一种竞争性血管紧张素转换酶抑制剂,使血管紧张素Ⅰ不能转换为血管紧张素Ⅱ,导致血浆肾素活性增高,醛固酮分泌减少,血管阻力减低;同时还干扰缓激酞的降解,使血管阻力降低。另外,它还能减低心脏负荷,从而改善心排血量。用法:每次 1.25 mg,5 分钟内静脉注射,每 6 小时 1 次;每 12~24 小时增加达每次 1.25 mg,最大每 6 分钟 5 mg。

2. 降低颅内压,减轻脑水肿　选用的药物有 20%甘露醇 250 ml 或 25%山梨醇 250 ml 快速静滴,每隔 4~6 小时重复 1 次。肾功能不全者,可选用甘油果糖 250 ml 静滴,或用呋塞米 40~80 mg 加入 50%葡萄糖液 20~40 ml 中静脉注射。

3. 控制抽搐　选用地西泮 10~20 g 静脉缓慢注射,必要时 30 分钟后再重复 1 次,直至抽搐停止。也可用苯巴比妥钠 0.2 mg 肌内注射,或 10%水合氯醛 20~30 ml 保留灌肠。

(二) 护理要点

1. 一般护理

(1) 绝对卧床休息,将床头抬高 30°,起到所需的体位性降压作用,避免一切不良刺激和不必要的活动,稳定患者的情绪,避免躁动。

(2) 保持呼吸道通畅:呼吸道分泌物较多,应吸痰、吸氧。

(3) 生活护理:要有专人在床旁守护,防止发生坠床,防止舌咬伤及其他意外等。

(4) 心理护理:发生在高血压危象时,患者易产生恐惧不安。因此,护理人员可通过变换心境、安慰鼓励来随时调节患者的情绪,做好心理疏导,使之精神振奋,与疾病做顽强斗争。

2. 加强监护　对于高血压危象患者应收入 ICU(或 CCU)病房;严密监测血压、脉搏、呼吸、尿量、神志、瞳孔大小及对称性等;须心电监护;注意水、电解质、酸碱平衡情况,以及肝、肾功能,心肌酶是否异常等;记录出入量;降压过程中应严密观察靶器官功能状况,如有异常,及时报告医生并配合救治。

3. 用药护理

(1) 依据临床情况,严格控制降压幅度和降压速度,一般应将血压控制在 160/100 mmHg 左右较为安全。老年患者,降压速度不宜过快,因老年患者常存在血压自动调节能力的减退,且常合并冠心病,降压过快,易致脏器低灌注,诱发心绞痛,以及其他脏器缺血的表现。

(2) 高血压急症采用静脉途径给药。对血压显著增高,但症状不严重者,可舌下含用硝苯地平 10 mg,卡托普利 12.5~25.0 mg,或口服哌唑嗪 1~2 mg,可乐定 0.1~0.2 mg,或米诺地尔等。也可静脉注射地尔硫草或尼卡地平。降压不宜过快过低。血压控制后,需口服降压药物,或继续注射降压药物以维持疗效。

(3) 严密观察药物不良反应:①硝普钠:有恶心、呕吐、出汗、肌肉抽搐,进行静脉滴注应注意避光。②非诺多泮:有低血压、颜面潮红、头昏、头痛和心率加快,恶心、呕吐、低血钾症、眼压升高、过敏样反应等。在输注本品期间,每 15 分钟应监测心率和血压。③依那普利:有头昏、头痛、嗜睡、口干、疲劳、上腹不适、恶心、心悸、胸闷、咳嗽、面红、皮疹和蛋白尿等。用药时需注意个别病人,尤其是在应用利尿剂或血容量减少者,可能会引起血压过度下降,故首次剂量宜从 2.5 mg 开始,并且要定期做白细胞计数和肾功能测定。

(陈淑英)

第三节 血 糖 危 象

临床上血糖危象有两种:一是高血糖危象,为糖尿病昏迷,即在糖尿病的基础上,由于某些诱发因素导致病情加重,发生糖尿病酮症酸中毒和糖尿病高渗性非酮症昏迷;二是低血糖危象。本节重点介绍糖尿病酮症酸中毒。

糖尿病酮症酸中毒(diabetic ketoacidosis, DKA)多发于胰岛素依赖型病人,尤其是儿童或青少年,是高血糖危象的常见急症。任何能引起体内胰岛素绝对或相对不足的因素,都可能引起酮症酸中毒的发生,临床表现为以高血糖、高酮血症和代谢性酸中毒为主要改变的临床综合征。严重时可昏迷,危及生命。DKA 也可作为首发症就诊。

一、病情评估

(一)健康史采集

1. **主观资料收集** 病史询问重点:①多有糖尿病病史;②多发生于青少年;③本次发生酮症酸中毒的主要原因;④常有感染、胰岛素治疗中断等诱因史;⑤有典型症状和体征、伴随症状和其他并发症等。

2. **客观资料收集**

(1) 重点进行身体评估:生命体征、意识、各种反射等。

(2) 必要的辅助检查:血糖升高,一般为 33.3 mmol/L 以上,血酮体升高,尿糖和尿酮体阳性,二氧化碳结合力降低,pH 下降,血钾正常或偏低,血钠、血氯、血镁降低等。

(二)分析病因和发病机制

1. **诱因** 感染、胰岛素应用不当、应激、饮食失调、妊娠和分娩、胃肠疾患、急性心肌梗死、脑卒中、严重外伤、麻醉、手术、精神紧张、对胰岛素产生了抗药性等。

2. **发病机制** DKA 发病的基本环节是由于胰岛素缺乏和胰岛素反调节激素增加,导致糖代谢障碍,血糖不能正常利用,结果血糖增高,脂肪分解增加,血酮增多和继发性代谢性酸中毒与水、电解质平衡紊乱等一系列改变。由于脂肪代谢紊乱,游离脂肪酸水平增加,大量脂肪酸在肝脏经 β 氧化产生大量乙酰乙酸、β-羟丁酸和丙酮,三者统称为酮体,血清酮体积聚过多超过正常水平而出现血酮和尿酮增加,临床上称为酮症,最终形成酮症酸中毒。

(三)临床表现评估

1. **症状** 糖尿病三多一少,即多饮、多尿、多食、疲乏和消瘦等代谢紊乱症状加重;食欲下降、恶心、呕吐、头痛、极度口渴;严重者可出现脱水、尿少、休克,甚至昏迷。

2. **体征** 失水征,Kussmaul 呼吸,呼气烂苹果味,皮肤弹性差,脉搏细速,血压下降,晚期各种反射迟钝或消失。

二、救治与护理

（一）救治

救治原则:降低血糖,纠正酮症酸中毒和水、电解质失衡。

1. **迅速大量补液** 输液是抢救酮症酸中毒首要和关键的措施,以改善循环血容量与肾功能。要求补液约 100 ml/kg 体重,总量的 1/3 须在 4 小时内输入,其余应在 12～24 小时内输完,一般第一个 24 小时输液总量为 4 000～5 000 ml。先输入生理盐水,当血糖降至 13.9 mmol/L 左右时改输 5%葡糖糖液(每 2～4 g 糖加 1 U 胰岛素)。

2. **胰岛素治疗** 常采用小剂量正规胰岛素,即成人按每小时 0.1 U/kg 标准体重,即4～6 U/h,一般不超过 10 U/h 速度持续静滴,使血糖缓慢下降。如病人的尿酮体转阴,可根据病人的血糖、尿糖和进食情况逐步过渡到平时治疗,并改为皮下注射。

3. **纠正电解质和酸碱平衡失调** 对重症酸中毒应给适量碳酸氢钠纠正电解质失衡,在心电监护下补钾。

4. **去除诱因和防治并发症** 防治感染、心力衰竭、肾衰竭、休克、脑水肿、心律失常等。

（二）护理要点

1. **迅速畅通呼吸道** 应立即将病人的衣服解开,保证呼吸道畅通,并吸氧,注意保暖。

2. **迅速建立静脉通路** 保持两条静脉通道畅通,一路快速补液,一路滴注胰岛素。

3. **加强临床观察**

(1) 密切观察生命体征、意识、面色、尿量、呼吸气味、皮肤弹性、四肢适度,并记录 24 小时出入液量。

(2) 检测并记录:血糖、血酮、血 pH 及 CO_2CP、BUN 和(或)肌酐、钠 、钾、氯等,尿糖、尿酮、尿常规等。

(3) 加强并发症观察:尽早发现心力衰竭、低血糖、低血钾、脑水肿等症状,使患者得到及时有效的救治。

4. **昏迷病人的护理** ①昏迷患者,若有呕吐、腹胀、胃潴留、胃扩张者,应插入胃管,持续胃肠减压或每 2 小时吸引 1 次,记录胃液量,注意胃液颜色等变化。② 注意吸痰,以保持呼吸道通畅;勤翻身拍背,以防止压疮和坠积性肺炎的发生。③ 尿潴留者插导尿管,注意无菌操作,预防感染。④加强皮肤黏膜的护理,以预防感染。

（陈淑英）

第四节 甲 状 腺 危 象

甲状腺危象(thyroid storm or thyroid crisis)简称甲亢危象,是甲状腺功能亢进症最严重的并发症,多发生在甲亢未治疗或控制不良患者,在感染、手术等诱发因素后,出现以高热、大汗、心动过速、血压升高、严重吐泻、意识障碍等为特征的临床综合征。病情严重,常危及患者生命。

一、病情评估

(一) 健康史采集

1. **主观资料收集** 病史询问重点：①甲状腺功能亢进症病史；②主要的诱发因素；③发作时的表现；④伴随症状等。

2. **客观资料收集**

(1) 重点进行身体评估：生命体征、心率与心律、意识等。

(2) 必要的辅助检查：血清甲状腺激素水平 T_3、T_4 可明显增高，血清蛋白结合碘值常较高。电解质：血钠、血氯、血钙减低，部分病人血磷与血钾升高。肝功能检查可见黄疸指数升高及转氨酶异常，血清胆固醇降低。少部分患者血清尿素氮升高。

(二) 分析病因和发病机制

1. **诱发因素** 甲状腺危象的发生均有明显的诱发因素。

(1) 手术前准备不充分：术前甲亢没有得到有效的、满意的控制即行手术治疗，或手术和麻醉的应激，过度按压甲状腺也可导致甲状腺危象发生。

(2) 急性感染、精神创伤、过度劳累、严重药物反应。

(3) 进行放射性碘治疗后，或突然停用抗甲状腺药物。

(4) 妊娠期甲亢未控制好，而处于中止妊娠、分娩和产科意外时。

(5) 心肌梗死或肺梗死。

2. **发病机制** 大量甲状腺激素释放入血、儿茶酚胺活性增强，以及肾上腺皮质功能减退所致。

(三) 临床表现评估

临床上分为活跃型甲状腺危象和淡漠型甲状腺危象。前者多见，以青壮年为主；后者少见，以中老年为主。

1. **危象前期** 发病初期体温为中等热，脉率每分钟 120～160 次，面色潮红、烦躁、多汗、恶心、食欲不振等，体重明显减轻。

2. **危象期**

(1) 活跃型甲状腺危象：体温＞39℃，皮肤潮红，大汗淋漓，严重脱水可出现汗闭，面色苍白；极度烦躁，定向力异常，焦虑，幻觉，谵妄，甚至昏迷；心动过速(140～240 次/分)，心律失常，如早搏、心房纤颤、房室传导阻滞等，脉压差增大，可发生心力衰竭或休克；食欲减退、恶心、呕吐、腹泻，部分患者伴有黄疸和肝功能损伤。

(2) 淡漠型甲状腺危象：一部分中老年病人表现为神志淡漠、嗜睡、虚弱无力、反射降低、体温较低、心率减慢、脉压差小，最后陷入昏迷而死亡。

二、救治与护理

(一) 救治

1. **降低血中甲状腺激素浓度**

(1) 迅速抑制甲状腺激素合成：使用抗甲状腺药物治疗，首选丙硫氧嘧啶，口服或胃管内每次注入 200～300 mg，每 6 小时一次。如用甲硫氧嘧啶则剂量同前。甲巯咪唑(他巴唑)或卡比马唑(甲亢平)则每次 20～30 mg,每 6 小时一次。一般服药后 1 小时开始起作用。

(2) 迅速抑制甲状腺激素释放:使用碘溶液治疗,在抗甲状腺药物治疗后 1 小时内,静脉或口服大量碘溶液,以阻断激素分泌。可在 10％葡萄糖溶液 500 ml 中加碘化钠溶液 0.25 g 静脉滴注,每 8～12 小时一次,也可口服复方碘溶液每天 15～30 滴,并在 2 周内逐渐停用。

(3) 清除血浆内甲状腺激素:采用血液透析、腹膜透析、血液滤过或血浆置换等。

2. 降低周围组织对甲状腺激素的反应

(1) 抑制外周组织 T_4 转换为 T_3:使用 β 受体阻滞剂,普萘洛尔(心得安)10～40 mg,每 4～6 小时口服一次,或静滴 0.5～1 mg,用药期间要注意心脏功能,尤其是老年患者,伴哮喘者禁用。

(2) 迅速阻滞儿茶酚胺释放:使用利舍平(利血平)1～2.5 mg 肌注,每 4～6 小时一次;或胍乙啶口服 1～2 mg/(kg·d)。

(3) 肾上腺糖皮质激素:氢化可的松 200～500 mg/d,静脉滴注,以后逐渐减少药量,以防反跳。激素可改善机体反应性,提高应激能力,还可抑制组织中 T_4 向 T_3 转化,与抗甲状腺药物有协同作用。

3. 对症治疗 感染者用抗生素;高热者可用药物降温(如氯丙嗪)或物理降温(如冰袋或冰帽、乙醇擦浴等);缺氧者给予吸氧;及时纠正水和电解质紊乱与心力衰竭等。

4. 其他治疗 去除诱因,支持疗法,给予大量维生素(尤其是 B 族维生素)等。

(二) 护理

1. 做好各种抢救准备工作

2. 一般护理 绝对卧床休息,保持环境安静,室温宜偏低,减少一切不良刺激。

3. 按医嘱给药或处理 ①镇静剂;②丙基硫尿嘧啶;③碘溶液;④β 受体阻滞剂;⑤肾上腺糖皮质激素;⑥利舍平或胍乙啶;⑦透析疗法等。

4. 临床观察 ①生命体征;②意识状态;③心率与心律;④心、肾功能;⑤并发症观察,如肺炎、心力衰竭等;⑥监测电解质变化。

5. 对症护理 ①高热病人给予物理降温,避免用乙酰水杨酸类药物;②昏迷病人注意口腔及皮肤护理,定时翻身,预防压疮及肺部感染;③纠正水和电解质紊乱,每天饮水量不少于 2 000 ml,给予高热量、高蛋白、高纤维素饮食;④ 做好必要的术前准备:测定心、肾功能及摄 X 线胸片,皮肤准备及青霉素、链霉素、普鲁卡因皮试,测定基础代谢率,控制基础代谢率在正常范围内±15％。向病人说明手术的重要性和必要性及术前、术后的注意事项。

6. 加强心理护理 消除病人的恐惧心理,稳定病人的情绪,取得病人合作。

(张 静)

思考题

1. 何谓高热危象、高血压危象、高血糖危象、甲状腺危象?

2. 遇一急诊发热病人,如何进行护理评估?

3. 如何为高血压危象患者进行救治?

4. 怎样配合医生抢救高血糖危象?

5. 护士夜间值班发现一甲状腺危象病人应怎样抢救?

6. 如何对甲状腺危象病人的病因和表现进行评估?

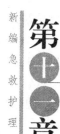

第十一章 急性中毒

第一节 概 述

　　某些物质进入人体后,与机体相互作用,损害人体组织和器官的生理功能或组织结构,从而引起一系列症状和体征,称为中毒。引起中毒的外来物质称为毒物。大量毒物短时间内接触或进入人体,迅速引起症状,甚至危及生命称为急性中毒。急性中毒起病急骤,症状严重,变化迅速,是临床常见的急症,如不及时抢救,可致生命危险。因此,对于急性中毒的病人,一定要及时诊断、治疗,以挽救生命,减少后遗症。

一、毒物的体内过程

　　1. 吸收　毒物主要经呼吸道、消化道、皮肤黏膜进入人体。当毒物以气态、蒸汽态或溶胶态等状态存在于空气中时,均可通过呼吸道吸收而引起中毒。毒物经过消化道吸收中毒,多见于饮用或食用被毒物污染的水或食物,也有误服或自服毒物所致。完整的皮肤是良好的天然屏障,但脂溶性毒物,如有机磷农药以及一些对皮肤局部有刺激性和损伤性作用的毒物可经皮肤或黏膜吸收而引起中毒。

　　2. 代谢　毒物被吸收进入血液后,迅速分布于全身的体液及组织,毒物蓄积的部位可以是其主要的致毒部位,有时毒物从蓄积部位不断释放出来并作用于其他部位,引起毒性损害。

　　毒物主要在肝脏通过氧化、还原、水解、结合等途径进行代谢,大多数毒物经代谢后毒性降低,但少数毒物经代谢后毒性反而增加。

　　3. 排泄　毒物主要经肾脏从尿中排出,其次是经肝胆途径由消化道排出,挥发性物质可经呼吸道排出。此外,少数毒物可随汗液、唾液、乳汁等排出。

二、病因与中毒机制

　　1. 病因

　　(1) 生活性中毒:空气、水源、土壤、食品被毒物污染或在误食(有毒动植物)、自杀以及谋杀等情况下都可能发生中毒。

（2）生产性中毒：在生产、运输、保管或使用过程中，人们未注意劳动保护，与毒物接触发生中毒。

（3）医源性中毒：用含有毒物（如铅、砷、汞等）的药物治病时，诊断或治疗时用错药物、剂量过大或给药方法错误等，都会导致中毒。

2. 中毒机制　毒物种类繁多，作用不一。毒物进入人体后，以原型或代谢产物作用于靶器官，与一定的受体或细胞成分相结合产生作用，主要的中毒机制有以下几种。

（1）局部刺激、腐蚀作用：强酸、强碱可吸收组织中的水分，并与蛋白质或脂肪相结合，使细胞变性、坏死。

（2）阻碍氧的吸收、输送和利用：某些毒物使血红蛋白发生变化，使其丧失正常的携氧功能，导致组织缺氧，如一氧化碳、硫化氢等。

（3）抑制酶的活性：某些毒物是通过抑制酶的活性而发挥毒性作用的，如有机磷农药抑制胆碱酯酶、氰化物抑制细胞色素氧化酶、重金属抑制含巯基的酶等。

（4）中枢神经抑制作用：如有机溶剂和吸入性麻醉剂可通过血脑屏障，作用于中枢神经系统，抑制脑功能。

（5）干扰细胞膜或细胞器的生理功能：如四氯化碳经代谢产生自由基，自由基作用于肝细胞膜中脂肪酸产生过氧化物，使线粒体、内质网变性，肝细胞坏死。

（6）受体的竞争：某些毒物可阻断神经受体而产生毒性作用，如阿托品阻断胆碱酯能受体。

三、病情评估

1. 病史　详细询问病史是诊断的主要依据。职业性中毒，要询问职业史、工种、生产过程、接触毒物的种类和数量、中毒途径、伴同发病情况等。非职业性中毒，要了解患者的生活、精神状态，本人或家属经常服用药物的情况，询问中毒症状出现的时间，因为有些毒物从进入体内到出现症状需有一定时间。注意了解中毒发病过程及初步处理和处理的时间，用过的药物和剂量，患者对治疗的反应等。调查中毒环境，收集患者身边可能盛放毒物的容器、瓶子、纸袋和剩余毒物。群体中毒时，必须调查现场情况，核实毒物的种类和中毒的途径。如经呼吸道中毒，要收集发生中毒时空气中的毒物浓度、风向风速、患者的位置以及离毒源的距离等。中毒病人情况的了解也非常重要。病人的年龄、体重、前病史、有否吸烟（与血中一氧化碳浓度有关）、服药情况，以及有否遗传性疾病（如 G-6-PD 异常）和个体差异，都与中毒的病重程度和预后有关。

2. 毒物鉴定　选择性地留取标本并及时送检。如不能即刻送检的应放置在冰箱内，尽量不加防腐剂，因防腐剂会影响化验结果。

3. 临床表现

（1）皮肤黏膜

1）发绀：亚硝酸盐、氮氧化物、氯酸盐、磺胺、非那西丁、硝苯化合物等。

2）樱桃红：氰化物、一氧化碳。

3）潮红：乙醇（酒精）、阿托品类、抗组胺类药物。

4）紫癜：毒蛇和毒虫咬伤。

5）黄疸：四氯化碳、砷、磷、蛇毒、毒蕈。

6) 红斑与水疱:芥子气、氮芥。

7) 灼伤:腐蚀性毒物、硝酸(痂皮可呈黄色)、盐酸(灰棕色)、硫酸(黑色)。

(2) **神经系统症状**:许多毒物直接毒害神经系统,引起中毒性脑病,大脑皮质和皮质下中枢受到抑制,病人出现嗜睡、昏睡、知觉丧失,对外界刺激毫无反应甚至昏迷不醒。如一氧化碳中毒可出现精神失常,有机磷中毒出现抽搐,麻醉药中毒可有昏迷等症状。

(3) **呼吸系统症状**

1) 呼吸气味:①蒜臭味:有机磷、磷砷化合物;②苦杏仁味:氰化物及含氰苷果仁;③酒味:乙醇(酒精)及其他醇类化合物;④酮味(刺鼻甜味):丙酮、氯仿、指甲油去除剂;⑤香蕉味:醋酸乙酯、乙戊酯等;⑥碳酸味:苯酚、来苏;⑦辛辣味:氯乙酰乙酯;⑧梨味:水合氯醛;⑨氨味:氨水、硝酸铵;⑩其他:煤油、汽油、硝基苯等。

2) 呼吸减慢:见于吗啡、催眠药等中毒。

3) 呼吸加快:见于水杨酸、甲醇等中毒。

4) 肺水肿:刺激性气体、有机磷、百草枯等中毒可引起。

(4) **眼症状**

1) 瞳孔缩小:有机磷、毒扁豆碱、毛果芸香碱、毒蕈、阿片类如吗啡、海洛因、巴比妥、氯丙嗪类,抗胆碱酯酶药。

2) 瞳孔扩大:抗胆碱药(阿托品)、三环类抗抑郁类药、毒蕈、抗组织胺类药、曼陀罗、可卡因等。

3) 眼球震颤:苯妥英钠、巴比妥类。

4) 视幻觉:乙醇、麦角酸二乙胺、抗胆碱药、β-阻滞剂、L-多巴、曼陀罗、海洛因。

5) 视力障碍:有机磷、甲醇、肉毒中毒、苯丙胺。

(5) **消化系统症状**

1) 呕吐:有机磷、毒蕈、毒扁豆碱、洋地黄、重金属盐。

2) 腹泻:毒蕈、巴豆、有机磷、蓖麻子、秋水仙碱、磷、砷、汞化合物。

3) 腹绞痛:铅、有机磷、毒蕈、乌头碱、砷汞磷化合物。

4) 急性胃炎上消化道出血:强酸强碱、激素、吲哚美辛(消炎痛)、非那西丁、四环素、对乙酰氨基酚(扑热息痛)、秋水仙碱、水杨酸、百草枯(农药)。

5) 肝脏损害:毒蕈、四氯化碳、磷、对乙酰氨基酚、某些抗癌药、抗生素。

(6) **泌尿系统症状**:毒物损害肾小管,导致急性肾衰竭,如四氯化碳、蛇毒等。

(7) **循环系统症状**:心律失常常见于洋地黄、乌头、阿托品等中毒;心脏骤停见于严重的电解质紊乱、洋地黄、河豚鱼中毒等。

(8) **代谢性紊乱**

1) 代谢性酸中毒:水杨酸、乙二醇、双缩脲、甲醇。

2) 低血糖:乙醇、毒蕈、秋水仙碱、磺胺类。

3) 高温:阿司匹林、砷、钴、氯化铜、铅、锌等。

4) 低血钾:利尿剂、激素(肾丢失)、毒蕈、秋水仙碱、三氯乙烯、洋地黄、抗生素(呕吐、腹泻丢失)。

4. **实验室检查**

(1) 毒物分析:毒物分析是唯一客观的最后确定急性中毒诊断的方法。我们可以从容器、剩余毒物、可疑食物、水和染毒的空气,中毒者的呕吐物、胃内容物、第一次洗胃液,以及血、尿、大便中检测其毒物或代谢分解产物。毒物检测不但可以确定诊断,还可评估病重程度和预后(剂量—效应关系),并指导中毒的治疗。如快速及时的毒物分析(监测血中水平及变化)对治疗如对乙酰氨基酚、乙醇、锂盐、苯巴比妥、氨甲酸盐中毒,对改善预后都非常重要。一些中毒的特异性抗毒治疗,如根据血中洋地黄浓度,计算并用洋地黄抗体治疗洋地黄中毒,以及法医学和科学研究的进行都需要毒物检测。

然而,临床上真正需要做毒物分析的急性中毒很少,因此毫无目的、全方位的毒物检测是无意义的。大多数情况下,只需保存好标本,放在冰箱或冷冻箱(血清标本)中,在需要时择时进行。

(2) 特异性指标:指中毒后机体生物化学或细胞形态学等方面特异改变的指标。如急性一氧化碳中毒,测定其血中碳氧血红蛋白定量;急性有机磷农药中毒测定其全血胆碱酯酶活性等。

特异性指标为一般内科常用的化验检查项目,如三大常规、肝肾功能试验、血电解质检查等。其结果对判断某脏器、某系统有无疾病及严重程度,具有参考意义,但对病因诊断则缺乏特异性。

四、救治与护理

急性中毒发病急骤,病情变化迅速、发展快,而及时、正确的诊断,恰当、有序的救治,是有效控制中毒症状、降低中毒死亡率和致残率的根本保证。

(一) 救治原则

1. 立即终止接触毒物　根据进入途径不同,采取相应的排毒方法,如经呼吸道吸入的有毒气体,应迅速离开现场,加强通风、吸氧、保暖。如从皮肤吸收(有机磷农药中毒)应立即脱掉衣服、鞋、帽,对接触处进行严格的彻底清洗。食入性毒物应立即停止服用。

2. 降低机体尚未吸收的毒物的毒力与损伤　凡强酸、强碱类等有一定腐蚀性的毒物经消化道中毒者不宜洗胃,为减低其毒力与损伤可服用解毒液中和(或)稀释毒物,如弱碱性药氢氧化铝乳胶液可中和强酸类毒物,食醋或5%醋酸可中和强碱性毒物。也可选用蛋清、牛奶或植物油200 ml左右口服,既能稀释毒物,又能保护胃肠道黏膜。碳酸盐类不宜作为中和剂,因为遇酸性物质很容易形成不稳定的碳酸,可产生二氧化碳,致使胃内胀气,增加对胃壁的压力,可引起胃穿孔。

3. 清除尚未吸收的毒物　早期清除毒物可使病情改善,越早越能彻底治愈。

(1) 催吐:患者神志清楚且能合作者可采用各种催吐措施,催吐法简便易行。让患者饮温水300～500 ml,然后用手指、压舌板或筷子等刺激咽后壁或舌根诱发呕吐,如此反复进行,直至胃内容物完全呕出为止(图11-1),也可用药物如吐根糖浆催吐。

(2) 洗胃:洗胃是清除经口中毒者尚未吸收的毒物的主要方法,一般在服毒后6小时内洗胃最好。由于部分毒物仍可滞留于胃内,即使超过6小时,多数仍有洗胃的必要。以

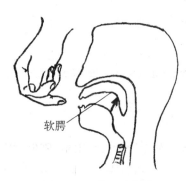

软腭

图11-1　催吐示意图

下情况者禁忌洗胃：①惊厥未控制者；②吞服腐蚀性毒物者；③原消化道有食管静脉曲张或上消化道出血者；④休克病人血压未纠正者。

洗胃的原则为早洗、反复洗、彻底洗。常常选用洗胃管洗胃法，紧急情况也可用剖腹手术胃造瘘洗胃法。洗胃管洗胃时，应采用大口径、有一定硬度的胃管，以确保洗胃通畅。胃管头部涂液状石蜡润滑，由口腔向下插进 50 cm 左右，若能抽吸出 100～200 ml 胃液则证明胃管确定在胃内，并可留胃液作毒物分析，若不能确定胃管在胃内，可向胃管内注入适量空气，同时用听诊器在胃区听到"咕噜"声，则证明胃管确实在胃内。

洗胃时，应先吸出全部胃内容物。病人取左侧卧位，使十二指肠球部向上，以免毒物进入肠道；头低位并偏向一侧，以免洗胃液误入气管内。

洗胃液一般可用温开水。如已知毒物的种类，也可选用适当的洗胃液。每次注入量 200～250 ml，不宜过多，以免促使毒物进入肠内。洗胃的原则为快进快出，先出后入，出入量基本相等。每次灌液后应改变患者体位，有利于胃黏膜皱襞处毒物与洗胃液充分混合后，尽量排出。为了使毒物排尽，需要反复灌洗直至回收液澄清或无药片碎片为止。总量至少 2～5 L，甚至可用到 6～8 L，必要时可间歇多次洗胃。洗胃过程中要注意生命体征的变化，注意洗出液的颜色、气味，如出现血性洗出液，应立即停止洗胃，并给予胃黏膜保护剂。撤胃管时，要先将胃管前部夹住，以免在拔管过程中管内液反流进入气管内，导致吸入性肺炎，甚至窒息。洗胃时应注意防止患者发生吸入性肺炎和水中毒、脑水肿。

洗胃液的选择：可根据毒物的种类不同，选用适当的解毒物质。

常用洗胃液见表 11-1。

表 11-1 临床常见洗(灌)胃液及其适应证

洗胃液	适应证
温水或者生理盐水	毒物性质不明的急性中毒者，如砷化物、硝酸银中毒，可用生理盐水。避免使用热溶液，以防血管扩张反而促进毒物吸收
药用炭混悬液	几乎适用于所有中毒洗胃，但对氰化物无效
1∶2 000～1∶5 000 高锰酸钾溶液	常用于巴比妥类、阿片类、士的宁、氰化等中毒，禁用于乐果、马拉硫磷中毒
2%碳酸氢钠溶液	用于生物碱、汞、铁，以及有机磷中毒(敌百虫，又名美曲膦酯除外)
微温浓茶或 1%～4%鞣酸液	用于重金属盐、生物碱、吗啡、阿托品、士的宁、毒蕈或草酸等中毒
硫酸镁或硫酸钠溶液	用于钡、铅盐中毒等
液状石蜡	四氯化碳、氯仿、氯乙烷等中毒还可用于三氯乙烯、四氯乙烯、磷中毒灌胃
蛋白液、牛奶、豆浆、米汤	腐蚀性中毒、硫酸钡中毒
5%硫代硫酸钠溶液	用于碘、砷、汞、氰化物中毒

（3）导泻：洗胃后，口服或经胃管注入泻药以清除肠道内的毒物。一般不用油类泻药，以免促进脂溶性毒物吸收。导泻常用盐类泻药，如硫酸钠或硫酸镁。硫酸镁如吸收过多，使镁离子对中枢神经系统有抑制作用，肾功能不全或昏迷患者都不宜使用。

（4）药用炭：药用炭由于能在其表面吸附水溶性或脂溶性毒物，减少在消化道内尚未被吸收的毒物，可打断某些毒物的肝肠循环，而得到广泛应用。

4. 促进已吸收毒物的排出

(1) 利尿：静脉滴注葡萄糖液可增加尿量而促进毒物的排出。有少数毒物如苯巴比妥、水杨酸类等可用较强作用的利尿药如呋塞米增加尿量，促进其排出。改变尿 pH 可促使毒物由尿排出，如用碳酸氢钠使尿液碱性化(pH 值可达 8.0)，可增加弱酸性化合物如苯巴比妥和水杨酸类离子化，因不容易通过肾小管上皮细胞重吸收而由尿中排出。如有急性肾衰竭，不宜采用利尿方法。

(2) 氧疗：一氧化碳中毒时，吸氧可促使碳氧血红蛋白解离，加速一氧化碳排出。高压氧促使一氧化碳排出的效果更好。

(3) 腹膜透析或血液透析：是血液净化的主要措施，尤其是对重症巴比妥类安眠药中毒疗效更为理想，但最好在中毒 10 余小时内透析，否则毒物与血浆蛋白结合，不易获效。也有服毒 20 余小时后行透析疗法获得成功，故有透析指征者不要轻易放弃抢救时机。

(4) 血流灌注解毒法：将患者血液通过含有药用炭或交换树脂的滤毒罐，将毒物吸收后再把净化的血输回病人体内。用此法净化中毒者的血液，难免正常血液成分也被滤毒罐吸附少部分，故应注意监测病人的血容量及电解质，必要时予以补充液体及电解质，以免发生血容量不足或电解质紊乱。

5. 特殊解毒剂的应用(表 11-2)

表 11-2　常见特效解毒剂及适应证

特效解毒剂	适应证	剂量及用法
解磷定、氯解磷定、双复磷、阿托品	有机磷农药中毒	静注 1 mg 始，根据症状增加
维生素 K₁	敌鼠类(抗凝性杀毒剂)	静注或肌注，首次 50 mg，以后改口服，50～100 mg/d
乙酰胺(解氟灵、纳洛酮)	氟乙酰胺、氟乙酰胺中毒，吗啡、阿片类中毒	2.5～5.0 g 肌注，每天 2～4 次
亚甲蓝(美蓝)	亚硝酸类、苯胺类中毒	0.4～0.8 mg，必要时重复使用
氟马西尼	苯二氮䓬类	1～2 mg/kg 静脉滴注，必要时每 2～4 小时重复
地高辛抗体	洋地黄类中毒	静注 0.3 mg，必要时重复，总量不超过 2 mg
维生素 B₆	急性异烟肼中毒	静注 80 mg 对 1 mg 洋地黄
二丙醇	汞等中毒	静注与中毒量相等的维生素 B₆
抗毒血清	蛇毒、肉毒	肌注 3～5 mg/kg，第 1、2 天，每天 6 次；第 3、4 天，每天 4 次；第 4～10 天，每天 2 次

6. 对症治疗　很多急性中毒并无特殊解毒疗法，对症治疗很重要，可帮助危重病人渡过险关，目的在于保护重要器官，使其恢复功能。如循环衰竭可酌情用升压药物；心力衰竭患者可使用洋地黄等药物纠正心力衰竭，积极防治脑水肿、肺水肿，及时应用脱水剂和激素等；惊厥患者避免发生坠床；昏迷患者应加强各系统的监测，及时纠正水、电解质和酸碱失衡，并根据病情酌情使用抗菌药物。警惕并及时处理急性中毒可诱发的并发症，如肺水肿、呼吸衰竭、休克、心律失常、心脏骤停、急性心肌梗死、急性肾衰竭和急性脑血管意外等。

(二) 护理要点

1. 急救护理

(1) 立即终止并清除毒物：急性中毒病情演变迅速，应迅速进行抢救，与医生合作做好清除毒物工作。

1）呼吸道吸入有毒气体或蒸汽,要立即将病人转移到空气新鲜的地方,必要时予以吸氧。

2）皮肤侵入的毒物,撤离中毒现场,并立即脱去污染的衣服,清洗接触部位的皮肤,毒物溅入眼内应立即用清水反复多次冲洗。

3）口服毒物要停止服用,并给予催吐、洗胃、导泻和灌肠,早期彻底清除毒物可使病情明显改善。

4）按医嘱留取呕吐物,胃内容物及血、尿、便标本送检。

（2）加强病情监护

1）对中毒患者应密切观察生命体征,如意识状态、呼吸、脉率、血压、瞳孔、呼吸气味等。

2）对昏迷患者,应保持呼吸道通畅,做好皮肤护理,防止压疮形成。

3）做好心脏监护,以防止心律失常、心脏骤停。

4）记录24小时出入量,维持水、电解质平衡,避免水、电解质、酸碱平衡失调的发生。

5）认真负责地管理好救治急性中毒的四条管道,即氧气管、胃管、静脉通道和导尿管。

2. 一般护理

（1）饮食护理:呼吸道吸入或皮肤侵入中毒者,病情允许时,尽量鼓励病人多食高蛋白、高碳水化合物、高维生素的无渣饮食。口服中毒者,不宜过早进食,待病情稳定后可食用低脂、流质或半流质饮食,以防止胆道系统收缩,毒物再次进入胃内被吸收,导致症状加剧;腐蚀性毒物中毒者应早期给予乳类等流质。

（2）对症护理:吞服腐蚀性毒物者应特别注意口腔护理,高热者可采用物理降温;尿潴留者予以导尿;惊厥者控制抽搐,防止外伤等。

（3）心理护理:对自杀患者抢救清醒后,应了解自杀的原因,社会文化背景、家庭和社会关系,家庭经济状况及心理需求,认真做好心理护理,给予心理上的安慰和疏导;了解患者内心痛苦,提供情感上的支持。还应给予安全防范措施,清醒服毒者不可独居一室,病人伸手可及的锐利器械和毒物均需严格保管,以防再次自杀。

3. 健康教育

（1）普及防毒知识:结合实际情况,向群众介绍有关中毒的预防和急救知识,如我国北方初冬向居民宣传预防煤气中毒;在农药使用季节向农民宣传预防农药中毒。

（2）不吃有毒或变质的食品:新近腌制咸菜或变质韭菜、菠菜等含较多硝酸盐,进入肠道被细菌还原为亚硝酸盐,吸收后使血红蛋白氧化为高铁血红蛋白,导致机体缺氧,故新近腌制咸菜,变质韭菜、菠菜、萝卜等蔬菜不可食用。大量食用未长熟(青紫皮马铃薯)或发芽马铃薯可引起急性中毒,少许发芽马铃薯应深挖去其发芽部分,并浸泡半小时以上,才可煮炒食用。有些植物如蕈类如果不易辨认有无毒性,不可进食。

（3）加强毒物管理和个人防护:严格遵守毒物的防护和管理制度,加强毒物的保管。遵守车间空气中毒物最高允许浓度的规定,注意废气、废水、废渣的治理。喷洒农药、灭鼠药,抢救意外事故,对进入空气中含有高浓度毒物的场所,要加强个人防护,穿防护衣服、戴防毒面具。农药中杀虫剂和杀鼠剂毒性很大,要加强保管,装杀虫剂容器要加标记,投放鼠药也应有标记,以免误食。

第二节 有机磷杀虫药中毒

有机磷农药大多数属膦酸酯类或硫代膦酸酯类化合物,是目前应用最广泛的杀虫药,对人畜均有毒性。有机磷农药大多呈油状或结晶状,色泽由淡黄至棕色,有蒜味。一般难溶于水,易溶于多种有机溶剂,在碱性条件下易分解失效(敌百虫除外),而在酸性环境中则较稳定。由于化学结构中取代基团不同,各种有机磷农药毒性相差很大。在生产、包装、运输、销售,尤其在使用和生活中易致急性有机磷杀虫药中毒。

一、病因与中毒机制

(一) 毒物分类

国内生产的有机磷杀虫剂的毒性按大鼠急性经口进入体内的半数致死量(LD_{50})分为4类,对有效抢救有机磷中毒具有重要参考价值。

1. 剧毒类 $LD_{50} < 10$ mg/kg,如甲拌磷(3911)、内吸磷(1059)、对硫磷(1605)、八甲磷等。

2. 高毒类 LD_{50} 10~100 mg/kg,如甲基对硫磷、甲胺磷、氧化乐果、敌敌畏。

3. 中毒类 LD_{50} 100~1 000 mg/kg,如敌百虫、乐果、碘依可酯、倍硫磷、二嗪农(地亚农)。

4. 低毒类 LD_{50} 1 000~5 000 mg/kg,如马拉硫磷等。

(二) 病因

有机磷农药中毒的常见原因是生产性中毒、使用性中毒和生活性中毒。生产性中毒的主要原因是在有机磷农药生产过程中防护不严,农药通过皮肤和呼吸道吸收所致;使用性中毒的原因是施药人员喷洒、接触有机磷农药时,由皮肤吸收及吸入空气中农药所致;生活性中毒主要由于误服、自服、误用或摄入被农药污染的水源和食物引起。

(三) 毒物的吸收和代谢

有机磷杀虫剂主要经过胃肠道、呼吸道、皮肤和黏膜吸收。吸收后迅速分布全身各脏器,其中以肝内浓度最高,其次为肾、肺、脾等,肌肉和脑最少。有机磷杀虫剂主要在肝内代谢进行生物转化。一般氧化后毒性反而增强,然后经水解后降低毒性。如对硫磷氧化形成对氧磷,对胆碱酯酶的抑制作用要比前者强300倍;内吸磷氧化后形成亚枫,其抑制胆碱酯酶的能力增加5倍。有机磷杀虫药最终大部分由肾脏、小部分由粪便排出,排泄较快,气体和易挥发的部分可以原形从呼吸道排出,少数经皮肤排出还可引起皮炎,有些金属(如铅、汞、砷等)可从乳汁排出。吸收后6~12小时血中浓度达高峰,48小时后排出体外。大部分毒物由肾脏和肠道排出。

(四) 中毒机制

有机磷农药能抑制许多酶,但对人畜的毒性主要表现在抑制胆碱酯酶。有机磷农药在体内与胆碱酯酶形成磷酰化胆碱酯酶,胆碱酯酶活性受抑制,使酶不能起分解乙酰胆碱的作用,致组织中乙酰胆碱过量蓄积,使胆碱能神经过度兴奋,引起毒蕈碱样、烟碱样和中枢神经系统症状。磷酰化胆碱酯酶一般约经48小时即"老化",不易复能。

二、病情评估

(一) 病史

询问病人有无有机磷农药的接触史,或食用、误食史,这是诊断的主要依据。生产性及使用性中毒,应有明确的接触史;生活性中毒,多为误服或自服,有时为间接接触或摄入,均应详细询问病人或陪同人员;病人近来生活和工作情况、精神状态、情绪变化、现场有无药瓶或其他可疑物品、同餐者有无类似症状,同时还应注意病人呕吐物、呼出气味有无刺激性大蒜味等。护理人员应主动与家属交流,了解病人情绪、有机磷农药的来源、种类、服用量及具体时间。

(二) 临床表现

潜伏期:按农药品种及浓度、吸收途径及机体状况而异。一般经皮肤吸收多在 2~6 小时发病,呼吸道吸入或口服后多在 10 分钟至 2 小时发病。

1. **毒蕈碱样症状** 这组症状出现最早,主要是副交感神经末梢兴奋引起,类似毒蕈碱中毒的表现而得名,表现为平滑肌痉挛和腺体分泌增加。临床表现为食欲减退、恶心、呕吐、腹痛、腹泻、流涎、多汗、视物模糊、瞳孔缩小、呼吸道分泌物增加、支气管痉挛、呼吸困难、肺水肿。

2. **烟碱样症状** 发生在横纹肌的神经肌肉接头处,出现全身横纹肌的肌纤维颤动,甚至强直性痉挛。表现为瞳孔明显缩小、四肢肌束颤动、肌力减退、肌痉挛、呼吸肌麻痹。交感神经节受乙酰胆碱刺激,其节后交感神经纤维末梢释放儿茶酚胺使血管收缩,引起血压增高、心跳加快和心律失常。

3. **中枢神经系统症状** 头痛、头晕、倦怠、乏力、失眠或嗜睡、烦躁、意识模糊、语言不清、谵妄、抽搐、昏迷,呼吸中枢抑制致呼吸停止。

4. **其他表现**

(1) 症状复发:有些有机磷农药中毒患者经急救后临床症状好转,但在数日至一周后突然再次发生昏迷,甚至肺水肿或突然死亡,称为"反跳现象",多见于乐果和马拉硫磷口服中毒。这可能与残存在胃肠道、皮肤、毛发、指甲的有机磷杀虫剂重新吸收,或阿托品等解毒药停用过早或减量过快,或中毒性心肌炎引起严重心律失常等原因有关。

(2) 迟发性多发性神经病:个别重度中毒者,在急性中毒症状消失后 2~3 周可发生迟发性神经损害,出现感觉、运动型多发性神经病变表现,主要累及肢体末端,两侧对称、下肢较重,可向上发展。表现为肢端麻木、疼痛、腿软、无力,甚至下肢瘫痪、四肢肌肉萎缩等,目前认为这种病变可能是有机磷杀虫剂抑制神经靶酯酶并使其老化所致。

(3) 中间型综合征:少数病例在急性中毒症状缓解后和迟发性神经病变前,在急性中毒后 24~96 小时突然发生死亡,称"中间型综合征"。中间型综合征(IMS)是近年来提出的呼吸衰竭的新类型,并逐渐为临床所重视,其发病机制尚未完全阐明。多数学者认为与有机磷直接或间接致神经肌接头病变出现的肌瘫(尤其是膈肌)有关。病死前先有颈、上肢和呼吸肌麻痹,累及脑神经者,出现眼睑下垂、眼外展障碍和面瘫。

IMS 的临床特点:①呼吸表浅,但呼吸频率不呈比例增快;②有发绀、低氧血症,而呼吸窘迫不明显;③最大吸气压(PImax)明显降低;④出现肌无力,呼吸肌麻痹表现后,可在较短时间内出现呼吸骤停;⑤加大阿托品用量,无助于呼吸肌功能的改善;⑥自主呼吸功能恢复的时间晚于血清 AchE 活性的恢复。

IMS 的诊断标准:①中毒者在胆碱能危象消失后出现呼吸困难、明显的低氧血症,并可排除肺水肿、气道阻塞及呼吸窘迫综合征(ARDS);②有不同程度的肌无力表现,特别是屈颈肌及肢体远端肌肉无力、腱反射减弱或消失;③PImax 明显降低。

5. 中毒程度   按病情可分为三级:

(1) 轻度中毒:表现为头晕、头痛、流涎、恶心、呕吐、腹痛、多汗、视力模糊、瞳孔轻度缩小;

(2) 中度中毒:除轻度中毒症状外,尚有肌束颤动、大汗淋漓、瞳孔明显缩小、呼吸困难、精神恍惚、步态蹒跚;

(3) 重度中毒:除上述外,瞳孔极度缩小、呼吸极端困难、发绀、昏迷、惊厥。

(三) 实验室检查

全血胆碱酯酶活力测定是诊断有机磷杀虫药中毒、判断中毒程度、疗效及预后估计的重要指标。正常人血胆碱酯酶活力为 100%,低于 80% 则属异常。胆碱酯酶活力值在 50%～70% 为轻度中毒,30%～50% 为中度中毒,30% 以下为重度中毒。必要时可对呕吐物及呼吸道分泌物做有机磷杀虫药检测。

三、救治与护理

(一) 救治原则

急性有机磷杀虫剂中毒往往发病急、病情变化快,在抢救过程应严密观察,根据病情及时采取抢救措施。

1. 迅速清除毒物   立刻离开现场,脱去污染的衣服,用肥皂水清洗污染的皮肤、毛发和指甲。口服中毒者用清水、2%碳酸氢钠溶液(敌百虫忌用)或 1∶5 000 高锰酸钾溶液(对硫磷、乐果忌用)反复洗胃,直至洗清为止,然后再给硫酸钠导泻。眼部污染可用 2%碳酸氢钠溶液或生理盐水冲洗。在迅速清除毒物的同时,应争取时间及早用有机磷解毒药治疗,以挽救生命和缓解中毒症状。

2. 特效解毒剂的应用

(1) 抗胆碱药阿托品:阿托品有阻断乙酰胆碱对副交感神经和中枢神经系统毒蕈碱受体的作用,对缓解毒蕈碱样症状和对抗呼吸中枢抑制有效,但对烟碱样症状和恢复胆碱酯酶活力没有作用。用药原则:早期、适量、反复给药,快速(3～6 小时)达到"阿托品化"(瞳孔扩大、颜面潮红、皮肤无汗、口干、心率加速、肺湿啰音消失)。用药过程中应密切观察阿托品化指标,并随时调整剂量,防止阿托品中毒。阿托品中毒常有以下表现:①中枢神经系统兴奋症状,如谵妄、狂躁、两手抓空、胡言乱语、幻听、幻视、定向时间障碍甚至昏迷;②心率＞120次/分;③体温达 39～40℃;④阿托品减量或停用后症状好转。

(2) 胆碱酯酶复能剂:常用的有解磷定和氯解磷定。此类化合物能使被抑制的胆碱酯酶恢复活性,消除烟碱样症状,对毒蕈碱样症状作用较差。胆碱酯酶在 72 小时已老化,胆碱酯酶复能剂对老化的胆碱酯酶没有复能作用,对急性中毒迁延过久或慢性中毒无效。应用原则早期、适量、联合、反复、短程(持续时间不超过 72 小时)。剂量可根据中毒的轻、中、重三个级别进行调整。

胆碱酯酶复能剂与阿托品两药合用,是治疗有机磷杀虫剂中毒最理想的方法。轻度中毒可单独应用胆碱酯酶复能剂。两种药物联合应用时,阿托品的剂量应减少,以避免发生阿托品中毒。

(3)解磷注射液:是抗胆碱药与胆碱酯酶复能剂组成的一种复方制剂,既对毒蕈碱样、烟碱样和中枢神经系统症状有较好的对抗作用,对失活的胆碱酯酶有较强的复活作用。因其起效快、作用时间持久,临床已普遍使用。

3. 对症治疗 早期识别,及时纠正呼吸衰竭、循环衰竭;警惕和治疗多器官功能衰竭;防治脑水肿,予以脱水剂。

(二)护理要点

1. 病情观察

(1)加强生命体征监测:有机磷农药中毒病情变化快,因此,应密切观察病情,定时测量生命体征,注意观察意识、瞳孔和尿量的变化,了解全血胆碱酯酶活力测定的结果,便于掌握治疗和护理的效果,并向医生报告。

(2)阿托品的应用与护理:有机磷杀虫剂中毒后,体内有大量乙酰胆碱积聚,对阿托品耐受力明显增加,用量远远超过常规剂量,特别是重度中毒,所需总量更大。故临床实践中应严密观察毒蕈碱中毒症状程度,以此来决定阿托品的用药剂量;不可按固定医嘱用药,应按照"在观察中应用,在应用中观察"的用药原则,仔细观察病情,将阿托品用至肺部湿啰音明显减少,即达到"阿托品化"为度。"阿托品化"后减量或延长给药间隔时间。在用药过程中密切观察"阿托品化"指标,并随时调整剂量,防止阿托品中毒,由于"阿托品化"与阿托品中毒剂量很接近,既要积极足量使用,又要谨慎细致观察。如出现阿托品中毒应酌情立即停用或延长阿托品给药间歇时间;输液、利尿促进阿托品排泄;高热可予物理降温,并辅以药物降温;抽搐可用地西泮(安定)、苯巴比妥或水合氯醛灌肠;必要时应用新斯的明,但应慎重,以免加重有机磷中毒症状。治疗中,应注意观察体温、心率、瞳孔大小、皮肤黏膜颜色、神经系统表现,以及有无尿潴留等,有助"阿托品化"与阿托品中毒的鉴别(表11-3)。

表11-3 "阿托品化"与阿托品中毒的主要区别

	阿托品化	阿托品中毒
体温	正常或轻度升高<39℃	高热>39℃
心率	增快≤120次/分,脉搏快而有力	心动过速,甚至有室颤发生,>120次/分
皮肤	颜面潮红、干燥	紫红、干燥、绯红
瞳孔	由小扩大后不再缩小,<4.5 mm	极度扩大,>4.5 mm
神经系统	意识清楚或模糊	谵妄、幻觉、双手抓空、昏迷
尿潴留	无尿潴留	有尿潴留

(3)密切观察有无"反跳"与猝死的发生:"反跳"和猝死是有机磷杀虫剂中毒死亡的第二个高峰(第一个死亡高峰是中毒后24小时内,为胆碱能危象)。一般发生在中毒后2~7天,其死亡率占急性中毒的7%~8%。为了避免或减少"反跳"的发生,首先应尽可能清除残存在胃肠道、皮肤、毛发、指甲处的有机磷杀虫剂,以防止重新被吸收入血;其次,严格掌控遵循

阿托品使用原则,以及停药或减量的指征,切不可过早停药或过快减量;再次,在用药过程中,密切观察有无并发症发生,一旦有并发症出现,即刻予以相应处理。一旦发生"反跳"的先兆症状,如胸闷、流涎、出汗、言语不清、吞咽困难、神志模糊等,应争分夺秒地抢救病人,迅速建立静脉通路,彻底清除残存在体内或体表的毒物,尽早应用特效解毒剂,并密切观察药物的反应,以及减量或停药的指征,做好病情及 24 小时出入量记录,监测心、肝、肾等主要脏器功能,防止脏器衰竭,严密观察病情变化。

2. 清除毒物的护理 对口服中毒者,应立即洗胃,且应彻底。洗胃一般选用1‰～3‰碳酸氢钠溶液或 1‰氯化钠溶液 1 000 ml,再用清水。插管后应先吸后灌,一次灌入量不宜过多,出入量相等,总灌洗量可达 10～20 L,直至流出液体无色、无味为止。洗胃后常规给予泻药以排除肠道毒物。应注意敌百虫忌用碳酸氢钠洗胃;1605、乐果等忌用高锰酸钾洗胃,因其氧化后毒性更强。洗胃时应注意观察洗胃液及腹部情况,洗胃后若保留胃管,应遵医嘱定时洗胃,观察洗胃液有无蒜臭味,并向医生报告,以决定胃管保留时间。喷洒农药中毒者除脱去衣物用清水冲洗皮肤外,还应注意指甲缝隙、头发是否清洗过,避免遗留毒物,引起病情反复。

3. 保持呼吸道通畅 昏迷者肩部要垫高,以保持颈部伸展,防止舌后坠,定时吸痰,松解紧身内外衣,一旦出现呼吸肌麻痹,应及时报告医生并准备人工呼吸机。呼吸困难者应持续吸氧。

4. 饮食护理 24 小时内应绝对禁食,以后根据病情给予流质、半流质或普食。开始进食前,给予口服氢氧化铝凝胶 15 ml 或十六角蒙脱石(思密达)等药物以保护胃黏膜,饮食应清淡、温冷,不宜给高蛋白、高脂肪、高糖类饮食。乐果中毒者病情好转时不宜过早进食,以免含毒浓度高的胆汁进入肠道而加重中毒。

5. 预防并发症的发生 对有机磷中毒的病人,应加强口腔护理,及时更换衣服,进行翻身拍背,预防压疮的发生。用阿托品治疗的病人出现尿潴留,应进行导尿,预防尿路感染。使用呼吸机的患者,应遵守操作规范,预防肺部感染的发生。

6. 加强心理护理 有机磷中毒的一个重要原因是病人服毒自杀,所以待病人苏醒后,医护人员应针对服毒原因给予安慰,关心体贴病人,不歧视病人,为病人保密,让家属多陪伴病人,使病人得到多方面的情感支持。

第三节 镇静催眠药中毒

镇静催眠药中毒是由于服用过量的镇静催眠药而导致的一系列中枢神经系统过度抑制病症。药物剂量不同产生的临床效果也不相同:使用小剂量镇静剂可起到安静、减轻和消除患者的激动、焦虑不安等症状的作用;中等剂量则可维持人的正常睡眠;大剂量则有抗惊厥、麻醉作用。

镇静催眠药中毒分急性中毒和慢性中毒。由于这类药物临床应用广泛且易于获得,故急性中毒已为临床所常见。多发生于蓄意自杀者,偶尔也可见于儿童误服或药物滥用者的意外中毒。在急性中毒病人中,死亡者占 0.5%～12%,死亡的发生不仅取决于所服用药物的剂量,而且与抢救措施及时与否,以及病人对药物的敏感性如何等因素有关。

一、中毒机制

镇静安眠药大致分为巴比妥类和非巴比妥类(表11-4),较大剂量均能抑制呼吸中枢及血管中枢,导致呼吸和循环衰竭。氯丙嗪类还可直接作用于血管,使全身血管扩张、血压下降,也能对抗体内肾上腺素及去甲肾上腺素的升压作用,使血压下降更为明显。多数镇静催眠药造成肝脏不同程度的损害,甚至导致肝衰竭。

表11-4 镇静催眠类型药物作用时间及常用药物

	巴比妥类		苯二氮䓬类	
	半衰期(h)	药　物	半衰期(h)	药　物
长效类	24～96	巴比妥类和苯巴比妥	>30	氯氮䓬、地西泮(安定)、氟西泮
中效类	18～48	异戊巴比妥	6～30	硝西泮、奥沙西泮
短效类	18～36	司可巴比妥	<5	三唑仑
超短效类	3～6	硫喷妥钠		

二、病情评估

(一) 病史

询问有无服用大量镇静催眠药史,有无长期滥用催眠药史,了解用药种类、剂量及服药时间,既往是否常服该药物,服药前或服药后同时是否服用其他食物和药物,如农药、乙醇等,有无与家人或其他人争吵、生气等情绪变化。

(二) 临床表现

1. 神经系统症状　头晕、记忆力消失、嗜睡、共济失调、知觉消失、腱反射消失,严重者昏迷、抽搐、瞳孔扩大、对光反应消失。

2. 呼吸、循环系统　初期呼吸速率减慢且规则,以后则呼吸减慢而不规则。严重时呼吸困难、发绀、脉搏加速、血压下降、尿少、循环衰竭。

3. 皮肤　可见有皮疹、恶心、呕吐、便秘。

4. 致死　安眠药一次进量多、时间长而未发现的病人可导致死亡。

按照症状的轻重可分为三度:

1. 轻度中毒　嗜睡,出现判断力和定向力障碍、步态不稳、言语不清、眼球震颤。各种反射存在,体温、脉搏、呼吸、血压正常。

2. 中度中毒　浅昏迷,用强刺激可唤醒,不能答问,很快又进入昏迷。腱反射消失、呼吸浅而慢,血压仍正常,角膜反射、咽反射存在。

3. 重度中毒　深昏迷,早期四肢肌张力增强、腱反射亢进、病理反射阳性;后期全身肌肉弛缓、各种反射消失。瞳孔对光反应存在,瞳孔时而散大、时而缩小。呼吸浅而慢,不规则或呈潮式呼吸。脉搏细速,血压下降。

(三) 实验室检查

检查尿、血液、胃液中毒物的种类及浓度测定。

三、救治与护理

(一) 救治原则

急救原则:洗胃、导泻、吸氧、补液、解毒。

1. 立即催吐、洗胃、导泻　尽早催吐;服药后6～12小时内用1:5 000高锰酸钾溶液洗胃,然后用硫酸钠导泻。昏迷病人不能催吐。

2. 维持呼吸功能　清除呼吸道异物,迅速吸氧(3～4 L/min)。呼吸衰竭者立即气管插管使用呼吸机辅助呼吸或人工辅助呼吸。

3. 维持体液与能量的平衡　静脉输液,保障中毒者的能量,以及维生素和水、电解质平衡,并促进毒物的排泄,也可同时给予利尿剂,促进尿路排泄毒物。

4. 特效解毒剂　氟马西尼对地西泮等药物引起的中毒有拮抗作用,而巴比妥类和吩噻嗪类药物无特效解毒剂。

5. 加强生命支持治疗　本类药物中毒的主要致死原因为呼吸和循环衰竭,因此维持有效的气体交换和有效血容量是抢救成功的关键。深昏迷伴呼吸抑制者,保持呼吸道通畅,应使用呼吸兴奋剂,宜尽早气管插管,必要时气管切开,建立人工呼吸;纠正低氧血症并维持酸碱平衡;无自主呼吸者及时行心肺复苏术;对出现低血压者,应首先扩容,必要时使用血管活性药物,如多巴胺静脉滴注。

(二) 护理要点

1. 病情观察　定时测量体温、脉搏、呼吸、血压,观察意识状态、瞳孔大小、对光反射、角膜反射,若瞳孔散大、血压下降、呼吸变浅或不规则,常提示病情恶化,应及时向医生报告,以便采取紧急处理措施,作重病记录并记录24小时液体出入量。

2. 保持呼吸道通畅　有呕吐物或痰液时,应及时用吸痰器吸出,若呼吸道不畅,必要时做气管切开或使用呼吸机。持续吸氧,预防脑水肿的发生。

3. 一般护理　意识不清者注意体位,仰卧位时头偏向一侧,或侧卧位,均可防止舌向后坠阻塞气道。定时翻身拍背,减少肺部感染或压疮的发生,定时作口腔护理。

4. 加强饮食护理　患者意识不清超过3～5天,营养不易维持,可由鼻饲补充营养及水分,一般给予高热量、高蛋白质易消化的流质饮食。

5. 做好心理护理　若是自杀病人,待其清醒后,要有的放矢的做好心理护理,尽可能的解除病人的思想问题,从根本上消除病人的自杀念头,并密切观察病人,避免病人独处,防止病人有自杀的机会。

6. 健康教育

(1) 向失眠者普及睡眠紊乱的原因及避免方法的常识:失眠者自身因素常为过度紧张或强脑力劳动,或精神受到应激原刺激可导致失眠。午睡时间过长或夜尿过多也可致失眠,环境因素多为外界吵闹、噪声使患者不能入睡。避免方法:脑力过度疲劳或处于应激状态者,晚上要做些轻松的工作,睡前沐浴或用热水洗脚,睡前可喝热牛奶一杯,禁饮有兴奋作用的饮料。白天坚持锻炼,运动种类可步行、慢跑、体操等,对减轻应激反应、促进睡眠有一定的帮助。保持睡眠的规律性是重要的,按时上床、早睡早起有利健康。午睡半小时左右较合适。尽量避免外界环境干扰。偶尔服用催眠药是可以的,但不能长期服用,失眠者以采取心理及物理疗法为主。

（2）对已服用催眠药患者的指导：向患者解释长期服用各类催眠药均可产生耐受性，久用后会产生依赖性，且在治疗剂量时常有不良反应如轻度头晕、乏力、困倦等。嘱咐患者首先不要长期服用催眠镇静药，已服用者在撤药过程中要逐渐减量，严防突然停药。

（3）药物管理及预后：药房、医护人员对镇静催眠药保管、处方、使用管理要严格，家庭中有情绪不稳定或精神不正常者，家属对该类药物一定要妥善保管，以免发生意外。轻度中毒无需治疗可以恢复，中度中毒经治疗一般 1～2 天可恢复，重度中毒可能需要 3～5 天才能清醒，死亡率低于 5%。

第四节　急性一氧化碳中毒

一氧化碳中毒俗称煤气中毒。凡含碳的物质不完全燃烧时，都可产生一氧化碳（CO）。一氧化碳是一种无色、无味、无刺激性的气体，故在中毒的早期不易察觉，容易吸入过量而发生一氧化碳中毒。一氧化碳侵入途径是经呼吸道吸收。

一、病因与中毒机制

（一）病因

1. 生产性原因　在生产和建筑过程中，采矿、隧道的放炮、铜铁冶炼、化肥生产制造等都可产生大量的一氧化碳。

2. 生活性原因　在日常生活中，如生煤炉、烟筒堵塞漏气等；家用管道煤气，如煮沸液体溢出熄火，造成泄漏煤气时间较长；煤气热水器在浴室内的不当安装等，常在室内门窗紧闭、通风不良等情况下，产生大量的一氧化碳而导致中毒。在失火现场，空气中的一氧化碳浓度较高，也易发生中毒。

（二）中毒机制

一氧化碳中毒主要引起组织缺氧。一氧化碳经呼吸道进入人体血液后，85% 与血液中红细胞的血红蛋白（Hb）结合，形成稳定的 COHb。CO 与 Hb 的亲和力比氧与 Hb 的亲和力大 240 倍，且不易解离，只有氧合血红蛋白解离速度的 1/3 600。吸入较低浓度一氧化碳即可产生大量 COHb。故一氧化碳一经吸入，即与氧争夺血红蛋白，使大部分血红蛋白变成碳氧血红蛋白，不但使血红蛋白丧失携带氧的能力和作用，同时还能阻碍氧合血红蛋白的解离，更加重组织缺氧。高浓度的一氧化碳还能与细胞色素氧化酶中的二价铁离子相结合，直接抑制细胞内呼吸而造成内窒息。由于中枢神经系统和心肌对缺氧特别敏感，在受一氧化碳损害时也表现得最严重。缺氧引起颅内压增高，同时，缺氧和脑水肿造成脑血液循环障碍，而血管吻合支较少和血管水肿、结构不健全的大脑苍白球可出现软化、坏死或白质广泛性脱髓鞘病变，并产生帕金森综合征和一系列精神症状。部分重症一氧化碳中毒患者，在昏迷苏醒后，经过 2 天至 2 个月的假愈期，又出现一系列神经、精神障碍，称之为迟发性脑病。

二、病情评估

(一) 病史

有无高浓度一氧化碳的吸入史,是诊断的主要依据。向病人或家属详细询问家庭的取暖方式、通风情况、发病时间等,以协助诊断。

(二) 临床表现

急性一氧化碳中毒起病急、潜伏期短,其症状的轻重与空气中的一氧化碳浓度、接触时间长短、患者的健康状况有关,此外,还与个体差异、机体健康状况及持续中毒时间有关。急性一氧化碳中毒在 24 小时内死亡者,血呈樱桃红色。各脏器有充血、水肿和点状出血。按中毒的程度通常分为三度:

1. **轻度中毒** 头痛、头晕、耳鸣、恶心、呕吐、心悸、四肢无力,有短暂的意识模糊。如能迅速脱离中毒环境,吸入新鲜空气或氧疗,上述症状数小时即可缓解。血液 COHb 浓度可高于 10%。

2. **中度中毒** 除上述症状加重外,颜面潮红,典型病例的皮肤、黏膜和甲床可呈樱桃红色,脉快多汗,步态蹒跚,嗜睡,甚至昏迷。经治疗可恢复,且无明显并发症。血液 COHb 浓度可高于 30%。

3. **重度中毒** 除昏迷外,主要表现有各种反射明显减弱或消失,大小便失禁,四肢厥冷,口唇苍白或发绀,大汗,体温升高,血压下降,瞳孔缩小、不等大或扩大,呼吸浅表或出现潮式呼吸。部分患者呈去大脑皮质状态,可发生严重并发症,如脑水肿、肺水肿、心肌损害、休克、酸中毒及肾功能不全等。血液 COHb 浓度可高于 50%。

4. **急性一氧化碳中毒迟发性脑病(神经精神后发症)** 部分重度急性一氧化碳中毒患者在意识障碍恢复后,经过 2~60 天的"假愈期",可出现下列临床表现之一:

(1) 精神意识障碍:呈现痴呆状态、谵妄状态或去大脑皮质状态;

(2) 锥体外系神经障碍:出现震颤麻痹综合征;

(3) 锥体系神经损害:如偏瘫、病理反射阳性或小便失禁等;

(4) 大脑皮质局灶性功能障碍:如失语、失明等,或出现继发性癫痫。

(三) 心理社会状况

一氧化碳中毒常为意外发生,短期内病情严重,病人及家属毫无思想准备,无应对能力而表现为慌乱、措手不及,责备自己缺乏安全措施,感到懊悔,对病情的变化表现出焦虑不安,希望医护人员全力抢救。重度中毒者常因并发症迟发性脑病而出现悲观失望、自卑厌世的心理。对蓄意中毒者,产生矛盾心理,表现出自卑、抑郁,甚至再自杀的念头。

(四) 辅助检查

1. **血液 COHb 测定** 可采用简易测定方法,如:

(1) 加减法:取患者血液 1~2 滴,用蒸馏水 3~4 ml 稀释后,加 10%氢氧化钠溶液 1~2 滴,混匀。血液中 COHb 增多时,加碱后血液仍保持淡红色不变,正常血液则呈绿色。本试验在 COHb 浓度高达 50%时才呈阳性反应。

(2) 分光镜检查法:取血数滴,加入蒸馏水 10 ml,用分光镜检查可见特殊的吸收带。

2. **脑电图检查** 可见弥漫性低波幅慢波,与缺氧性脑病进展相平行。脑电图检查可发现中度或高度异常。根据吸入较高浓度一氧化碳的接触史和急性发生的中枢神经损害的症状和体征,结合血中 COHb 及时测定的结果,现场卫生学调查及空气中一氧化碳浓度测定资料,排除其他病因后,可诊断为急性一氧化碳中毒。

3. 头部 CT 检查　脑水肿时可见脑部有病理性密度减低区。

(五) 诊断及鉴别诊断

根据吸入较高浓度一氧化碳的接触史,以及急性发生的中枢神经损害的症状和体征,结合血液 COHb 及时测定的结果,按照国家诊断标准(GB8781-88),可作出急性一氧化碳中毒诊断。

轻度急性一氧化碳中毒需与感冒、高血压、食物中毒等鉴别,中度及重度中毒者应注意与其他病因如糖尿病、脑血管意外、安眠药中毒等引起的昏迷鉴别,对迟发性脑病需与其他有类似症状的疾患进行鉴别诊断。既往史、体检、实验室检查有助于鉴别诊断。血液 COHb 测定是有价值的诊断指标,但采取血标本要求在脱离中毒现场 8 小时以内尽早抽取静脉血。因为脱离现场数小时后 COHb 即逐渐消失。

三、救治与护理

(一) 救治原则

1. 现场急救

(1) 迅速脱离中毒现场:迅速将病人转移到空气新鲜的地方,卧床休息,保暖,保持呼吸道通畅。

(2) 转运:清醒的病人,保持无障碍呼吸,有条件者应持续吸氧;昏迷中的病人,除持续吸氧外,应注意呼吸道护理,避免呼吸道异物阻塞。

2. 院内救护

(1) 纠正缺氧:迅速纠正缺氧状态。吸入高浓度氧气可加速 COHb 解离,增加一氧化碳的排出。目前高压氧舱治疗效果最好,能增加血液中溶解氧,提高动脉血氧分压,使毛细血管内的氧容易向细胞内弥散,可迅速纠正组织缺氧。呼吸停止时,应及早进行人工呼吸,或用呼吸机维持呼吸。危重病人可考虑血浆置换。

(2) 防治脑水肿:严重中毒后,脑水肿可在 24~48 小时发展到高峰。脱水疗法很重要。目前最常用的是 20% 甘露醇,静脉快速滴注,待 2~3 天后颅压增高现象好转可减量。也可注射呋塞米脱水。

(3) 促进脑细胞功能恢复:应用能量合剂,常用药物有三磷腺苷、辅酶 A、细胞色素 C 和大量维生素 C 等。

(4) 防治迟发性脑病:以血管扩张剂为首选。如 1% 普鲁卡因 500 ml 静滴,川芎嗪注射液 80 mg 溶于 250 ml 液体内静滴等。

(5) 对症治疗

1) 肺水肿选用利尿剂、强心剂,控制输液量和输液速度。禁用吗啡。

2) 高热、抽搐选用人工冬眠疗法,配合冰帽、冰袋局部降温。

3) 重度急性一氧化碳中毒病人,要监测水、电解质平衡,纠正酸中毒,并预防吸入性肺炎或肺部继发感染。

(二) 护理要点

1. 病情观察

(1) 应密切观察患者的生命体征,包括体温、脉搏、呼吸、血压、面色、神志、瞳孔的变化,尤其是中、重度中毒以呼吸困难、呼吸肌麻痹为主者,所以需要密切观察患者呼吸的频率、深浅度的变化。

(2) 严密观察患者有无呕吐现象,并及时听取患者的主诉,注意发现患者有无脑水肿征象,观察患者的血压、神志意识及瞳孔的变化,一旦发现患者瞳孔不等大、呼吸不规则、抽搐等提示脑疝形成,应及时发现处理,及时进行抢救。

2. 饮食护理 轻、中度一氧化碳中毒后,神志清可给予清淡、易消化流质或半流质饮食,宜选用高热量、高蛋白、高维生素、少刺激、少油腻的食物。重度一氧化碳中毒者,神志不清,可予以鼻饲营养,应进高热量、高维生素饮食,呕吐者应加强口腔护理,头偏向一侧,防止呼吸道阻塞。

3. 心理护理 对于自杀的患者,还应帮助启动良好的社会支持系统,了解自杀的相关诱因,进行针对性的指导。对于心理状态严重偏差者,应进行专业的心理治疗。严重行为失常者,应加强陪护,严格交接班,防止自杀再次发生。

4. 健康教育

(1) 不能在密闭的卧室中用炭火取暖。

(2) 厨房的烟囱必须通畅,以防废气倒流。

(3) 使用煤气热水器者切勿安装热水器在浴室内,并应装有排风扇或有通风的窗。

(4) 在有可能产生一氧化碳的场所生活、工作时若出现头晕、恶心等先兆症状应立即离开原有环境,以免继续中毒。

(5) 教会自救与互救方法。发生中毒时立即打开窗通风,迅速脱离现场,将患者移到空气新鲜处,就近送医院治疗或呼叫"120"出诊抢救。

四、预后

轻度中毒可完全恢复。重症患者昏迷时间长者,多提示预后严重,但也有不少病人仍能恢复。治疗时如果暴露于过冷的环境,易并发肺炎。迟发性脑病者恢复缓慢,有少数可留有持久症状。

第五节　急性酒精中毒

急性酒精中毒俗称酒醉,系由饮入过量的乙醇或酒类饮料后所引起的中枢神经系统兴奋及随后的抑制状态。严重者可引起呼吸衰竭和循环衰竭。此外,还可影响肝内糖的代谢而致低血糖。近年来,我国饮酒人数逐年增加,嗜酒者日趋增多,急、慢性酒精中毒的发病率也随之增加,特别是酒依赖的发生,给个人、家庭以及社会造成危害。

一、病因与中毒机制

各种酒类饮料中乙醇的浓度为:黄酒 $10\%\sim15\%$,白酒 $50\%\sim60\%$,果酒 $16\%\sim48\%$,

啤酒 2%～5%。许多毒物如汞、砷、硝基苯等能使人体对乙醇的耐受性下降,反之酒后对上述毒物的感受性也增加。在 32℃的条件下,乙醇的毒性可提高 1～2 倍。饮入的乙醇 80% 由小肠上段吸收,其余由胃吸收。空腹饮酒时,在 1 小时内有 60% 被吸收,2 小时吸收量已达95%。胃内有食物可延缓乙醇的吸收。

1. 中枢神经系统抑制作用 急性酒精中毒是由于服用多量的乙醇或酒类饮料引起的中枢神经系统兴奋及抑制状态。乙醇被吸收后,随血液循环进入各内脏和组织。乙醇具有脂溶性,可迅速透过大脑神经细胞膜,并作用于膜上的某些酶而影响细胞功能,能抑制大脑皮质的功能,出现一系列精神及神经系统表现。对延脑呼吸中枢和心血管运动中枢有直接抑制作用,重者呼吸浅而不规则,也可发生虚脱和昏迷。乙醇还能使周围小血管扩张,容易散发机体的热量。由于乙醇吸收量及个体耐受不同,中毒程度差异很大,通常引起中毒症状的乙醇饮用量约为 75～80 g,而致死量则为 250～500 g。

2. 代谢异常 乙醇在肝细胞内代谢生成大量还原型烟酰胺腺嘌呤二核苷酸(NADH),使之与氧化型的比值(NADH/NAD)增高,甚至可高达正常的 2～3 倍。相继可发生如乳酸增高、自同体蓄积导致的代谢性酸中毒;糖异生受阻后可出现低血糖。

二、病情评估

(一)病史

观察病人的形态及语态,呼吸有强烈酒味;有无乙醇(酒精)气味;询问病人或陪护者有无过量饮酒或吸入其蒸汽史。

(二)临床表现

症状轻重与饮酒量、个体的敏感性有关。患者呼出气体及呕吐物均有酒味。小儿酒精中毒后,很快进入沉睡,不省人事,一般无兴奋过程,由于出现严重低血糖,可发生惊厥,也可发生高热、休克、吸入性肺炎和颅内压增高等。老年人肝脏功能相对较差,如饮入相同剂量的酒,血液中乙醇浓度较青年人为高,因此症状较重,死亡率也较高。临床上可将酒精中毒大致分为三期,各期的界限不很明显。

1. 兴奋期 酒精中毒早期,大脑皮质处于兴奋状态,表现为头晕、面色潮红、眼结膜及皮肤充血,少数呈现苍白,有欣快感,喜怒无常,言语过多或静寂入睡。

2. 共济失调期 兴奋状态消失后,即出现动作失调、步态蹒跚、语无伦次、口齿不清、恶心、呕吐、心率加快。

3. 昏迷期 如果乙醇量继续增加,患者即转入昏睡状态,呼吸深而慢,且有鼾声,口唇微绀,瞳孔散大或正常,脉搏细弱,速率加快,体温偏低,重者转为昏迷,多因延脑呼吸与血管运动中枢衰竭而死亡。

(三)辅助检查

病人呼出气体、呕吐物、血液、尿液、唾液等均可测出乙醇。

三、救治与护理

(一)急救处理原则

轻度急性酒精中毒,在日常生活中较为常见,无需特殊处理,可嘱病人卧床休息,注意保暖,避免受凉,可自行清醒。如果卧床休息后,还有脉搏加快、呼吸减慢、皮肤湿冷、烦躁的现象,则应马上送医院救治。对于中、重症患者应迅速采取以下措施。

1. 清除毒物　如中毒在 2 小时内的患者立即用 1% 碳酸氢钠或 0.5% 药用炭混悬液、生理盐水洗胃。神志清醒者可用催吐法,但禁用阿普吗啡,以免加重乙醇的抑制作用。对长期昏迷、呼吸抑制、休克的严重病例,应尽早行透析疗法,可成功挽救病人生命。

2. 纳洛酮的应用　此药是目前抢救急性酒精中毒较理想的有效药物,它是一种中枢吗啡受体拮抗药,具有兴奋呼吸和催醒的作用,因此,对酒精中毒所致的意识障碍、呼吸抑制、休克具有较好的疗效。用法:兴奋期纳洛酮 0.4 mg,肌内注射;共济失调期 0.4～0.8 mg 肌内注射;昏迷期 0.8～1.2 mg 静脉注射。根据病情变化,必要时每半小时左右重复,直至清醒。

3. 促进乙醇氧化代谢　静脉滴注 50% 葡萄糖液 100 ml 和胰岛素 10～20 U,同时肌注维生素 B_6 和烟酸各 100 mg。

4. 对症治疗

(1) 补液和抗休克,维持水及电解质、酸碱平衡。

(2) 呼吸衰竭者吸氧,给予适量的尼可刹米、洛贝林等,必要时配合人工呼吸行机械通气。

(3) 对有脑水肿病人,给予 20% 甘露醇及呋塞米(速尿)脱水剂。

(4) 惊厥者,可酌用地西泮(安定)、副醛等,禁用巴比妥类及吗啡,防止抑制呼吸。

(5) 对有感染的病人,合理使用抗生素。

(6) 迅速纠正低血糖,可静脉注射高渗葡萄糖液。

(二) 护理要点

1. 防治呕吐物误吸　保持气道通畅,让病人采取头低左侧卧位。

2. 密切观察病人的意识及生命体征　定时监测意识、瞳孔、血压、呼吸、脉搏,并做好记录。特别是呼吸,如出现呼吸抑制,立即通知医生,且做好气管插管及辅助呼吸的准备。

3. 注意保暖及安全　酒精中毒患者全身血管扩张,散发大量热量,尤其是洗胃后患者感到寒冷,甚至寒战,应及时给予保暖并补充能量。如有狂躁或抽搐者,根据医嘱给予适量镇静剂。

4. 心理护理及健康宣教　在护理过程中,根据不同的心理状态,给予相应的心理护理。患者情绪稳定后,向患者及家属宣教乙醇及代谢产物可直接损伤肝细胞的道理,经常过量饮酒会导致肝硬化,诱发或加重慢性肠炎、胃炎等疾病。

(穆传慧)

思考题

1. 中毒病人有哪些主要临床表现?

2. 简述急性中毒的急救原则。

3. 简述有机磷杀虫药中毒病人的病情观察及护理。

4. 试述一氧化碳中毒、镇静催眠药中毒、酒精中毒的急救措施分别是什么?

第十二章 意外伤害

第一节 交通事故

一、概述

随着社会经济的发展,汽车数量增加,交通事故明显增多。车祸已构成现场急救工作最重要的一部分。交通事故发生后,现场紧急救护是否得当,直接关系到伤员的生命安危。

（一）交通事故致伤因素

交通事故致伤因素有撞伤、挤压、碾挫、减速、烧伤和烫伤等。这些因素可单独发生,也可几个因素同时作用于伤员。

（二）交通伤的特点

（1）暴力大,伤情严重;

（2）多脏器损伤多见;

（3）脊柱骨折、脱位、截瘫多见;

（4）颅脑损伤、血气胸、肝脾破裂多见;

（5）开放性骨折多见;

（6）致残、死亡率高。

二、现场评估

对交通伤严重程度的判断:交通事故可使人体心、肺、神经、内分泌功能发生严重障碍,尤其是大量失血,直接威胁伤员生命,有些伤员可能很快出现休克或者死亡,对伤情、病情快速评估、准确判断,并果断采取必要的急救护理措施,是提高抢救成功率的关键。交通伤伤员可能是一个或多个,同一个伤员可能同时有多处受伤。最早接触受伤者时,首先必须判断受伤者是否活着,有无呼吸和心跳,意识是否清楚,救护者必须对受伤者的伤情作出初步判断,以便按"轻重缓急",以先救命、后救伤的原则急救和转送。

1. 判断生命体征变化

（1）神志不清表明有颅脑损伤或休克，病情危重；剧烈疼痛引起的意识丧失仅为一时性"应激"改变，会迅速恢复的。

（2）呼吸不规则、呼吸困难、呼吸停止表明有颅脑损伤或高位颈椎损伤、胸部外伤、呼吸道梗阻；一般受伤者在临死前，呼吸变慢、不规则直至呼吸停止，这时的特征是胸廓起伏消失，鼻孔不出气。

（3）脉搏弱或摸不到，表明出血多、损伤严重，处于休克状态。

（4）瞳孔不等大或扩大，表明有严重颅脑损伤。当瞳孔逐渐散大、固定不动、对光反应消失时，病人陷于死亡。

2. 对重要脏器损伤的判断

（1）颅脑损伤：头部出血或血肿，意识不清，瞳孔改变；

（2）胸部损伤：胸部有伤口或擦伤，胸廓变形，呼吸困难；

（3）腹部损伤：腹痛、压痛，肝区、脾区叩击痛，休克；

（4）脊柱骨折：脊柱畸形，四肢瘫痪（颈椎）或双下肢瘫痪（胸腰椎）；

（5）四肢骨折：肢体肿胀、畸形，活动受限。

三、现场救护

（一）救护原则

一旦发生交通事故，在到达事故现场进行急救工作时，应遵循以下原则。

1. 人道原则　当事故发生后，救护者必须怀着崇高的人道主义精神，千方百计利用现场一切可利用的条件抢救伤员。救护者应保持镇定、清醒的头脑，使伤员尽快得到现场治疗，并及时呼救，转入后续治疗。

2. 快速原则　在车祸救护工作中，时间就是生命。"快抢、快救、快送"是决定伤员能否存活或减少伤残和后遗症的关键。救护人员要珍惜每一秒钟，火速急救，火速护送伤员到医院治疗。

3. 有序原则　交通事故的特点是"伤情复杂、严重、复合伤多"。因此，在抢救中一般应本着"先抢后救"、"先重后轻"、"先急后缓"、"先近后远"的顺序，灵活掌握。首先采取止血、保持呼吸道通畅、抗休克等措施；第二是处理好内脏器官的损伤；第三是处理好骨折；第四是包扎处理一般伤口。

4. 自救原则　是车祸现场救护、抢救伤员生命的一条宝贵经验，尤其是对发生在偏僻地区的车祸更显重要。在车祸现场不能消极等待，要积极采取"自救、互救"措施，充分利用就便器材以赢得求援时间。

（二）正确搬运

无论在何种情况下，抢救人员特别要预防颈椎错位、脊髓损伤，须注意以下几点。

（1）凡重伤员从车内搬动、移出前，首先应在地上放置颈托，或行颈部固定，以防颈椎错位，损伤脊髓，发生高位截瘫。一时无颈托，可用硬纸板、硬橡皮、厚的帆布，仿照颈托，剪成前后两片，并用布条包扎固定。

（2）对昏倒在坐椅上的伤员，安放颈托后，可以将其颈及躯干一并固定在靠背上，然后拆卸座椅,与伤员一起搬出。

(3) 对抛离座位的危重、昏迷伤员,应原地上颈托,包扎伤口,再由数人按脊柱损伤的原则搬运伤员。动作要轻柔,腰臀部托住,搬运者用力要整齐一致,平放在木板或担架上。

第二节 淹 溺

一、概述

淹溺(drowning)又称溺水,是指人淹没于水中,呼吸道被污泥、杂草等杂质堵塞,引起换气功能障碍,反射性喉头痉挛而缺氧、窒息造成血流动力学及血液生化改变的状态。严重者导致呼吸、心跳停止而死亡。不慎跌入粪坑、污水池和化学物贮槽时,可引起皮肤和黏膜损伤以及全身中毒。淹溺后窒息合并心脏停搏者称为溺死(drowning),如心脏未停搏则称近乎溺死(near drowning)。不及时抢救,4~6 分钟内即可死亡。美国每年因水意外事故而死亡者近 9 000 人,其中男性是女性的 5 倍,男性溺死高峰年龄段在 15~19 岁。所有成人溺死者中约 45% 伴有酒精中毒。淹溺以 7、8、9 的三个月中发生率最高。

二、常见原因

(1) 意外落水而又不会游泳。

(2) 长时间游泳气力不足或受冷水刺激抽搐,或被水草缠绕。

(3) 潜水意外,如头碰硬物致脑外伤。

(4) 大量饮酒或使用镇静剂后下水。

(5) 患有不能游泳的疾病。

三、发病机制

人淹没于水中,因为紧张、恐惧而本能地引起反应性屏气以避免水进入呼吸道。由于缺氧,不能坚持屏气而被迫深呼吸,从而使大量水伴随泥沙、杂草进入呼吸道和肺泡,阻滞气体交换,引起全身缺氧和二氧化碳潴留,呼吸道内的水迅速经肺泡吸收到血液循环。由于淹溺的水所含的成分不同,引起的病变亦有差异。

(一)根据有无吸入水分可分为两种情况

1. 干性淹溺 呼吸道和肺泡几乎无水吸入,由喉头痉挛所致,约占 10%。

2. 湿性淹溺 此类较多见。呼吸道和肺泡内充满大量水分,由喉部肌肉松弛引起,常常发生心跳、呼吸骤停,约占 90%。

(二)根据溺水后吸入的液体可分为淡水和海水淹溺

1. 淡水淹溺 江、河、湖、泊、池中的水一般属于低渗性液体,统称淡水。当大量的淡水进入呼吸道后进入血液循环,引起高血容量,从而稀释血液,引起低钠血症、低氯血症和低蛋白血症。大量水损伤气管、支气管和肺泡壁的上皮细胞,并使肺泡表面的活性物质减少,引起肺泡塌陷,进一步阻滞气体交换,造成全身严重缺氧。血液循环的红细胞,在低渗血浆中破碎引起血管内溶血,溶血后引起高钾血症,使心脏骤停;过量的游离血红蛋白堵塞肾小管,引起急性肾衰竭。

2. **海水淹溺** 海水俗称碱水,是富含电解质的高渗性液体,约含 3.5% 氯化钠及大量钙盐和镁盐。海水对呼吸道和肺泡有化学性刺激作用。肺泡上皮细胞和肺毛细血管内皮细胞受海水损伤后,大量蛋白质及水分向肺间质和肺泡腔内渗出引起肺水肿,同时引起低血容量。高钙血症可使心跳缓慢、心律失常、传导阻滞,甚至心跳停止。高镁血症可抑制中枢和周围神经,弛张横纹肌,扩张血管和降低血压。

四、病情评估

(一) 淹溺史

向患者或陪同者询问淹溺发生的时间、地点、吸入水的性质,以利于了解病情。同时还要注意了解引起淹溺的原因,是属于灾难性事故、意外伤害还是自杀或他杀事件等,有利于指导治疗与护理。

(二) 临床表现

1. **一般表现** 面部肿胀、结膜充血、口鼻腔充满血性泡沫、皮肤黏膜青紫、肢体湿冷、寒战等。

2. **呼吸系统** 呼吸不规则、浅快,剧烈咳嗽、胸痛;淡水淹溺者多见咯粉红色泡沫痰、呼吸困难、发绀、肺部湿啰音。肺部感染较为常见。

3. **循环系统** 脉搏细速或不能触及,心律不齐,心跳微弱或停止,血压不稳定,严重者出现房颤。

4. **神经系统** 烦躁不安或昏迷,可伴有抽搐、肌张力增加、牙关紧闭,可出现病理反射。

5. **循环系统** 口、鼻充满泡沫或污泥、杂草,腹部常隆起伴胃扩张。

6. **泌尿系统** 尿液混浊呈橘红色,可出现少尿或无尿,严重者发生肾小管坏死和急性肾衰竭。

(三) 实验室检查

(1) 患者动脉血气分析和 pH 值测定显示低氧血症和酸中毒。淡水淹溺,血钠、钾、氯化物可有轻度降低,有溶血时血钾往往增高,尿中出现游离血红蛋白。海水淹溺,血钙和血镁增高。复苏后血中钙和镁离子重新进入组织,电解质紊乱可恢复正常。

(2) 肺部 X 线表现有肺门阴影扩大和加深,肺间质纹理增深,肺野中有大小不等的絮状渗出或炎症改变,或有两肺弥漫性肺水肿的表现。

五、救治与护理

(一) 现场救治

1. **自救与救护** 当发生溺水时,不熟悉水性时可采取自救法:除呼救外,取仰卧位,头部向后,使鼻部可露出水面呼吸。呼气要浅,吸气要深(图 12-1)。因为深吸气时,人体比重降到 0.967,比水略轻,可浮出水面(呼气时人体比重为 1.057,比水略重),此时千万不要

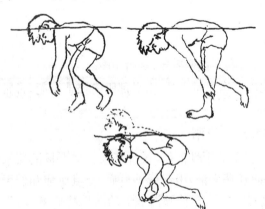

图 12-1 自救图

慌张,不要将手臂上举乱扑动,否则会使身体下沉更快。会游泳者,如果发生小腿抽筋,要保持镇静,采取仰泳位,用手将抽筋的腿的脚趾向背侧弯曲,可使痉挛松解,然后慢慢游向岸边。救护溺水者,不要正面接触溺水者,以免被溺水者抱住而无法施救。应迅速游到溺水者附近,观察清楚位置,从其后方出手救援,或投入木板、救生圈、长杆等,让落水者攀扶上岸(图12-2)。

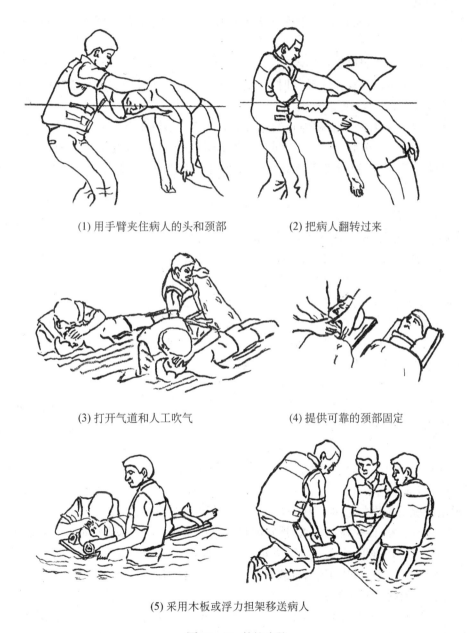

(1) 用手臂夹住病人的头和颈部　　　　　(2) 把病人翻转过来

(3) 打开气道和人工吹气　　　　　(4) 提供可靠的颈部固定

(5) 采用木板或浮力担架移送病人

图 12 - 2　救护步骤

2. **保持呼吸道通畅**　立即撬开口腔,清除口、鼻中的污泥、杂草,这是抢救的基础。取下义齿,将舌头拉出口外固定,以防止舌回缩阻塞呼吸道。松解衣领及紧裹的内衣、腰带等,确保呼吸道通畅。

3. 迅速排除肺内和胃内积水

(1) 膝顶法:救护者取半蹲位,一腿跪地,另一腿屈膝将淹溺者腹部横置于救护者膝部,头部下垂,使呼吸道及胃内积水倒出。

(2) 肩顶法:救护者抱住淹溺者双腿,将其腹部放在救护者的肩部,使淹溺者头胸下垂,救护者快步奔跑,便利倒水。

(3) 抱腹法:救护者从背后双手抱住淹溺者腰腹部,使淹溺者背部在上,头胸部下垂,使积水倒出。

(4) 小儿溺水者可倒提双腿倒水。

(5) 为了不耽误心肺复苏的最佳时机,倒水的时间不宜过长。再则,淡水淹溺者吸入的水能迅速被吸收,常常是无更多水倒出。

4. 心肺复苏 对呼吸和心跳停止的患者应立即进行心肺复苏。口对口呼吸时吹气量要大,吹气后用双手压迫胸部,加大呼出量,尽量增加呼吸道气量和克服肺泡阻力;如无效果,及早进行气管插管,进行间断正压呼吸或呼气末期正压呼吸,使塌陷的肺泡重新张开,改善供氧和气体交换。

(二) 进一步生命支持

在现场急救的同时迅速送达附近医院进行进一步的救治,注意途中的监护与救护。

1. 维持呼吸功能 继续进行有效的人工通气,及时监测血气,促使自主呼吸尽快恢复。对于人工呼吸无效者,应立即气管插管采用机械通气正压给氧,必要时气管切开。对污染水淹溺者,除进行常规抢救外,应尽早实施经支气管镜下灌洗。

2. 维持循环功能 对心搏停止未恢复者,继续施行胸外心脏按压。心搏恢复后的低血压者,立即作中心静脉监测,可将CVP、动脉压和尿量三者结合起来分析,以指导输液治疗。严密监测心电变化,如出现室颤,可果断进行非同步电击除颤。

3. 对症处理

(1) 补液疗法:淡水淹溺者可用2‰～3‰氯化钠溶液或全血、红细胞,以纠正血液稀释和阻止红细胞溶解。海水淹溺者可用5%葡萄糖或低分子右旋糖酐静滴,以稀释被浓缩血液和增加血容量。

(2) 肺水肿处理:淹溺病人取半卧位,采用正压给氧,用40%～50%的乙醇置于湿化瓶内,以降低肺泡泡沫的表面张力,使泡沫破裂,改善换气功能。同时控制输液速度,观察治疗效果。根据情况可选用强心剂、利尿剂、激素等药物以减轻肺水肿。

(3) 防治脑水肿:低钠血症病人,严重时可出现脑水肿,可使用脱水剂和大剂量糖皮质激素。如有抽搐者可用地西泮静注或苯巴比妥(鲁米那)肌注及水合氯醛灌肠等。

(4) 防治肺部感染:应用足量、有效的抗生素预防或治疗。

(5) 防治和及时治疗急性肾衰竭。

4. 对近乎溺死者 必须转送医院观察和治疗,即使被认为危险已度过者也应重视,因近乎溺死者可在淹溺发生后72小时死于继发的并发症。

第三节　电　击　伤

一、概述

电击伤俗称触电,是指一定量和强度的电流或电量(静电)通过人体时,引起全身或局部不同程度的损伤及器官功能障碍,甚至发生死亡。人体触电后,比较严重的情况是:心脏停搏、呼吸停止、失去知觉,从外观上呈现出死亡的征象。但是,实例证明,由于电流对人体作用的能量较小,多数情况下不能对内脏器官造成严重的器质性损坏,这时人不是真正的死亡,而是一种"假死"状态。有资料显示,英国在1942～1950年间曾对201个出现触电"假死"状态的人员进行现场急救,结果如下:112人在10分钟内恢复呼吸,占56％;153人在20分钟内恢复呼吸,占77％;172人在60分钟内恢复呼吸,占86％;只有29人60分钟以后不能恢复呼吸,占14％。可见,对于触电"假死"者,如果能够及时正确进行急救,绝大多数是可以"死"而复生的。有资料显示,从触电1分钟开始救治者,90％有良好效果;从触电6分钟开始救治者,10％有良好效果;从触电12分钟开始救治者,救活的可能性很小。因此,要刻不容缓就地抢救。

二、病因与发病机制

(一) 病因

引起电击伤的原因很多,主要系缺乏安全用电知识,安装和维修电器、电线不按规程操作,在电线上挂吊衣物。高温、高湿和出汗使皮肤表面电阻降低,容易引起电损伤。意外事故中电线折断接触人体,以及雷雨时在大树下躲雨或用铁柄伞而被闪电击中,都可引起电损伤。

(二) 发病机制

电击伤的损伤程度取决于电流强度和性质(交流或直流电)、电压高低、触电部位的电阻、接触时间的长短以及电流在体内的路径等。一般而言,交流电比直流电危险,低频率比高频率危险,电流强度越大、接触时间越长越危险。人体接触一定量电流时,即成为导电体(电路)的一部分。由于人体各部位组织的电阻不同,故电击时带来的损伤也就不同。身体各部位组织的电阻由大到小排列顺序为:骨组织、肌腱、脂肪、皮肤、肌肉、神经、血管,而电压高、电流强、电阻小但体表潮湿时,易致死;如果电流仅从一侧肢体或体表传导入地,或体表干燥、电阻大,可能引起烧伤而未必致死。

导入机体内电流可有两个方面的作用:一是化学作用,通过离子运动引起肌肉收缩;另一是热效应,使电能转变为热能,导致组织的电击伤。电击伤致死原因是由于电流引起脑(延髓的呼吸中枢)的高度抑制,可致心肌抑制、心室纤维性颤动。40 V电压,有损伤危险,10～20 mA电流使肌肉收缩,交流电使肌肉持续抽搐,被电源"牵住"不能挣脱。50～60 mA引起室颤、心脏停搏(低压触电死亡)。高压电抑制延髓呼吸中枢致呼吸停止、电流转换为热和光致电烧伤。

影响触电损伤程度的因素：

1. 电流强度　感知电流：手握直流电，手心发热；交流电刺激神经而感到轻微刺痛，平均值 1.1 mA。摆脱电流（人触电后能自行摆脱的电流值）：男性为 9 mA、女性为 6 mA。国际电工委员会（IEC）标准为 10 mA。安全电流：无生命危险，IEC 标准为 30 mA。室颤电流（人触电死亡的临界值）：一般情况下，通过人体的工频电流超过 50 mA 时，心脏就会停止跳动，出现致命的危险。

2. 电压高低　直流电压 380 V 以下极少引起伤亡事故，交流电 65 V 以上造成触电危险。安全电压为 6 V、12 V、24 V、36 V、42 V（GB3805 - 83）。超过 24 V 必须防护，高压为 250 V 及以上者，低压为 250 V 以下者。

3. 电流种类　分交流电与直流电。触电死亡率：10 Hz - 21％、25 Hz - 70％、50 Hz - 95％、60 Hz - 91％、100 Hz - 34％、500 Hz - 14％。常用电 50 Hz 为最危险。物理高频治疗 10 万 Hz 对人体无害。

4. 触电部位的电阻　小→大：血管→神经→肌肉→皮肤→脂肪→肌腱→骨组织。干燥皮肤电阻 50 000～1 000 000 Ω（欧姆），湿润皮肤的电阻 1 000～5 000 Ω，破损皮肤电阻 300～500 Ω。若皮肤潮湿、过水，电阻就会大大减低。凡电流流经心脏、脑干、脊髓可致严重后果。电流通过心脏的百分数：左手→双脚 6.7％、右手→双脚 3.7％、右手→左手 3.3％、左脚→右脚 0.4％。

5. 接触时间　电流损伤与时间成正比。

三、现场评估

（一）受伤史

向病人或陪护人员询问有无接触史，了解触电情况、地点及目击的所有情况，以利于诊断和治疗护理。

（二）临床表现

1. 局部表现

（1）低压电所致的烧伤：常见于电流进入点与流出点，伤面小，直径一般为 0.5～2 cm，呈圆形或椭圆形，烧伤皮肤焦黄或灰白色，有时可见水疱，且干燥、边缘整齐、与健康皮肤分界清楚，一般不损伤内脏，致残率较低。

（2）高压所致的烧伤：常有一处进口和多处出口，伤面不大，但可达肌肉、神经、血管甚至骨骼，有"口小底大、外浅内深"的特征。随着病情发展，可在一周或数周后出现坏死、感染、出血等。血管内膜受损，可有血栓形成，激发组织变性、坏死、出血，甚至肢体广泛坏死，后果严重，致残率高达 35％～60％。

2. 全身表现

（1）轻型：患者常表现为精神紧张、表情呆滞，四肢软弱，全身无力，有短暂的面色苍白，对周围事物失去反应，一般很快可恢复，恢复后可有肌肉疼痛、疲乏、头痛及神经兴奋等症状。

（2）中型：呼吸浅快，心跳加速或伴有期前收缩，可有短暂昏迷，意识不清，瞳孔对光反应存在，血压无明显改变。

（3）重型：神志清醒者有极度的恐惧、惊慌、心悸，可立即昏迷，严重者出现呼吸心脏骤停,瞳孔散大。

3. 并发症　电击伤可引起短期精神异常、心律失常、肢体瘫痪、继发性出血或血供障碍、局部组织坏死继发感染、高钾血症、酸中毒、急性肾衰竭、周围神经病、永久性失明或耳聋、内脏破裂穿孔等。

(三)辅助检查

1. 心电图表现　心室颤动是低压触电后最常见的表现,是伤者致死的主要原因。

2. 实验室检查　早期可出现肌酸磷酸激酶及其同工酶的活性增高,如尿液呈茶褐色表示为血红蛋白尿或肌红蛋白尿。

四、现场救护

一旦发现触电人员,首先要采取正确的方法迅速切断电源,使伤员安全脱离险情,然后根据伤者情况迅速采取人工呼吸或胸外心脏按压法进行抢救,同时拨打120医疗急救电话。

1. 脱离电源　使触电者脱离电源的方法主要有以下几种。

(1)拉闸:迅速拉下刀闸,或拔出电源的插头,这是首选方法,也是最简单、最重要的措施。对于照明线路引起的触电,因普通电灯的开关控制的不一定是火线,所以,还是要找电闸将闸刀拉下来。

(2)拨线:若电闸一时找不到,应使用干燥的木棒或木板将电线拨离触电者。拨离时要注意,尽量不要挑线,以免电线回弹伤及他人。

(3)砍线:若电线被触电者抓在手里或粘在身上拨不开,可设法将干木板塞到其身下,与地隔离。也可用有绝缘柄的斧子砍断电线。弄不清电源方向时,两端都砍断。砍断后注意线头处理,以免重复伤人。

(4)拽衣服:如果上述条件都没有,而触电者衣服又是干的,且施救者还穿着干燥的鞋子,可以找一干燥毛巾或衣服包住施救者一只手,拉住触电者衣服,使其脱离电源。此时要注意,施救者应避免碰到金属物体和触电者身体,以防出现意外。必须指出的是,上述办法仅适用于220/380 V低压触电的抢救。对于高压触电者,应立即通知有关部门停电,抢救者可以戴上绝缘手套、穿上绝缘靴,用相应电压等级的绝缘工具断开开关。

2. 对症抢救

(1)伤势较轻者:伤势较轻、神志清醒,但有些心慌、四肢发麻、全身无力,或触电者曾一度昏迷,但已清醒过来,应使触电者安静休息,不要走动、注意观察,并请医生前来治疗或送往医院。

(2)伤势较重者:触电者伤势较重,已经失去知觉,但心脏跳动和呼吸尚未中断,应使触电者安静的平卧、保持空气流通、解开其紧身衣服以利呼吸。若天气寒冷,应注意保温,并严密观察,速请医生治疗或送往医院。如果发现触电者呼吸困难、稀少或发生痉挛,应做好准备,一旦心跳或呼吸停止,立即进行心肺复苏。

(3)伤势严重者:触电者伤势严重,呼吸停止或心跳停止,或两者均停止,这时触电者已处于“假死”状态。对呼吸停止者要立即进行人工呼吸,使其恢复呼吸;对心跳停止者要立即进行胸外心脏按压抢救,使其恢复心跳,两者都停止者,要同时恢复。

3. 医院内救护

（1）保持呼吸道通畅,维持有效呼吸:早期气管插管、人工呼吸正压吸氧,注意清除气道内分泌物。

（2）维持有效循环:首选肾上腺素恢复心跳,利多卡因除颤。

（3）去除心室颤动:电除颤或药物除颤。

（4）防治脑水肿:冰帽、冰袋降温,肛温 32℃。静滴甘露醇、高渗糖及能量合剂。

（5）维持水、电解质平衡:纠正酸中毒,并补碱。

（6）创面处理:包扎保护创面,防止感染,必要时用抗生素或 TAT。伤后 3～6 天切痂植皮。

4. 触电急救中应注意的问题

（1）救护人员切不可直接用手、其他金属或潮湿的物件作为救护工具,而必须使用干燥绝缘的工具。救护人员最好只用一只手操作,以防自己触电。

（2）为防止触电者脱离电源后可能摔倒,应准确判断触电者倒下的方向,特别是触电者身在高处的情况下,更要采取防摔倒措施。

（3）人在触电后,有时会出现较长时间的"假死",因此救护人员应耐心进行抢救,不可轻易中止,但注意不可轻易给触电者打强心针。

（4）触电后,即使触电者表面的伤害看起来不严重,也必须接受医生的诊治,因为身体内部可能会有严重的电流烧伤。

第四节 中 暑

一、概述

中暑是指在高温和热辐射的长时间作用下,机体体温调节中枢发生障碍,突然发生以高热、皮肤干燥、无汗及意识丧失或惊厥为临床表现的一种急性疾病。颅脑疾患的病人,老弱及产妇耐热能力差者,尤易发生中暑。中暑是一种威胁生命的急诊病,若不给予迅速有力的治疗,可引起抽搐和死亡,永久性脑损害或肾脏衰竭。核心体温达 41℃是预后严重的体征,体温若再略为升高一点则常可致死。老年人、衰弱体质者和酒精中毒可加重预后。

根据临床表现的轻、重程度,分为先兆中暑、轻度中暑及重度中暑三种。又根据发病机制和临床表现的不同,分为热射病、热痉挛、热衰竭三种类型。

二、病因与发病机制

中暑往往是由于高温环境机体获取过多的热量及产热增加而散热减少所致。

（一）病因

（1）高温环境中作业、劳动、训练、行军和长时间的逗留。

（2）烈日直接暴晒,再加上大地受阳光的暴晒,强烈的热辐射直接作用于头部。

（3）在公共场所、家族中,人群拥挤集中,产热集中,散热困难。

（二）发病机制

正常体温一般恒定在 37℃ 左右,是通过下视丘体温调节中枢的作用,使产热和散热平衡的结果。人体产热除主要来自体内氧化代谢过程中产生的基础热量外,肌肉收缩所致热量亦是另一主要来源。在室内常温下（15～25℃）人体散热主要靠辐射（60%）,其次为蒸发（25%）和对流（12%）,少量为传导（3%）。当周围环境温度超过皮肤温度时,人体散热仅依靠出汗以及皮肤和肺泡表面的蒸发。每蒸发 1 g 水,可散失 2.43 kJ（0.58 kcal）热量。人体深部组织的热量通过循环血流带至皮下组织经扩张的皮肤血管散热。因此,皮肤血管扩张和经皮肤血管的血流量越多,散热越快。如果机体产热大于散热或散热受阻,则体内就有过量的热蓄积,体温急剧升高达 40℃ 以上,导致中暑高热发生。高热引起缺氧、毛细血管通透性增加、组织水肿、代谢性酸中毒发生,最终导致中枢神经、肾、肝细胞的损害;高温环境、繁重体力劳动可使过量汗液分泌,导致水、电解质丢失,血液浓缩致血液黏稠度增加,血管扩张,血容量不足,从而导致周围循环衰竭。

1. 中暑高热　产热大于散热或散热受阻,过量热蓄积。

2. 日射病　烈日曝晒或长时间热辐射引起脑组织水肿。

3. 中暑痉挛　高温环境下,大量出汗,仅补充水而补盐不足造成低钠、低氯血症,导致肌肉痉挛,并可引起疼痛。

4. 中暑衰竭　因过多出汗,导致失盐失水严重,引起周围血管过度扩张、循环血量不足,并发生虚脱、休克症状。

三、临床表现

根据临床表现的轻重,中暑可分为先兆中暑、轻度中暑和重度中暑,而它们之间的关系是渐进的。

1. 先兆中暑　高温环境中,大量出汗、口渴、头昏、耳鸣、胸闷、心悸、恶心、四肢无力、注意力不集中,体温正常或略有升高,不超过 37.5℃。如及时转移到阴凉通风处,补充水和盐分,短时间内即可恢复。

2. 轻度中暑　具有先兆中暑的症状,同时体温在 38.5℃ 以上,并伴有面色潮红、大量出汗、胸闷、皮肤灼热等现象;或者皮肤湿冷、呕吐、血压下降、脉搏细而快的情况。如及时处理,往往可于数小时内恢复。

3. 重度中暑　除以上症状外,发生昏厥或痉挛;或不出汗,体温在 40℃ 以上。它是中暑中情况最严重的一种,如不及时救治将会危及生命。

这类中暑又可分为四种类型:

（1）中暑高热:多见于老年人。持续高温数天后大量出冷汗、高热,肛温 41～43℃,继而皮肤干燥无汗,呼吸浅快,脉搏细数 140 次/分,血压正常或降低,烦躁不安,神志模糊、谵妄,逐渐昏迷或抽搐。严重者肺水肿、心功能不全、DIC,以及肝、肾功能损害。

（2）中暑痉挛:多见于健康青壮年者。因高温环境出汗较多,大量饮水未补钠盐,使血钠、血氯降低,引起四肢阵发性肌肉痉挛,多见于腓肠肌,可引起急腹痛,一般体温正常。

（3）中暑衰竭:多见于老年人及未能适应高温者,因大量出汗、外周血管扩张,使血容量不足,引起周围循环衰竭,临床表现头晕、头痛、恶心、呕吐、面色苍白、皮肤湿冷、血压下降、昏厥甚至昏迷。

（4）日射病：因烈日或强烈辐射直接作用于头部，引起脑组织充血或水肿，出现剧烈头痛、头昏、眼花、耳鸣、剧烈呕吐、烦躁不安、意识障碍，严重者发生昏迷、惊厥。体温正常或稍高。

四、急救

（一）现场处理

迅速将患者转移到阴凉通风处休息或静卧，有条件的可安置在 20～25℃ 的空调或电扇房间内，解开或脱掉患者的衣服。神志清醒者口服凉盐水、清凉含盐饮料。

（二）医院内救护

1. 中暑先兆与轻度中暑　及时脱离高温环境至阴凉处、通风处静卧，观察体温、脉搏、呼吸、血压变化。服用防暑降温剂，如仁丹、十滴水或藿香正气散等，并补充含盐清凉饮料，如淡盐水、冷西瓜水、绿豆汤等，经以上处理即可恢复。

2. 重度中暑病人处理原则　降低体温，纠正水、电解质紊乱、酸中毒，积极防治休克及肺水肿，包括环境降温、体表降温、体内降温、药物降温。

（1）中暑发生循环衰竭者：医疗、护理的重点是纠正失水、失钠、血容量不足所致的脱水和循环衰竭。尽快建立静脉通路，补充等渗葡萄糖盐水或生理盐水，纠正休克。注意输液速度不可过快，以防增加心脏负荷而发生肺水肿，密切观察病情变化。

（2）中暑出现痉挛者：除补充足量的液体外，注意监测血电解质，纠正低钠、低氯、控制痉挛，抽搐频繁者应静脉推注 10％葡萄糖酸钙 10 ml 或用适量的镇静剂如 10％水合氯醛10～15 ml 灌肠，或苯巴比妥钠 0.1～0.2 g 肌肉注射，并注意安全保护、防止坠床，及时吸氧，保持呼吸道通畅。

（3）对日射病者应严密观察意识、瞳孔等变化，头置冰袋或冰帽，用冷水洗面及颈部，以降低体表温度；有意识障碍呈昏迷者，要注意防止因呕吐物误吸而引起窒息，并将病人的头偏向一侧，保持其呼吸道通畅。

（4）中暑高热者主要是纠正体温功能失调所致高热，同时注意生命体征、神志变化及各脏器功能状况，防治并发症。

降温措施多主张物理降温与药物降温联合进行，其方法有头置冰袋或冰帽，大血管区置冰袋，以冰或风扇控制室温在 22～25℃；也可采用将身体（头部除外）置于 4℃ 水中降温法，同时要不断摩擦四肢，防止血液循环停滞，促使热量散发；危重者可采用酒精擦浴或冰水擦浴，静脉输入液体可于降温至 4℃ 左右后输入；降温时注意防止因降温过快引起虚脱。药物可采用氯丙嗪 25～50 mg，加入 500 ml 葡萄糖盐水中静脉滴注，1～2 小时滴完，必要时加用异丙嗪 25～50 mg，以增加药效，滴注可密切观察体温、脉搏、呼吸、血压，若血压有下降趋势，应酌情减慢滴速或停止给药。采用解热剂降温可酌情选用阿司匹林口服、柴胡肌肉注射、吲哚美辛（消炎痛）栓剂肛内应用，也可采用水合氯醛加冰盐水低压灌肠降温。有时配合静脉滴注氢化可的松或地塞米松辅助治疗。一般当体温降至 38℃ 左右应逐渐停止用药，擦干全身，加强防护。降温治疗中还应注意纠正水、电解质及酸碱平衡失调，尤其是年老、体弱及有心血管疾患的病人，除观察体温外，还须注意有无心力衰竭、肾衰竭、肺水肿、脑水肿、呼吸衰竭、弥散性血管内凝血等并发症的迹象，要及时报告医师给予相应处理。按常规做好口腔、皮肤等基础护理,详细记录各观察项目,以及液体出入量和治疗效果。

五、护理要点

1. 保持有效降温

(1) 确保室温温度在 20~25℃,利于患者体温尽快恢复正常。

(2) 采取降温措施时,应注意监测患者的生命体征,并及时记录。

(3) 测量肛温 5~10 分钟一次,肛温降至 38.5℃ 左右时,应暂停降温,继续观察。体温居高不下时要防止高热惊厥,体温骤降时要防止虚脱或休克。

2. 密切观察 如患者的生命体征、神志和皮肤出汗情况发生异常,应及时查找原因,报告医师并作对症处理。

3. 做好基础护理,防止并发症 加强口腔护理,防止患者口腔因唾液分泌减少使口腔黏膜干燥而发生感染;高热病人应进行皮肤护理,保持皮肤清洁干燥、衣物整洁;高热惊厥病人应防止坠床,预防舌咬伤。

4. 饮食护理 中暑患者机体消耗大,应给予清淡、细软、易消化、高热量、高蛋白、高维生素、低脂肪的饮食,鼓励患者多饮水,多吃水果、蔬菜等。

六、预防

预防中暑应从根本上改善劳动和居住条件,隔离热源,降低车间温度,调整作息时间,供给含盐 0.3% 清凉饮料。宣传中暑的防治知识,特别是中暑的早期症状。对有心血管器质性疾病、高血压、中枢神经器质性疾病,以及明显的呼吸、消化或内分泌系统疾病和肝、肾疾病患者应列为高温车间就业禁忌证。

第五节 烧 伤

一、概述

烧伤一般是指由热力(包括热液蒸汽、高温气体、火焰灼热金属液体或固体等)所引起的组织损害。主要是指皮肤和(或)黏膜的损害,严重者也可伤及其皮下组织。此外还可以是由于电能、化学物质、放射线等所致的组织损害。也有将热液、蒸汽所致的热力损伤称为烫伤;火焰、电流等引起者称为烧伤。

大多数人都认为高温是引起烧伤的唯一原因,然而,某些化学物质和电流也能引起灼伤。皮肤常常只是身体烧伤的一部分,皮下组织也可能被烧伤,甚至没有皮肤烧伤时,也可能有内部器官烧伤。例如,饮入很烫的液体或腐蚀性的物质(如酸等)能灼伤食管和胃。在建筑物火灾中,吸入烟或热空气,可能造成肺部烧伤,而烧伤的组织可能会坏死。组织烧伤时,血管内的液体渗出引起组织水肿。大面积烧伤时,血管渗透性异常,丢失大量液体,可能引起休克。休克时,血压很低,流到大脑和其他重要器官的血流量减少。

电灼伤是由电流流经身体时产生 5 000℃ 以上高温引起的,有时又称为电弧烧伤。在电流进入身体的部位,皮肤常常被完全破坏和烧焦。因为接触带电体的皮肤电阻很高,大量的电能在那里转换成热量使表面烧伤。大多数电灼伤也严重损伤皮下组织,烧伤的范围和深度各不相同。影响范围可能比灼伤皮肤的面积大得多。严重的电休克可使呼吸暂停、心律不齐,引起危险的心律紊乱。

化学烧伤可由各种刺激性和有毒的化学物质引起,包括强酸、强碱、苯酚、甲苯(有机溶剂)、芥子气、磷等。化学烧伤可引起组织坏死,并在烧伤后几小时慢慢扩展。烧伤的组织可能坏死,血管内的液体渗出引起组织水肿。大面积烧伤时,血管渗透性异常,丢失大量液体,可能引起休克。休克时,血压很低,流到大脑和其他重要器官的血流量减少。

二、发病机制

小面积烧伤的全身反应多不明显,以局部表现为主。大面积深度烧伤的局部和全身反应均很严重,属全身性病变,根据其病理生理反应及病程演化过程,大致可分为三个阶段。

1. 休克期　烧伤48～72小时内易发生休克,此期称为休克期。体液渗出多自伤后2小时开始,6～8小时最快,36～48小时达高峰,然后逐渐吸收。烧伤面积越大,体液丢失越多,则休克出现越早,且越严重。

2. 感染期　大面积烧伤极易发生感染,主要表现为败血症(血培养阳性)或创面脓毒症(血培养阴性)。感染贯穿于整个病程中,且常有三个高峰。

早期:败血症凶险,出现在烧伤后3～7天内。有效地抗休克,可减少早期暴发型败血症。

中期:败血症多出现在伤后2～4周焦痂分离脱落后,为烧伤感染的主要阶段。早切痂、早植皮,可降低中期脓毒败血症的发生。

后期:败血症多出现在烧伤1个月后,与创面长期不愈合、病人免疫力极度低下有关。积极改善全身情况,早期植皮,常可避免。应警惕烧伤败血症的发生。

3. 修复期　烧伤早期出现炎症反应的同时组织开始修复。Ⅰ度～Ⅱ度烧伤能自行愈合,深广创面可因受感染而转化为Ⅲ度创面。Ⅲ度创面除早期切痂植皮,创面较大时必须待出现健康肉芽,才能植皮修复。深Ⅱ度和Ⅲ度创面愈合后可形成不同程度的瘢痕。

三、现场急救

主要目标是尽快消除致伤原因、脱离现场和施行生命救治,减轻损伤程度。

烧伤现场急救是烧伤后最早的治疗环节,现场急救是否正确及时,运送方法和时机是否得当,直接关系到伤员的安危。救治得当,可减轻病人的损伤程度,降低并发症的发生率和死亡率。若处理不当常导致烧伤加重和贻误抢救时机,给入院后的抢救带来困难。所以烧伤后现场急救,针对不同的烧伤原因,采取不同的措施尤显重要。

1. 迅速脱离致伤源　尽快脱去着火或被沸液浸渍的衣服,特别是化纤衣服,以免着火或衣服上的热液继续作用,使创面加大加深。用水将火浇灭,或跳入附近水池、河沟内。迅速卧倒,慢慢在地上滚动,压灭火焰。用身边不易燃烧的材料,如毯子、雨衣(非塑料或油布)、大衣、棉被等,迅速覆盖着火处。凝固汽油弹爆炸、油点下落时,应迅速隐蔽或利用衣物等将身体遮盖,尤其要遮盖裸露部位。待油点落尽后,将着火衣服迅速解脱、抛弃,并迅速离开现场。不可用手扑打火焰,以免手烧伤。

2. 冷疗　烧伤后及时冷疗能防止热力断续作用于创面使其加深,并可减轻疼痛、减少渗出和水肿。将烧伤创面在自来水龙头下淋洗或浸入冷水中(水温以伤员能耐受为宜,一般为

15~20℃,热天可在冷水中加冰块),或用冷(冰)水浸湿毛巾、纱垫等敷于创面。冷疗的时间无明确限制,一般掌握到冷疗停止后不再有剧痛为止,多需 0.5~1 小时。冷疗适用于中小面积的烧伤,特别是四肢的烧伤。

3. 尽快处理外伤

(1) 处理危及生命的复合伤:如伤者合并有骨折、脑外伤、血气胸或腹部脏器损伤等,应在救治烧伤的同时,注意全面检查其是否存在合并伤,并做相应的紧急处理。如开放性气胸要进行填塞包扎,肢体大出血应用止血带,若有骨折应先简易固定。

(2) 镇静止痛:可口服止痛片或肌注哌替啶。大面积烧伤病人因组织水肿,肌注药物吸收较差,可将哌替啶稀释后静脉缓慢推注,一般多与异丙嗪合用。

(3) 保持呼吸道通畅:火焰、烟雾可致吸入性损伤,引起呼吸窘迫。对因吸入性损伤或面部烧伤发生呼吸困难者,要根据情况进行气管插管或切开,并予以吸氧。如有一氧化碳中毒征象,短时间内应给予高浓度氧气吸入。

(4) 创面处理:让病人脱离事故现场后,应注意对烧伤创面的保护,防止再次损伤或污染。可用干净的床单、衣服或敷料等进行简单包扎。创面不可涂有色药物(红汞、紫药水),以免影响后续治疗中对烧伤深度的判断。

(5) 补液治疗:由于急救现场多不具备输液条件,伤员一般可适当口服片剂(每片含氯化钠 0.3 g,碳酸氢钠 0.15 g,苯巴比妥 0.03 g,糖适量。每服一片,服温开水 100 ml),或含盐的饮料,如加盐的热茶、米汤、豆浆等。但不宜喝大量白开水,以免发生水中毒。

(6) 应用抗生素:对大面积烧伤伤员应尽早口服或注射广谱抗生素。

4. 转送病人 烧伤病人,尤其是严重病人经现场急救后,应迅速送至就近的医疗单位治疗。若当地实在无救治烧伤的经验,也需先输液复苏再转院。

转送病人的注意事项:

(1) 首先要建立通畅的静脉输液通道。6 岁以下的小儿,尤其是婴幼儿以及 60 岁以上的老人对输液复苏的要求更为严格。要按计划输液,减少休克的可能性。

(2) 保持呼吸道通畅。伴有吸入性损伤者,轻者需保持头抬高位,重者则需行气管切开,避免转送途中发生窒息。

(3) 留置尿管,保持尿管通畅。定时观察尿量、颜色、比重。尿量应能达到 80 ml/h 左右。

(4) 创面可用无菌纱布简单包扎,无条件的可用干净床单包裹,以防途中再损伤或污染。

(5) 伴有复合伤的病人,应先经相应科室医务人员初步处理后再转送。

(6) 随时作好医护治疗记录,以利收治医院后了解病情及后续治疗。

(7) 如途中病人口渴严重,可调整补液速度,也可少量多次口服烧伤饮料或食盐液体,但一次不宜超过 50 ml,以防呕吐。

(8) 运送病人途中,车速不宜过快,要选择平坦的道路以减轻颠簸。若是远程转送,以飞机较为理想。

(9) 对于疼痛难忍的病人,可少量给予镇静止痛药。但不要过量,以防掩盖病情变化。

四、院内处理

1. 保护烧伤面,防止和清除外源性污染 轻度烧伤的治疗主要为创面处理。包扎疗法适用于小面积或肢体部位创面,可用生理盐水、碘伏等消毒后,涂以烧伤软膏,并覆盖纱布后包扎。Ⅱ度烧伤者的水疱可保留或用空针抽出内液,破裂的水疱囊及异物应予清除。在处理创面的同时应取渗出液送细菌培养。

2. **防止低血容量性休克** 按照烧伤面积和体重计算补液量,即伤后第 1~24 小时,每 1%烧伤面积每千克体重应补充液体 1.5 ml(小儿为 1.8 ml,婴儿为 2 ml),其中晶体和胶体液量之比为 2:1,另加每天生理需水量 2 000 ml,即为补液总量。输液时晶体首选平衡液、林格液等,并适当补充碳酸氢钠;胶体首选同型血浆,也可给全血或血浆代用品。

3. **防止感染** 严重烧伤后,在丧失体表屏障的同时,肠黏膜屏障可发生明显的应激性损伤,通透性增加,肠道微生物、内毒素移位,成为创面或全身性感染的主要原因。

4. **促使创面愈合、降低致残率** 除用外涂药,如 1%磺胺嘧啶银霜、碘伏等,可促使烧伤创面愈合外,近年来,多主张早期积极手术治疗。

第六节 蛇 咬 伤

一、概述

蛇咬伤(snakebite)指被蛇牙咬入了肉,特别是指被通过蛇牙或在蛇牙附近分泌毒液的蛇咬入后所造成的一个伤口。被无毒的蛇咬了以后,就像一个针眼大小的伤口一样。而被毒蛇咬伤,可能很严重,这要由受伤者形体的大小、咬伤的部位、蛇毒注入的量、蛇毒吸收到病人血循环的速度,以及被咬和应用特异的抗蛇毒血清间隔时间的长短而定。

全世界共有蛇类 2 500 种,其中毒蛇约 650 余种,威胁着 10 亿人口的广大地区。估计每年被毒蛇咬伤的人数在 30 万以上,死亡率约为 10%。我国两广地区蛇害严重,每年蛇咬伤的发病率约为万分之二十五。我国蛇类有 160 余种,其中毒蛇约有 50 种,有剧毒,危害巨大的有 10 种,如大眼镜蛇、金环蛇、眼镜蛇、五步蛇、银环蛇、蝰蛇、蝮蛇、竹叶青、烙铁头、海蛇等,咬伤后能致人于死亡。这些毒蛇于夏秋季多在南方森林、山区、草地中出现,当人在割草、砍柴、采野果、拔菜、散步、军训时易被毒蛇咬伤。毒蛇的头多呈三角形,颈部较细,尾部短粗,色斑较艳,咬人时嘴张得很大,牙齿较长。毒蛇咬伤部常留两排深而粗的牙痕。无法判定是否毒蛇咬伤时,按毒蛇咬伤急救。

蛇分无毒(普通)蛇和毒蛇两类。普通的蛇咬伤只在人体伤处皮肤留下细小的齿痕,轻度刺痛,有的可起小水疱,无全身性反应。可用 70%酒精消毒,外加纱布包扎,一般无不良后果。毒蛇咬伤在伤处可留一对较深的齿痕,故有蛇毒进入组织并进入淋巴和血液,则可引起严重的中毒,必须急救治疗。

二、急救

(一) 普通蛇咬伤的急救

首先应判断是否为毒蛇咬伤,通常观察伤口上有两个较大和较深的牙痕,才可判断为毒蛇咬伤。若无牙痕,并在 20 分钟内没有局部疼痛、肿胀、麻木和无力等症状,则为无毒蛇咬伤。只需要对伤口清洗、止血、包扎。若有条件再送医院注射破伤风针即可。

（二）毒蛇咬伤的急救

1. 症状

（1）出血性蛇毒：伤口灼痛、局部肿胀并扩散，伤口周围有紫斑、淤斑、起水泡，有浆状血由伤口渗出，皮肤或皮下组织坏死，有发烧、恶心、呕吐、七窍出血，有血痰、血尿、血压降低、瞳孔缩小、抽筋等。被咬后 6～48 小时内可能导致伤者死亡。

（2）神经性蛇毒：有伤口疼痛、局部肿胀、嗜睡、运动失调、眼睑下垂、瞳孔散大、局部无力、吞咽麻痹、口吃、流口水、恶心、呕吐、昏迷、呼吸困难，甚至呼吸衰竭。伤者可能在 8～72 小时内死亡。一般而言，被毒蛇咬伤 10～20 分钟后，其症状才会逐渐呈现。被咬伤后，争取时间是最重要的。首先需要找一根布带或长鞋带在伤口靠近心脏上端 5～10 cm 处扎紧，缓解毒素扩散。

（3）混合毒类：蝮蛇、眼镜蛇、眼镜王蛇等属于此类。中毒表现既有神经毒，又有血液循环毒。中毒特点主要是呼吸麻痹和循环衰竭，所以即使进行人工呼吸也难以抢救。其中以眼镜王蛇咬伤引起死亡的危险性比较大，死亡大多发生在咬伤后几分钟到 2 小时内。闽北有一个村，因为知道抓眼镜蛇能致富，全村男女都上山抓蛇，因此每年都有被眼镜蛇咬死的人。被眼镜蛇咬伤若处理及时、救治得当，度过 48 小时危险期，一般均能治愈。

2. 急救措施

（1）防止毒液扩散和吸收：被毒蛇咬伤后，不要惊慌失措，奔跑走动，这样会促使毒液快速向全身扩散。伤者应立即坐下或卧下，自行或呼唤别人来帮助，迅速用可以找到的鞋带、裤带之类的绳子绑扎伤口的近心端。如果手指被咬伤可绑扎指根；手掌或前臂被咬伤可绑扎肘关节上；脚趾被咬伤可绑扎趾根部；足部或小腿被咬伤可绑扎膝关节下；大腿被咬伤可绑扎大腿根部。绑扎的目的仅在于阻断毒液经静脉和淋巴回流入心，而不妨碍动脉血的供应，与止血的目的不同。故绑扎无需过紧，它的松紧度掌握在能够使被绑扎的下部肢体动脉搏动稍微减弱为宜。绑扎后每隔 30 分钟左右松解一次，每次 1～2 分钟，以免影响血液循环而造成组织坏死。

（2）迅速排除毒液：应用冷水或肥皂水反复冲洗伤口表面的蛇毒。然后以牙痕为中心，用消过毒的小刀将伤口的皮肤切成十字形，逆行推挤使部分毒液排出。边挤压边用清水冲洗伤口，冲洗挤压排毒须持续 20～30 分钟。此后如果随身带有茶杯可对伤口做拔火罐处理，先在茶杯内点燃一小团纸，然后迅速将杯口扣在伤口上，使杯口紧贴伤口周围皮肤，利用杯内产生的负压吸出毒液。或在伤口上覆盖 4～5 层纱布，用嘴隔纱布用力吸吮（口内不能有伤口），尽量将伤口内的毒液吸出，随吸随漱口。立即服用解蛇毒药片，并将解蛇毒药粉涂抹在伤口周围。尽量减缓伤者的行动，且迅速送附近的医院救治。在运送途中，仍用凉水湿敷伤口，绑扎应每 20 分钟松开 2～3 分钟（以免肢端淤血时间过长）。病人如出现口渴，可给足量清水饮用，切不可给乙醇类饮料，以防毒素扩散加快。

（3）到达医疗单位后，先用 0.05% 高锰酸钾液或 3% 过氧化氢冲洗伤口；拔出残留的毒蛇牙；伤口较深者切开真皮层少许，或在肿胀处以三棱针平刺皮肤层，接着用拔罐法或吸乳器抽吸，促使部分毒液排出；胰蛋白酶有直接解蛇毒作用，可取 2 000～6 000 U 加于 0.05% 普鲁卡因或注射用水 10～20 ml，封闭伤口外周或近侧，需要时隔 12～24 小时可重复。

（4）药物治疗

1）蛇药是治疗毒蛇咬伤有效的中成药，有南通（季德胜）蛇药、上海蛇药、广州（伺晓生）蛇药等；可以口服或敷贴局部，有的还有注射剂，用法见说明书。此外还有一部分新鲜草药也对毒蛇咬伤有疗效,如七叶一枝花、八角莲、半边莲、田薹黄、白花蛇舌草等。

2)抗蛇毒血清有单价和多价两种,单价抗毒血清对已知的蛇类咬伤有较好的效果。用前须作过敏试验,结果阳性应用脱敏注射法。

3)防治合并感染可用抗菌药。

4)对各种器官功能不全或休克,必须采取相应的治疗措施。此外,治疗过程中禁用中枢神经抑制剂、肌松弛剂,以及肾上腺素和抗凝剂。

三、预防

(1)普及识别毒蛇和毒蛇咬伤后的急救、自救知识。

(2)灭鼠、灭蝗以断蛇粮,用药物捕杀毒蛇。

(3)不去可能有毒蛇之处,去时必须穿长靴、长袜,以及戴帽子、拿棍打草惊蛇等,以防万一。看见毒蛇要绕开走。

[附]关于毒蛇

一、对毒蛇的认识

对于毒蛇的防治知识,大家的来源不外乎"生存手册"之类的教材,还有一个重要的途径就是民间的"土说法"、"土办法",但这些说法中都有一些含糊谬误之处。

(一) 小蛇并不代表不毒

虽然一般情况下被大蛇咬伤症状更严重,但是在很多情况下,刚孵化出不久的小蛇完全有可能比它那茶杯粗的蛇妈妈毒性大。比如大蛇捕食频繁,咬人时注毒量较少。反之,小蛇尤其是刚刚孵化的小蛇较少捕食,因此咬人时注毒量相对较多,而且小蛇大多初生牛犊不怕虎,对人凶狠。许多养蛇专业户甚至蛇类专家都有过这个教训。

另外,蛇的种类不同,毒性强弱也不同,如银环蛇的个头通常很小,但是它的蛇毒的毒性却极强。所以,哪怕遇到小蛇,也不能掉以轻心。

(二) 被蛇咬过,但是几十分钟内没有不适感,不一定是无毒蛇

实际上,有些毒蛇咬伤后的症状要经过1~4小时才能显现出来。比如1997年福建附一医院就收治了一个8岁的男孩,他被银环蛇咬伤后4小时才出现症状,耽误了最宝贵的抢救时间,后来经各方全力抢救,仍然昏迷了一个多星期才苏醒。

(三) 被蛇咬了并不是就没命了

事实上,野外无毒蛇占多数,被无毒蛇咬伤的人,因为精神过度紧张,也可能因惊恐而出现伤口剧痛、红肿甚至昏倒的现象。这是心理暗示的结果。即便是被毒蛇咬伤,也会有"侥幸"存在:毒蛇咬人时不一定放出毒液或把足够量的毒液注入人体,被毒蛇咬伤的人只有少部分中毒症状比较严重,个别人有生命危险。如果治疗及时,甚至可以使100%的人救活(可惜的是,很多人因为没有及时治疗而使这个100%只是理想数字)。

(四) 区别有毒蛇和无毒蛇

全世界蛇类有2 500多种,毒蛇大约有650多种,其中我国就有47种有毒蛇。很多人见到蛇非常害怕,其实可怕的只是有毒蛇,因为若被有毒蛇咬一口,很可能就会有生命危险。那么如何区别有毒蛇和无毒蛇呢?

有毒蛇和无毒蛇在外表上没有明显的区别,一般来说,有毒蛇的头比较大,呈三角形,颈部细小,尾短,在泄殖肛孔后骤然变细,斑纹显著。而无毒蛇的头比较小,多呈椭圆形,尾长。在泄殖肛孔后渐渐变细。五步蛇、唤蛇、烙铁头、竹叶青、蝰蛇等有毒蛇的头部都是三角形的,但也有一些很厉害的有毒蛇,像金环蛇、银环蛇及各种海蛇的头,却和无毒蛇的头差不多。在无毒蛇中也有少数头部呈三角形的,例如颈棱蛇,因为它很像蝮蛇,所以人们叫它假蝮蛇。

有毒蛇和无毒蛇最根本的区别要看它有没有毒牙,有毒牙的肯定是有毒蛇。毒牙有两种:一种是沟牙,牙上有一条联通毒液的沟,这种牙有的生在上颚骨的前部,嘴张开来就能看见,叫做前沟牙。具有前沟牙的有毒蛇通常毒性较大,例如眼镜蛇、金环蛇、银环蛇、各种海蛇等。有的沟牙生在上颚骨的后部,叫做后沟牙,例如泥蛇、水泡蛇等,具有这种毒牙的有毒蛇,毒性比较小,人被咬了,一般不会死亡。另一种毒牙是管牙,是一对稍稍弯曲的长牙,尖端很细,像绣花针的头,牙的中间是空的,就像管子一样,所以叫管牙。管牙的基部和毒腺的导管相通,这和沟牙是相通的,咬人的时候,毒腺外面的肌肉一收缩,就把里面的毒液压入毒牙的管道,注射到人的身体里去,毒液随着血液散布到人的全身就会使人中毒。蝮蛇、五步蛇、竹叶青和烙铁头的毒牙都是管牙。

因此被蛇咬伤的时候,可以根据牙痕来分辨咬的是有毒蛇还是无毒蛇,如果是毒蛇,一定有一对或一个毒牙的牙痕,而无毒蛇咬的只有两行细小的牙痕。

假如被毒蛇咬了是很危险的,咬伤的部位会很快出现剧烈的疼痛和肿胀,有的还会感到头晕、出冷汗、呼吸困难等。但被各种海蛇、金环蛇和银环蛇等毒蛇咬伤时,通常在几个小时后才出现症状,危险性非常大,要特别注意。因此被毒蛇咬伤后,要马上进行急救:拿一根布条或绳子,紧紧地扎住伤口的上方,尽量减缓和阻止毒液流向全身。不过,扎的带每隔 10 多分钟要松 1~2 分钟,以防被扎的肢体因血液循环受阻而坏死。同时,从结扎处使劲向伤口方向挤压,边挤、边洗,尽量把毒血挤出来,与此同时,还应尽快请医生治疗。

二、预防

(1) 蛇区行走时,扎好裤脚(更不能穿短裤),穿好鞋袜(莫穿凉鞋)。

(2) 草丛中行走时,手持一棍棒,边走边打草,起到打草惊蛇的作用。

(3) 步行时应持手电筒照明。

(4) 外露营时应将附近的长草、泥洞、石穴清除,以防蛇类躲藏。

(5) 掩好帐篷门。

(6) 备蛇药,以防万一。

(7) 见毒蛇,应远道绕行,若被蛇追逐时,应向山坡跑,或忽左忽右地转弯跑,切勿直跑或直向下坡跑。

思 考 题

1. 中暑的急救护理要点是什么?

2. 淹溺的病理生理是什么?

3. 淹溺的救护原则是什么?

4. 触电的救护原则是什么?

5. 烧伤的救护要领是什么?

(穆传慧)

参 考 文 献

1. 周秀华,牛德群. 急救护理学. 北京:中国中医药出版社,2005.277~303
2. 杨丽丽. 急救护理学[M]. 南京:东南大学出版社,2002.12:82~106
3. 张松峰. 急救护理学[M]. 河南:河南科学技术出版社,2005.8:51~61
4. 王银燕. 急救护理学[M]. 河南:郑州大学出版社,2006.8:78~103
5. 于学忠,高文洁. 急救护理学[M]. 北京:中国协和医科大学出版社,2000.5:92~110
6. 韩春玲,王斌全,吴晋普等. 现代急救护理[M]. 山西:太原科学技术出版社,2003.1:58~83
7. 周秀华. 急救护理学[M]. 北京:北京科学技术出版社,2006.8:29~44
8. 魏武等. 急诊医学. 北京:人民军医出版社,2003.8
9. 赵景礼,徐希平,赵云等. 临床急救与监护. 上海:第一军医大学出版社,2005.1
10. 张波主编. 急救护理学. 北京:中国协和医科大学出版社,2004.3
11. 周秀华. 急危重症护理学. 第2版. 北京:人民卫生出版社,2006.6
12. 刘书祥. 急重症护理学. 上海:同济大学出版社,2008.2
13. 周秀华,张静. 急危重症护理学. 第2版. 北京:人民卫生出版社,2001.113~135
14. 戴红.临床急诊护理细节.北京:人民卫生出版社,2008.211~246
15. 赵作华等. 急诊护理. 北京:科学技术文献出版社,2008.240~258
16. 王志红,周兰姝. 危急症护理学. 第2版. 北京:人民军医出版社,2009.240~258
17. 张波. 急救护理学. 北京:中国协和医科大学出版社,2004.111~115,146~151,158~162,185~189
18. 白人驿. 急救护理. 北京:高等教育出版社,2005.76~98
19. American Heart Association. 2005 AHA 心肺复苏与心血管急救指南[J]. 2005,112(24):1~218
20. Suzanne C, Smeltzer, *et al*. Textbook of Medical - Surgical Nursing. 11th ed. Philadelphia:Lippincott Williams & Wilkins, 2008

图书在版编目(CIP)数据

新编急救护理学/许方蕾等主编. —上海:复旦大学出版社,2011.2(2016.1 重印)
(复旦卓越·医学职业教育教材·护理专业系列创新教材)
ISBN 978-7-309-07640-0

Ⅰ. 新…　Ⅱ. 许…　Ⅲ. 急救-护理-高等学校:技术学校-教材　Ⅳ. R472.2

中国版本图书馆 CIP 数据核字(2010)第 195987 号

新编急救护理学
许方蕾　等主编
责任编辑/肖　英

复旦大学出版社有限公司出版发行
上海市国权路 579 号　邮编:200433
网址:fupnet@ fudanpress.com　http://www.fudanpress.com
门市零售:86-21-65642857　团体订购:86-21-65118853
外埠邮购:86-21-65109143
大丰市科星印刷有限责任公司

开本 787 × 1092　1/16　印张 18.25　字数 422 千
2016 年 1 月第 1 版第 4 次印刷

ISBN 978-7-309-07640-0/R · 1176
定价:48.00 元